外科护理
健康教育路径

主　编　尹安春　史铁英

副主编　孙　莉　郭慧芳

编　者（按姓氏笔画排序）

王春敏　尹安春　史铁英　刘　卫　刘　瑶

刘薇薇　孙　莉　李　伟　李　巍　谷春梅

沈　莹　宋春利　张　宁　张　丽　张秀杰

张轶姝　陆　靖　周　丹　贾立红　郭慧芳

隋　杰　蔡　玮

人民卫生出版社

图书在版编目（CIP）数据

外科护理健康教育路径 / 尹安春，史铁英主编 . —北京：人民卫生出版社，2014

ISBN 978-7-117-18805-0

Ⅰ. ①外…　Ⅱ. ①尹…②史…　Ⅲ. ①外科学 – 护理学 – 健康教育学　Ⅳ.①R473.6 ② R193

中国版本图书馆 CIP 数据核字（2014）第 054974 号

人卫社官网　www.pmph.com	出版物查询，在线购书	
人卫医学网　www.ipmph.com	医学考试辅导，医学数据库服务，医学教育资源，大众健康资讯	

外科护理健康教育路径

主　　编：尹安春　　史铁英

出版发行：人民卫生出版社（中继线 010-59780011）

地　　址：北京市朝阳区潘家园南里 19 号

邮　　编：100021

E - mail：pmph @ pmph.com

购书热线：010-59787592　010-59787584　010-65264830

印　　刷：北京铭成印刷有限公司

经　　销：新华书店

开　　本：787×1092　1/16　　印张：13　　插页：2

字　　数：316 千字

版　　次：2014 年 5 月第 1 版　2014 年 5 月第 1 版第 1 次印刷

标准书号：ISBN 978-7-117-18805-0/R·18806

定　　价：38.00 元

打击盗版举报电话：010-59787491　E-mail：WQ @ pmph.com

（凡属印装质量问题请与本社市场营销中心联系退换）

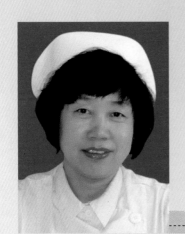

主编简介

　　尹安春，教授，主任护师、硕士研究生导师。现任大连医科大学护理学院副院长，大连医科大学附属第一医院护理教研室主任、护理部主任。从事临床护理、护理管理工作30年，在临床护理、护理管理、护理教学及科研方面颇有造诣。带领护理团队获批原卫生部首批"临床护理"重点专科、辽宁省"急症护理培训中心"。撰写了核心期刊护理论文四十余篇，主编、参编全国规划教材及专著十余部，主持、参与国家、省、市科研项目十余项，多次获得了省、市级"科技进步奖"，主持的"自体外周血干细胞移植治疗脊髓损伤的整体方案与方法"2013年获辽宁省科学技术进步一等奖。多次被评为省、市级"优秀护理管理者"、"优秀共产党员"，2010年被卫生部授予"优质护理服务"考核先进个人。

　　兼任中华护理学会理事、辽宁省护理学会常务理事、大连市护理学会副理事长，中华护理学会、辽宁省护理学会多个专科委员会的副主任委员，中华护理学会、辽宁省护理学会专家库成员，辽宁省卫生系列高级专业技术资格评审委员会专家。

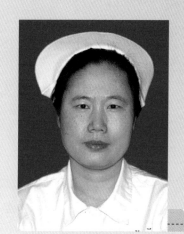

主编简介

　　史铁英,硕士、主任护师、硕士研究生导师。现任大连医科大学附属第一医院护理教研室副主任、护理部副主任。从事护理工作二十余年,主要专业方向为临床护理学和护理心理学,始终围绕着个体创伤后心理变化及护理干预方式进行探索与研究。发表论文二十余篇,主持、参与10项省、市级课题研究,主编、副主编、参编国家级规划教材及著作11部。

　　兼任辽宁省护理学会护理管理专业委员会委员、辽宁省护理学会专家库成员、辽宁省卫生系列高级专业技术资格评审委员会委员,大连市护理学会副秘书长。

序

　　随着社会的发展以及护理实践内容的不断增多，护理学科的内涵也不断扩展。经过几代护理人的不懈努力，2011年护理学被列入"一级学科"，这为护理学的发展带来新的春天，同时也意味着挑战，护理学必须在专业化的轨道上，探寻更高更远的发展。

　　在临床护理实践中，护士逐渐扮演着实践者、组织者、管理者和教育者等多重角色。护士从病人的入院到出院，为病人有序地进行入院、疾病相关知识、围术期、活动与休息、饮食、行为、心理和出院等诸多方面的健康教育指导。

　　大连医科大学附属第一医院护理团队在临床护理工作中不断探索前行的同时，通过组织相关护理人员进行临床经验总结和查阅相关资料，制订出符合疾病特异性的护理健康教育路径，并撰写成《外科护理健康教育路径》一书，其出版不仅可以为护理人员提供为病人实施健康教育的依据和参考，同时也可以作为病人了解自身疾病和相关知识的工具，该书必将使病人和临床护理人员受益。

大连医科大学护理学院院长：姜平

2014年5月

前　言

　　作为国家卫生和计划生育委员会指定的"优质护理服务示范工程"活动重点联系医院和首批国家"临床护理"重点专科建设项目单位，大连医科大学附属第一医院护理部认真贯彻落实《关于开展临床路径试点工作通知》等相关文件精神，借鉴国内外的先进经验，结合临床实际，逐步建立并完善了一系列临床常见疾病的护理路径，创新性地制订了临床路径的"护理篇"和"病友篇"，在临床推广使用，取得了满意的效果，得到了医、护、患三方一致好评及国内同行的高度认可。

　　在临床护理路径的实施过程中，我们发现求知若渴的护士们很难在目前的图书市场中寻觅到临床护理路径相关的参考书籍。为了避免护理同行在今后的工作中遇到同样的问题，我院的护理专家和临床一线护士认真总结经验、记录和整理相关资料，撰写出一套《内（外）科疾病临床护理路径》和《内（外）科护理健康教育路径》，将我院的临床护理路径实施经验与全国护理同仁共享。

　　本书为《外科护理健康教育路径》，共七章。第一章是护理健康教育路径的总论；第二~七章，以节为单位叙述了 59 种外科疾病的护理健康教育路径。每节创新性地分为"护理健康教育路径表"和"实施指导"两个部分，"护理健康教育路径表"以病人入院至出院的全程护理为主线，简洁、明了地突出整个护理过程中各个时段的健康教育内容，并通过文字字体改为黑体的形式对重点内容予以强调，便于护士掌握；而在"实施指导"中，通过问答的形式详尽地叙述了重点健康教育内容的具体实施方法，为护士在临床实施健康教育提供参考。需指出的是，不同疾病"实施指导"部分的重复内容，虽然对每一疾病来说是必要的，但为了避免文字的堆积，在书中没有赘述，可以通过提示的问句，在相应的章节查找到相应的解决方案，烦请读者谅解。

　　在本套图书出版之际，衷心感谢全院护理同仁的支持以及各位编者的辛勤付出。由于时间仓促，不当之处敬请指正！

尹安春　史铁英

2014年5月

目　录

第一章

护理健康教育路径总论

第一节 护理健康教育的现状

一、护理学的发展

随着社会的不断发展,经过无数护理前辈的不懈努力,护理学已从简单的医学辅助学科逐渐发展成为健康科学中具有一定深度和广度的独立学科。护理学发展的历史留给人们许多值得思索和研究的经验。由于不同的历史、社会发展以及教育背景等缘故,护理在不同的历史阶段有不同的代表性定义。1980 年美国护士协会提出,"护理是诊断和处理人类对现存的或潜在的健康问题反应"。这无疑明确了护理的对象不是单纯的疾病,而是完整的人;不仅仅是已生病的人,也包括未患病但存在健康问题的人;表明了从事护理工作的护理人员在预防疾病、促进健康、恢复健康和减轻痛苦方面扮演着重要角色。

南丁格尔(英国,1820—1910)是现代护理的奠基人。她是第一个提出并阐述护理专业需要其独特知识体系的人,她对护理事业的贡献体现在改善军队卫生、开创护理教育、建立护理理论体系等方面。从南丁格尔开始,护理不再是一种简单的技术和照顾行为,而是一门严谨的科学,一门精细的艺术。此后,随着社会文明进程的加速以及医学科学的进步,护理专业也得到了长足的发展。护理学正日益成为一门实用的学科,一门处理人类需要和问题的艺术。从全球的护理学发展来看,现代护理概念的发展大致经过了三个阶段:①以疾病为中心的功能制护理阶段;②以病人为中心的整体护理阶段;③以人的健康为中心的护理阶段。护理学探讨的已不仅仅是护理工作的内容与方法,而且也对护理教育、护理科研、护理理论、护理管理、护士素质与护士角色等有了更为深入全面的研究。护理理论建设得到了飞速进展,如奥瑞姆的自护理论、罗伊的适应模式、马斯洛的人的基本需要层次论等都对护理实践、护理教育及护理科研具有深远的指导意义。

护士(nurse)一词源自拉丁文字根 nutril,原意是养育、抚育的意思,因而护士开始是作为养育者的角色出现,以照顾老年人和病人为职责。这种照顾是简单的、只需个人积累与传授经验的劳动。随着护理专业地位的形成和巩固,护士的角色也开始向专业角度迈进,护理专业队伍逐渐形成,并在健康服务事业中发挥了更大的作用,承担了多种角色,如照顾者、决策者、管理者、病人权利的维护者、沟通者、研究者以及教育者等。21 世纪,护理专业已成为人类最需要、就业机会最多的专业。

随着科技的进步,医学模式从生物医学模式逐步向生物–心理–社会医学模式转变。

生物－心理－社会医学模式重视心理、社会因素对人体的影响,将人视为一个受生物、精神、心理、社会、环境因素影响的整体,注重以病人为中心,从整体的角度进行系统的、有计划的、科学的护理,这就是整体护理。这不仅能预防和减少疾病的并发症,缩短病人的住院时间,提高护理质量,而且也通过健康教育和心理护理促进病人康复。

护理观念的改变不仅仅表现在以病人为中心的整体护理阶段,还表现在以人的健康为中心,护理人员开始注重疾病的预防,护理工作扩展到健康促进中的一些服务项目。护士不仅在医院内护理病人,还走向社区,走向家庭为病人服务,为健康人群服务,护士的工作范围已从医院延伸到家庭和社区,从病人到健康人,渗透到人类生命的全过程,所担任的角色也日益丰富。

二、护理健康教育的产生、发展和展望

1948 年,世界卫生组织(WHO)提出健康不仅是没有疾病和衰弱,而是保持体格方面、精神方面和社会方面的完美状态。健康教育(health education)是一门研究以传播保健知识和技术影响个人和群体行为、消除危险因素、预防疾病、促进健康的科学,主要以科学性、群众性、艺术性和针对性为原则。近年,随着护理健康教育学的产生和发展,护理工作与健康教育紧密结合,形成了完整的护理健康教育体系。护士只作为疾病看护者及临床技术操作者的时代已经过去,现在,护士已成为病人、家属及广大社会人群健康教育的工作者,国内外这种十分迅速的发展状态也受到了来自社会需要和专业自身发展两个方面的激励和支持。

(一)护理健康教育的定义

护理健康教育是健康教育大系统中的一个分支,主要由护士执行,是针对病人或健康人群开展的具有护理特色的健康教育活动。护理健康教育是一个十分宽泛的概念,本书重点介绍医院护士对病人进行的健康教育,它包括以下三方面内涵:①护理健康教育是护士以医院为基地,以病人及家属为对象,通过有计划、有目标的教育过程,使病人及家属了解和增进健康知识,从而使其行为向有利于康复的方向发展;②护理健康教育是使健康者保持健康、患病者恢复健康、伤残者最大程度恢复功能、临终者得以安宁死亡的一种获取相关疾病康复及预防知识的教育工作;③护理健康教育是在理论及教育框架下指导人们更好地进行自我护理和保健的过程。护理健康教育开展的程序为:①评估:了解病人的健康需求和行为;②诊断:确定病人的教育问题;③计划:根据问题制订具体教育计划;④实施:按计划进行一系列教育活动;⑤评价:判断病人或家属健康观念或行为的改变情况。

(二)护理健康教育的意义

1. 护理健康教育是护士职责必不可少的一部分 随着医学模式和健康观念的转变,护理工作模式从单一恢复病人生理功能,扩展到以满足人的身心健康为目的,融保健、治疗、康复为一体的整体性照护。健康教育已成为护理活动的重要组成部分。护士与病人接触最多,拥有很多教育良机,在健康教育中扮演着关键性的角色。可以说,只有做好护理健康教育,护士才能完整实现自身的职责。

2. 护理健康教育已成为一种治疗手段 对大多数病人来说,健康教育不仅是他们获取疾病和健康知识的途径,更重要的是能达到一种治疗的目的。如高血压病人接受健康教育后就会在日常生活中避免吃高盐食物、戒烟、进行合理的运动、保持正常体重等,这实际上就

是高血压病的非药物治疗方法。

3. 护理健康教育是整体护理的重要组成 在整体护理中,健康教育是一个必备环节,要求贯穿于入院到出院的整个过程。在美国,从入院、术前准备、术后监护、康复到出院,每一名病人都有专职的教育护士按健康教育的步骤实施教育。这种教育对缩短住院日、降低住院费用、减少医疗纠纷起到积极促进作用,并且会产生一定社会效益。通过实施护理健康教育可以更加完整、深刻地体现现代护理观的内涵。

4. 护理健康教育是连接护患的纽带 实施健康教育,护士就要深入到病房中去,护患交流因此搭起了桥梁。在健康教育中,护士用自己的知识满足了病人的健康信息需求,赢得了病人及家属的信任和理解,提高了护士在病人心目中的地位,使护患关系更加融洽。

(三)护理健康教育的现状

在国外,近几十年来,健康教育作为卫生保健不可缺少的一个方面受到高度重视,并得以快速发展,不少国家成立了专门的健康教育机构。护理健康教育作为医院内实施健康教育的一种形式和整体护理的重要组成部分,被纳入现代护理规程。许多国家的护士法明确规定护士有"教育病人的责任",同时认为病人有"接受健康教育的权利"。护理健康教育已作为一个重要章节列入护理教材。很多国家把健康教育作为护士应掌握的技能,如美国要求注册护士把为病人提供必要健康教育技能作为继续教育的主要内容;日本更是把病人对保健服务的满意率作为评价护理质量的标准之一。

在国内,护理健康教育正处在一个迅速发展和崛起的阶段,目前护理健康教育几乎在全国所有医院都得到了不同程度的开展。更可喜的是,广大护理工作者在临床实践中总结了丰富的护理健康教育经验,一大批护理健康教育专著相继问世。相信在不久的将来,护士掌握和开展健康教育的基本理论和方法,将犹如掌握注射、穿刺、换药等基本护理操作技术一样娴熟和得心应手。

(四)护理健康教育的发展与展望

展望未来,护理健康教育将得到更加迅猛的发展,除了医院病人的健康教育外,还将向社区、家庭等更为广泛的领域发展,主要表现在:①临床健康教育的研究将得到迅猛发展;②护理人员走向社区开展健康教育将成为发展的必然趋势;③传统医学中有关健康教育的研究将日益得到重视;④康复健康教育的研究有待于加强。

第二节 护理健康教育路径的概念和内容

护理健康教育路径是为满足病人在疾病发生、发展、转归过程中对健康教育的需要,依据临床护理路径的原理及标准教育计划为某一类疾病病人制订的住院教育路线图或表格。护理健康教育的内容多种多样,大致可归纳为以下几个方面。

一、入院指导

入院教育是住院病人健康教育的基础内容,包括环境、病室人员、工作与休息时间、住院规则等内容的介绍,还包括责任护士的自我介绍、主管医生和护士长的介绍,这些都可以带给病人亲切感和安全感,其目的是使住院病人调整心理状态,尽快适应医院环境,积极配合治疗,促进康复。

二、疾病相关知识的指导

根据病人的理解能力,为病人讲解疾病相关的病因、发病机制、实验室检查、目前的治疗方法以及护理措施等,使其理解并积极配合疾病的治疗与护理。

三、用药指导

护士应给每位病人详细讲解治疗药物的作用与不良反应、服药的注意事项、服药的最佳时间等,严格遵医嘱按时服药以达到最佳的治疗效果。

四、活动与休息指导

病人的活动与休息情况直接影响治疗效果,如急性心肌梗死病人,早期必须严格卧床,否则将会造成梗死面积增大而危及生命;超负荷体力活动将会造成急性肾炎、心肌炎病人病情加重;手术后病人早期离床活动,将有利于减少手术后并发症的发生。护士应对病人活动与休息的内容、方式方法、注意事项等进行合理的指导。病人只有了解了合理的活动和休息与其疾病的关系,才能有效地配合治疗。

五、饮食指导

饮食护理对于病人的康复至关重要,既要保证营养供给,又要保证合理饮食。有些饮食同时是治疗的一部分,如糖尿病、消化性溃疡、急性胰腺炎等疾病的饮食,此类病人若不注意饮食,则疾病很难控制。某些疾病的饮食指导非常重要,如手术病人尤其是胃肠手术病人,术前饮食准备不当或术后不按要求进食都将直接影响手术效果。

六、行为指导

行为指导是护士指导病人掌握一定的自我护理和健康促进的行为方法,是护理健康教育的重要内容。如对于糖尿病病人,护士应教会病人或家属注射胰岛素的方法;对于支气管扩张病人,应指导病人体位引流的方法;对于慢性肺源性心脏病病人,应指导病人进行腹式呼吸和缩唇呼吸锻炼的方法;对于产妇,应指导其正确的新生儿喂养方法等。在指导具体行为操作时,应按照示教→病人回示→再示教的步骤,使病人或家属完全掌握操作要领。

七、心理指导

心理指导作为护理健康教育非常重要的一部分,贯穿健康教育路径的全过程。所有住院病人都存在一定的心理健康问题,如急性病人往往存在恐惧、焦虑的心理,担心自己有生命危险;慢性病人有悲观、抑郁心理;身体外形改变的病人、患传染性疾病的病人有自卑心理;恶性肿瘤病人有绝望心理;性传播疾病病人有担心隐私被发现心理等。护理健康教育的首要目标就是帮助病人克服这些问题,安心住院接受治疗。护士应针对具体情况做好每位病人的心理指导,使病人解除思想顾虑,积极配合治疗,达到身心最大程度舒适。

八、出院指导

病人住院基本恢复健康后,在出院前,护士应给予出院指导,目的是巩固住院治疗及健康教育效果,进一步恢复健康。出院指导包括以下几部分:①休息指导;②饮食指导;③用药指导;④定期复查、防止疾病复发指导;⑤防止并发症指导。

在临床工作中,护士应根据病人的具体情况选择适宜的护理健康教育路径内容。具体内容在以后的章节详细阐述。

第三节　护理健康教育路径的设计、应用及实施技巧

一、护理健康教育路径的设计

应用标准化的护理健康教育路径可以规范护理人员的教育行为,使护士明确要为病人做什么、什么时间做和如何做,便于逐项落实教育计划,而不是让计划流于形式。同时也便于调动病人的主观能动性,激励病人主动参与教学活动,并以路径为课程表,明确自己在什么时间学习什么内容、完成什么目标,提高健康教育效果。

（一）明确护理健康教育路径的应用范围

依据护理健康教育路径对应用对象的选择要求,护理健康教育路径的应用范围是诊断明确、治疗和处置方式简单,住院日或医疗费用差异小的外科手术病种及治疗比较规范的内科病种的病人。因为这类病人在住院期间的治疗过程是可以预见的,容易形成标准的模式。同时,这些病例在治疗中的变异容易观察,可使负性变异和资源浪费得到及时识别和纠正。

（二）成立护理健康教育路径小组

护理健康教育路径应以临床护理路径为依托,与临床护理路径同步制订,配套应用。因此,制订护理健康教育路径应为科室的组织行为,而非个人行为。科室应成立护理健康教育路径实施小组,明确小组成员任务、分工。小组成员应包括护士长、高年资主管护师和责任护士等,由护士长担任组长。小组成员应根据选定的病种编制临床教育路径,确定路径的教育内容、教育方式、施教日期和教育效果评价。责任护士负责落实对所管病人的具体实施,组长要对路径运行方式、流程、分析与处理等内容进行全员培训与指导,并负责监督检查路径实施情况,保证每个病人的护理健康教育路径都能不间断运行。

（三）设计护理教育路径表单

依据护理健康教育路径的理论与方法设计护理健康教育路径表,内容包括路径应用的对象;住院日标准;病人的一般情况,如姓名、年龄、入院及出院时间、实际住院天数;标准化的教育项目;执行护士签名及使用说明等。路径表单横轴为住院日,纵轴为护理健康教育计划内容,形成一个"时间－任务"矩阵,其中健康教育内容依时间流程在表中罗列出来,便于护士操作,具体内容详见以后的章节。

二、护理健康教育路径的应用

（一）护理健康路径的实施步骤

护理健康教育路径的制订与实施是一个系统工程,需要遵循一定的程序审慎运行。护理健康教育路径的实施大体可分四个阶段,即准备阶段、制订阶段、实施检查阶段和评价改进阶段。具体步骤如下。

1. 全员教育,成立组织　通过全员教育,让大家对护理健康教育路径的应用价值有充分的认识,并能达成共识,全员参与路径的制订与实施工作。同时,应成立护理健康教育路径实施小组,群策群力投入路径的编制与研发工作,为路径实施做好组织准备。

2. 明确主题,合理设计　依据临床路径的设计原理,确定护理健康教育路径的编制主题,明确纳入病人教育路径的对象及实施路径的准入标准,结合病人受教育程度合理设计教育时间、教育内容、检查评价方法等标准护理健康教育路径。对可能发生的变异因素,如因病人的治疗结果及住院时间未能达到,或护士的教育行为不符合路径预期要求等,应根据"2-8原则",即80%的病例应该符合路径要求,允许20%的病例发生变异,做出变异设计规定,以便在实施过程中对路径进行评价和改进。

3. 环环相扣,全程监控　为有效地实施护理健康教育路径,在完成路径的编制任务后应对科室护士进行全员培训,明确职责,统一实施方案,制订路径管理制度。护士长应对路径实施过程进行全程监控。根据路径的时间和内容要求,合理安排人力与班次,制订与执行路径相关的值班、交接班、查房、检查和奖惩制度,保证各班责任到位,环环相扣。对路径运行中出现的变异情况要及时记录分析,尽快纠正变异,使其尽早回到路径中来。在路径应用前要与病人进行沟通,说明护理健康教育路径的作用与意义,鼓励病人积极参与教育活动,对因变异住院时间比预期时间延长的病人,应及时解释原因,取得病人的理解。

4. 科学分析,改进路径　在教育路径应用一个阶段后,应将路径实施后的结果与实施前进行对照并加以分析,重点分析实施前后的教育效率、教育质量、病人满意度及影响路径运行的变异原因,对路径进行追踪、评价和改进,为进一步完善不同病种的教育路径积累经验。

（二）病人护理健康教育路径的运行流程

病人入院后,由责任护士逐项填写护理健康教育路径的表头,并将护理健康教育路径表单交给病人,说明应用护理健康教育路径的目的和意义,讲解实施护理健康教育路径的具体方法,取得病人的理解和合作。每日各班护士按照路径规定的内容,在设定的时间内逐项落实教育计划并对落实到位的项目用打勾方式记录,责任护士负责对护理健康教育路径实施情况进行个案管理,监督并记录路径表规定项目完成情况,对路径实施中发生的变异要及时进行详细的记录,同时纳入交班内容。病人出院后,责任护士负责收集整理路径记录单和变异记录单,记录内容包括变异发生的时间、具体的内容和原因、对住院日的影响,定期对变异情况进行汇总分析,为改进路径提供依据。

三、护理健康教育路径的实施技巧

（一）护患沟通技巧

沟通是人与人之间信息交流的过程,是二人间信息的传递,它包括意见、情感、思想等的交换,借助语言、文字、表情、手势、符号等方法来传达。护患沟通是一种以治疗性沟通为重要模式的复杂过程,在沟通过程中,护士作为健康照顾者,主要作用是为病人提供信息,给病人指导和咨询,帮助病人清楚地传达信息的内容,解答病人的疑问。

1. 交谈技巧

（1）开放式提问:这种提问比较笼统,能诱导病人说出自己的感觉、认识、态度和意识,有助病人真实地反映情况。如"您今天感觉怎么样?"、"您对术前准备的要求还有哪些不清楚的?"。

（2）封闭式提问:这种提问方式比较具体,只需要简单的一两句话就能说明具体问题或澄清某些事实,常用于收集资料、采集病史或获取诊断性信息。如"您感到疼痛比昨天轻些、重些,还是一样?"、"您愿意了解这种药物的不良反应吗?"。

（3）重复:重复是护患沟通的一种反馈机制,通过重复让病人了解自己在倾听他的讲述,并理解他所谈的内容。如"我听您刚才说……"、"根据我个人的理解,您说的是……"。

（4）澄清:澄清是将病人一些模棱两可、含糊不清的陈述弄清楚,同时也试图得到更多的信息。澄清的常用语句是:"您的意思是……"。

（5）附加语:使用附加语可鼓励病人继续进行语言表达和交流。常用的如"嗯"、"我明白"等。

2.语言沟通技巧

（1）称呼病人的技巧:根据病人的年龄、身份、职业等情况,因人而异力求准确恰当地使用尊称,切忌直呼姓名和床号,这会使人反感,影响护患沟通。

（2）解释病情的技巧:多用于治疗、处置前后和手术前后护理及向危重病人及家属进行解释。护士运用解释性语言除了要掌握护理用语、大众文化语言外,还要掌握和运用婉转的修饰艺术。如可以把"不良"说成"不够满意",把"无法医治"说成"见效比较慢"等。

（3）说服病人的技巧:要站在病人的角度,积极倾听病人的叙述,采取接纳的态度,建立密切的护患关系,避免不成熟的建议或承诺,避免增加病人的心理负担或导致医疗纠纷。如劝服病人戒烟,可采用"唤起恐怖"的方法,说明吸烟对病人造成的危害,让病人对吸烟的危害产生恐惧,从而放弃吸烟的念头。

（4）履行告知义务的技巧:首先明确告知的范围,即在实施手术、特殊检查或特殊治疗时,必须征得病人或家属的同意并签字。其次,要明确告知的三点要求:①客观详细地向病人解释病情,使其知晓将要做何种检查、可能出现的医疗风险以及注意事项;知晓享有的权利和应尽的义务以及应遵守的医疗规章制度;明确履行签字的手续和发生医疗纠纷应当依法解决的相关程序等。②要表现出积极的态度,用积极的心态影响病人,使其树立战胜疾病的信心,主动配合,克服治疗带来的不良反应。③给病人以心理支持,减轻病人的心理压力。在履行告知义务时力求使用通俗易懂的语言,介绍病情时忌用"没事"、"不可能"、"一定会"等阐述。

3.非语言沟通技巧　恰当使用肢体语言,充分利用触摸、沉默、倾听等非语言沟通技巧。

（二）知识灌输技巧

1.讲授　主要技巧包括讲述、讲解和讲演。

2.阅读指导　护士指导病人通过阅读教育手册和参考书以获得知识或巩固知识的方法。指导病人阅读专科教育材料和保健书籍,帮助病人掌握读书方法,提高自学能力。

3.演示　护士通过展示实物、直观教具使病人获得知识或巩固知识。

（三）行为训练技巧

1.自我护理能力训练　提高病人生活自理能力和适应能力。

2. 住院适应能力训练　促使病人尽快适应住院环境,积极配合治疗,从而达到早日康复的目标。

3. 康复能力训练　包括关节、协调、膀胱、言语和吞咽功能训练,以期最大限度恢复功能。

（史铁英　尹安春）

第二章

神经外科常见疾病护理健康教育路径

第一节　小脑扁桃体下疝畸形病人的护理健康教育路径

护理健康教育路径表

时间	住院第1日	住院第2日~手术前1日	手术当日	术后第1日~第3日	术后第4日~出院日
治疗处置检查	1. 介绍 (1) 病室环境 (2) 住院须知 (3) 负责医生 (4) 责任护士 2. 测量 (1) 体温 (2) 脉搏 (3) 血压 (4) 呼吸 (5) 体重 3. 询问病史、体格检查 4. 告知压疮、烫伤、跌倒或坠床的相关预防措施 5. 协助 (1) 清洁皮肤 (2) 更换病员服 (3) 修剪(勿染)指(趾)甲 (4) 剃胡须等	1. 晨起空腹采集血、尿等标本 2. 陪检员陪送做心电图、胸部X线、CT、MRI等检查 3. 检查时适当增添衣物,避免着凉 4. 协助 (1) 修剪指(趾)甲 (2) 剃胡须等 5. 指导 (1) 深呼吸、有效咳嗽的方法 (2) 练习床上大小便 6. 进行治疗、处置 (1) 备血(复查血型) (2) 药物过敏试验 (3) 其他 7. 医生交代手术事宜,家属签字	1. 术晨 (1) 测量体温、脉搏、血压 (2) 洗漱,勿化妆 (3) 皮肤准备 (4) 更换病员服,取下义齿、手表、首饰、眼镜等 (5) 术前用药 (6) 携带影像学资料 (7) 平车护送入手术室 2. 术中 (1) 麻醉 (2) 静脉输液 (3) 留置导尿	1. 进行治疗、处置 (1) 静脉输液 (2) 氧气吸入 (3) 其他 2. 指导 (1) 进行深呼吸和有效咳嗽,防止肺部感染 (2) 预防尿路感染 (3) 肢体功能锻炼 (4) 防止便秘	1. 进行治疗、处置 (1) 静脉输液 (2) 其他 2. 指导 (1) 戴颈托活动时的注意事项 (2) 肢体功能锻炼 3. 告知跌倒或坠床、压疮、烫伤的相关预防措施

时间	住院第 1 日	住院第 2 日～手术前 1 日	手术当日	术后第 1 日～第 3 日	术后第 4 日～出院日
治疗处置检查	6. 指导**戒烟、戒酒** 7. 配餐员协助办理餐卡、订餐	8. 麻醉师交代麻醉事宜,家属签字 9. 手术室护士术前访视	3. 术后 (1) 心电监测 (2) 血氧饱和度监测 (3) 氧气吸入 (4) 静脉输液 (5) 留置导尿 (6) 雾化吸入 (7) 告知 1) 有恶心等不适时,协助侧卧位,避免呕吐时发生窒息 2) 保持敷料清洁 3) 保持引流管通畅,勿打折、扭曲、受压,防止脱管 4) 及时评估病人疼痛的程度,根据医嘱给予镇痛药	3. 告知 (1) **肢体感觉障碍的注意事项** (2) 保持引流管通畅,勿打折、扭曲、受压,防止脱管	4. 告知 (1) **出院指导** (2) **办理出院流程指导**
活动体位	1. 床上活动 2. 病室内活动	1. 床上活动 2. 病室内活动	1. 术后去枕平卧,颈托固定 2. 6h 后协助床上**轴式翻身**	床上轴式翻身,注意颈部制动	1. 戴颈托病室内活动 2. 可病区内活动
饮食	1. 普食 2. 次日晨需空腹化验、检查,应 0:00 以后禁食禁水	1. 做完各种需空腹化验、检查后可进普食 2. 术前 1 日晚 20:00 后禁食,0:00 后禁饮水	禁食禁水	1. 半流食 2. 普食	普食

实 施 指 导

一、什么样的环境利于神经外科病人的康复?

1. 病室的温度保持在 18～22℃,湿度在 50%～60%,病室保持清洁、整齐,安静的环境有利于保持良好的心态,促进疾病的恢复。

2. 根据季节和气候的变化,病室开窗换气每日 1～2 次,每次通风 30 分钟左右,病室内空气流通可以增加室内氧气的含量,调节室内的温湿度,保证病室内空气清新,减少肺部感染的机会。

3. 安静的环境可以减轻术后的烦躁不安,为了保证充分的休息,请家属积极配合,减少探视人员和探视次数,防止交叉感染,降低术后并发症的发生。交谈时请降低音量,避免影响其他病人的休养。

二、如何防止压疮、烫伤、跌倒或坠床的发生?

1. 因活动不便或长期卧床不能自行翻身时，每1~2小时协助翻身、胸部叩击，同时也鼓励病人和家属积极配合，共同预防压疮的发生。

2. 对于意识障碍、高龄、幼儿、智力障碍、步态不稳、活动受限、贫血、感觉异常、听力下降者，不要使用电热毯、电炉、暖宝等电热用品；不要自行随意使用热水袋，如有需要应由护士操作；远离暖瓶、沸水炉，由护士协助打水、倒水。

3. 高龄、活动不便、使用镇静剂的病人，在床尾挂上"预防压疮"、"小心跌倒"的标识，定时翻身，更换体位，穿防滑鞋，离床活动时避开湿滑处，地面有水迹处设立防滑标牌；卧床时加用床档；加强生活照顾，协助打饭及如厕等。

三、为何要戒烟、戒酒？

1. 吸烟会刺激支气管引起慢性咳嗽，香烟里的尼古丁等会引起血管痉挛收缩，影响脑部的血液循环。

2. 吸烟后，呼吸道黏膜受尼古丁刺激而使呼吸道分泌物过多，术后易发生痰液阻塞气道，并增加肺部感染的机会。

3. 吸烟还会造成血压升高、心跳加快、甚至心律不齐并诱发心脏疾病，为了健康，远离烟草。

4. 酒精与头孢类药物易发生双硫仑样反应，可引起头晕、恶心、呕吐、嗜睡等不适，甚至出现血压下降、呼吸困难、休克等严重症状。

四、如何进行床上大小便？

1. 根据病情，协助抬高臀部，把便器放于臀下。不能主动抬高臀部者，可以先侧卧，放置便器后，协助恢复平卧位。

2. 放置便器后，将臀部置于便器中央，用手轻压腹部，稍加用力即可。

3. 病人开始可能会不适应，但经过积极的训练即可适应床上排便。

五、如何进行轴式翻身？

1. "轴式翻身"简单点说，其实就是像卷席子一样的翻身。指导病人双臂交叉放于胸前，护士托扶住头部、肩背部和腰腿部，协助翻至侧卧位。翻身的时候请病人配合，保持头、颈、躯干同时翻动，避免压迫延髓，危及生命。

2. 如病人可以自行翻身，嘱其戴好颈托后，先挺直腰背部再翻身。翻身的时候可以抬高臀部，以带动肩部、腰部同时翻动。

3. 轴式翻身成侧卧位后，在肩部到臀部的部位用软枕支撑，防止胸腰部脊柱扭转。侧卧位时，上腿弯曲，下腿伸直，两腿之间垫上小软枕，以保证舒适的卧位。

4. 协助病人戴颈托并保证颈部制动，不要随意抬头、低头或转动颈部，不要随意垫枕头和软垫，以免引起严重后果。

六、如何预防便秘？

1. 如果病情允许，指导病人在床上勤翻身，进行主动或被动的肢体活动，以促进肠道蠕动。

2. 指导多饮水，每日饮水量2000~2500ml，养成每日定时排便的习惯，经常做收腹运动。

3. 指导合理饮食，进食芹菜、韭菜、香蕉、橙子、粗粮等富含纤维素和维生素的食物，以促进排便，避免进食油炸、辛辣的食物。

4. 环形按摩腹部，顺着肠道蠕动的方向自右下腹→右上腹→上腹→左上腹→左下腹的顺序,由轻到重,再由重到轻的按摩腹部,以促进排便。

5. 当排便困难的时候,遵医嘱服用缓泻剂、应用开塞露或甘油灌肠,以促进排便。

七、肢体感觉障碍时要注意些什么?

1. 注意保暖,告知病人切忌在感觉异常的肢体处使用热水袋、暖宝或冰袋等物品;不要用过热的水浸泡感觉异常的肢体;洗澡时注意水温,因为疾病导致机体对温觉、痛觉等不敏感,所以容易引起局部皮肤的损伤。

2. 对于感觉异常的肢体,指导病人多主动或被动地活动肢体,加强功能锻炼,以促进肢体的血液循环,防止肢体功能退化。

3. 由于肢体感觉障碍,指导病人远离暖水瓶、沸水炉、锐器等危险物品,避免发生意外伤害。

八、戴颈托活动时要注意什么?

为了防止颈部关节脱位及损伤,协助病人戴好颈托后活动。离床活动时指导病人要有专人陪同,防止跌倒。避免头部过伸或大幅度转头,不要剧烈活动颈部,避免损伤延髓,危及生命。

九、出院后注意事项是什么?

1. 休息与活动

(1)保证充足的睡眠和休息,注意劳逸结合、保持乐观的心态,积极面对生活。

(2)睡硬板床。术后戴颈托保护颈部,戴颈托活动时,要有专人陪护,颈部活动范围不要过大,不要剧烈摇头、过度转头。

(3)适当参加体育运动,以增强体力,提高抵抗力。

2. 饮食指导　加强营养,提高机体抵抗力,合理膳食,进食高热量、高蛋白、低脂、低胆固醇、富含维生素的食物,如蛋类、豆类、奶类、新鲜的蔬菜和水果、粗粮等,保持大便通畅,防止便秘,以促进术后康复。

3. 用药指导　遵医嘱按时、按量服药,不可随意增减药量和突然停药,避免加重病情。服药时,观察用药反应,如有不适,及时就诊。

4. 提高自护能力

(1)若病人出现颈部疼痛、肢体麻木、感觉障碍等症状加重时,要及时就诊,以免贻误病情。

(2)有步态不稳、手脚无力、麻木症状的病人,尽量不要单独外出,外出时应有人陪同,以防摔倒。

(3)肢体功能锻炼的指导:①保持平和、乐观、积极向上的生活态度,积极配合康复训练,提高生活自理能力。②每日按摩、被动运动瘫痪肢体,防止肌肉萎缩;瘫痪的肢体应保持功能位,防止关节过屈或过伸;可以使用矫正鞋固定足部,防止足下垂。③定时翻身,按摩局部受压皮肤,促进肢体的血液循环,防止压疮的发生。

(4)肢体感觉障碍的指导。

(5)术后根据医生的建议,定期到门诊复查 CT 或 MRI。

十、如何办理出院?

1. 出院流程　接到出院通知后,到负责医生处领取出院小结、诊断书、离院带药单据→持离院带药单据至药局取药→携带住院押金收据等到出院结算处结账、打印住院费用明细单→诊断书加盖印章→出院。

2. 温馨提示

（1）诊断书加盖医院专用章后方有效。

（2）妥善保管出院小结，方便以后就诊。

（3）如需复印住院病志，携带病人本人身份证及出院小结，于出院 3 个工作日后（节假日顺延）到病案室办理。

（张　宁）

第二节　颅骨凹陷性骨折病人的护理健康教育路径

护理健康教育路径表

时间	住院第 1 日（急诊手术日）	术后第 1 日~第 3 日	术后第 4 日~出院前 1 日	出院日
治疗处置检查	1. 测量 （1）体温 （2）脉搏 （3）血压 （4）呼吸 2. 询问病史、体格检查 3. 进行治疗、处置 （1）采集血等标本 （2）药物过敏试验 （3）心电图 （4）胸部 X 线 4. 介绍 （1）**病室环境** （2）住院须知 （3）负责医生 （4）**责任护士** 5. 告知 （1）压疮、烫伤、跌倒或坠床的相关预防措施 （2）**脑脊液漏的注意事项** （3）**气管插管病人的护理** 6. 医生交代手术事宜，家属签字 7. 麻醉师交代麻醉事宜，家属签字 8. 术前 （1）修剪（勿染）指（趾）甲 （2）剃胡须等 （3）皮肤准备 （4）更换病员服，取下义齿、手表、首饰、眼镜等 （5）术前用药 （6）携带影像资料等 （7）平车护送入手术室	1. 进行治疗、处置 （1）静脉输液 （2）其他 2. 配餐员协助办理餐卡、订餐 3. 告知 （1）**癫痫发作时的护理** （2）**颅骨缺损护理**	1. 进行治疗、处置 （1）静脉输液 （2）其他 2. 指导 （1）尿路感染预防 （2）压疮预防 （3）跌倒或坠床预防 （4）烫伤预防	告知 （1）出院指导 （2）办理出院流程指导

13

续表

时间	住院第1日（急诊手术日）	术后第1日～第3日	术后第4日～出院前1日	出院日
治疗处置检查	9. 术中 （1）麻醉 （2）静脉输液 （3）留置导尿 10. 术后 （1）心电监测 （2）血氧饱和度监测 （3）氧气吸入 （4）静脉输液 （5）告知 1）有恶心等不适时,协助侧卧位,避免呕吐时发生窒息 2）**头部引流的护理** 3）及时评估病人疼痛的程度,遵医嘱给予镇痛药	4. 指导 （1）练习床上大小便 （2）**肢体功能锻炼** （3）**语言功能锻炼**	3. 肢体功能锻炼 4. 语言功能锻炼	
活动体位	1. 术后去枕平卧6h,头偏向一侧 2. 麻醉清醒后,可以抬高床头,床上活动	1. 床上活动 2. 如出现脑脊液鼻漏,要采取半坐卧位,防止脑脊液逆流而造成颅内感染	1. 病室内活动 2. 病区内活动	病区内活动
饮食	禁食禁水	1. 流食 2. **普食**	普食	普食

实 施 指 导

一、什么样的环境利于神经外科病人的康复？ （答案略）

二、出现脑脊液漏时需要注意什么？

1. 绝对卧床,取半卧位,头偏向患侧,待脑脊液漏停止3～5天后,可改回平卧位,量多时可遵医嘱取平卧位,头稍抬高,防止颅内压过低。

2. 指导病人保持口、鼻腔的清洁,不要堵塞鼻孔、耳道,不要挖鼻、抠耳,防止脑脊液逆流引发颅内感染。

3. 如有头痛、发热等症状,及时通知医生,以便及时处置。

4. 避免用力排便、大笑、打喷嚏、剧烈咳嗽及擤鼻涕,防止颅内压突然升高导致脑脊液逆流,引发颅内感染或加重脑脊液漏。

三、气管插管病人如何进行护理？

1. 遵医嘱给予氧气吸入、气管滴药、吸痰、雾化吸入。

2. 病人麻醉清醒后不耐受气管插管时,应及时通知医生拔除气管插管。

3. 拔除气管插管后,鼓励病人进行有效咳嗽、咳痰,痰液黏稠时可行雾化吸入,及时清除呼吸道分泌物,防止肺内感染。

四、如何进行头部引流的护理？

1. 摆放引流管的目的是将颅内残留血液完全引出,减轻症状,促使受压的神经逐渐恢复功能。

2. 保持引流管的通畅,勿打折、扭曲、受压,嘱病人翻身时动作缓慢,防止引流管脱落。引流管的高度由医生调整,勿擅自调整,避免影响引流的效果。

3. 密切观察引流液的颜色、性状、量等情况并做好记录;注意观察切口敷料有无渗血、脱落,如有异常立即通知医生。

4. 保持头部敷料清洁干爽,嘱病人勿用手去触摸。

5. 妥善固定好引流管,当病人出现躁动或意识不清时,在取得家属同意后,可采取保护性约束,以防止引流管脱落。

6. 如病人出现头痛、恶心、呕吐等颅内压增高症状时,及时通知医生,遵医嘱给予相关处置。

7. 在引流管未拔除前,需要继续保持平卧位,嘱病人不要抬高床头,更不可以床上坐起或离床活动,同时加强床上肢体锻炼,防止下肢深静脉血栓的形成。

五、如何进行癫痫病人的护理？

1. 对于癫痫发作的病人,应保持病室内环境安静、舒适,室内光线柔和,减少人员探视,避免强光刺激。

2. 病室内的热水壶、锐器等危险物品应远离病人,避免癫痫发作时,伤及他人或病人自伤。

3. 癫痫发作时,在病人紧闭口唇之前,立即用缠有纱布的压舌板、勺子或牙刷把等垫在上下牙齿之间,防止病人咬伤自己的舌头。松开衣领,头偏向一侧,保持呼吸道通畅,通知医生。

4. 癫痫发作时,不可强行灌药,防止窒息;不可暴力制动,防止肌肉拉伤、关节脱臼或骨折,应加床档保护,避免坠床摔伤。

5. 按照医嘱定时、定量的服药,不可自行漏服药、停药和不规则服药,观察用药后反应。

6. 癫痫发作后,要及时清除病人口腔分泌物,保持呼吸道通畅,并检查病人有无肢体损伤。

7. 指导病人注意休息,保证充足的睡眠,避免过度劳累和情绪紧张。进清淡、易消化饮食,避免辛辣、刺激性食物,避免过饱,戒烟戒酒。

六、颅骨缺损时应如何护理？

1. 因为颅骨缺损,脑组织会随颅内压及体位的改变而膨出或凹陷,安慰病人不要恐惧和焦虑,一般术后 6 个月左右时可以进行颅骨修补术,从而恢复头部的外观。

2. 术后 1 个月内,嘱病人不要随意抓挠手术切口处,避免头皮破损造成感染。伤口拆线 1 个月后,方可洗头。

3. 嘱病人取健侧卧位,以防止颅内脑组织受压。更换体位的时候,动作不要过于剧烈。

4. 外出时,带好防护帽,注意保护头部,尽量避免到公共场所。

七、如何进行肢体功能锻炼？

1. 帮助病人保持乐观、积极的心态,树立康复的信心,不要绝望和焦虑。

2. 协助病人每日进行瘫痪肢体的被动运动和健侧肢体的主动运动。按摩和拍打肢体,由健侧至患侧,大关节至小关节,每日 3~5 次,每次 10~20 分钟,以促进局部的血液循环,增强肌力的恢复。按摩的力度适中,避免动作粗暴。功能锻炼可以按卧位→坐位→站位→步行的顺序,循序渐进地进行。

3. 对于偏瘫的肢体,注意肢位摆放　仰卧位时,患侧的肩部后垫软枕,患侧上肢肩关节外展,患肢伸直,掌面向上并手指分开。患侧腿外侧垫放软枕,保证髋关节的功能位;健侧卧位时,健侧肢体可以自然摆放,患侧上肢前伸并垫软枕,患侧下肢自然屈曲,并在脚下垫软枕,防止患侧足内翻。需要注意,在患侧卧位的时候,将患侧上肢拉出前伸并垫枕,避免被身体挤压,影响肢体的血液循环。患侧下肢可以自然屈曲摆放,并垫软枕保护皮肤。

4. 为了保证患侧肢体的功能位,可以使用“L”字形矫正鞋固定踝关节,防止足下垂。

5. 在医生的指导下服用有利于组织修复的药物,并配合高压氧、按摩理疗、针灸治疗等方法,促进偏瘫肢体的功能恢复,提高生活自理能力。

八、如何进行语言功能锻炼?

1. 安慰病人不要焦虑和紧张,坚定康复的信心。指导一些非语言的交流方法,如运用手势、沟通卡片、手写画板等,便于与外界的沟通。

2. 积极进行语言功能的恢复锻炼

(1) 指导病人从发单音开始练习,如“啊、咿”等,逐渐过渡到说日常用语、短语,比如“你好,谢谢”等。

(2) 让病人听以前熟悉的歌曲、喜爱的广播节目,来训练语言功能。

(3) 锻炼病人认读自己的名字、一些简单的文字符号,逐渐训练视觉语言功能。在进行语言功能锻炼的时候,指导病人不要心急和厌烦,保持饱满的情绪,循序渐进地进行练习,以利于语言功能的早日恢复。

(4) 在交流出现障碍时,可通过自制的沟通卡片或写字板进行沟通交流,安慰病人不要着急,不要因为自卑而不愿意开口说话,这样不利于语言功能的恢复。

九、怎样合理饮食保证营养?

1. 住院期间需要摄入含有足够热量、蛋白质、维生素和纤维素的食物,如奶制品、蛋类、鱼类、新鲜的蔬菜和水果等,以保证术后机体恢复的需要。

2. 少食多餐,进食易消化的食物,如面条、小米粥、馄饨等,既能满足机体的需要,又有助于胃肠道功能的恢复。

3. 避免进食油炸、生、冷、硬、辛辣等刺激性食物。

十、出院后注意事项是什么?

1. 休息与活动

(1) 注意休息,避免过度劳累和过度用脑,注意劳逸结合。

(2) 适当运动,以增强体质,促进机体恢复。

2. 饮食指导　合理饮食,进食清淡、少盐、富含纤维素的食物,如谷类、蔬菜、水果、奶制品、豆类、鱼、蛋类、瘦肉等,以满足机体的需求,利于术后的康复。

3. 用药指导　在医生的指导下按时、按量服药,尤其是抗癫痫药物,不可随意减药、停药和漏服药物,观察用药后的反应,如有不适,及时就医。

4. 提高自护能力

(1) 病人出现头痛、抽搐、恶心、脑脊液漏和不明原因发热时,及时就医。

（2）有癫痫发作史的病人，不要单独外出或独自留在家中，不要进行攀高、游泳、骑车及高空作业等活动，随身携带疾病卡（注明姓名、疾病、用药、电话、家庭住址等）。戒烟、戒酒，按医嘱定时、定量地服药，不可自行停药、漏服药和不规则服药，定期行血液药物浓度监测。

（3）颅骨缺损的护理。

（4）术后 3~6 个月，遵医嘱按时到门诊复查。

十一、如何办理出院？（答案略）

（张　宁）

第三节　脑挫裂伤病人的护理健康教育路径

护理健康教育路径表

时间	住院第1日 （急诊手术日）	术后第1日~ 第3日	术后第4日~ 出院前1日	出院日
治疗处置检查	1. 测量 （1）体温 （2）脉搏 （3）血压 （4）呼吸 2. 询问病史、体格检查 3. 进行治疗、处置 （1）采集血等标本 （2）药物过敏试验 （3）心电图 （4）胸部X线 4. 介绍 （1）**病室环境** （2）住院须知 （3）负责医生 （4）责任护士 5. 告知 （1）压疮、烫伤、跌倒或坠床的相关预防措施 （2）**脑脊液漏的注意事项** （3）**癫痫发作时的护理** （4）**躁动时的注意事项** （5）**并发症护理** 6. 医生交代手术事宜，家属签字 7. 麻醉师交代麻醉事宜，家属签字	1. 进行治疗、处置 （1）静脉输液 （2）其他 2. 配餐员协助办理餐卡、订餐 3. 指导床上大小便	1. 进行治疗、处置 （1）静脉输液 （2）其他 2. 指导 （1）预防肺部感染 （2）**肢体功能锻炼** （3）**语言功能锻炼**	1. 进行肢体功能锻炼 2. 进行语言功能锻炼

续表

时间	住院第1日 （急诊手术日）	术后第1日~ 第3日	术后第4日~ 出院前1日	出院日
治疗处置检查	8. 术前 （1）修剪（勿染）指（趾）甲 （2）剃胡须等 （3）皮肤准备 （4）更换病员服，取下义齿、手表、首饰、眼镜等 （5）术前用药 （6）携带影像资料等 （7）平车护送入手术室 9. 术中 （1）麻醉 （2）静脉输液 （3）静脉输血 （4）留置导尿 10. 术后 （1）心电监测 （2）血氧饱和度监测 （3）氧气吸入 （4）静脉输液 （5）静脉输血 （6）雾化吸入 （7）其他	4. 告知 （1）**鼻饲护理** （2）压疮预防 （3）保持引流管通畅，勿打折、扭曲、受压，防止脱管 （4）有恶心等不适时，协助取侧卧位，避免呕吐时发生窒息 （5）保持敷料清洁 （6）及时评估病人疼痛的程度，根据医嘱给予镇痛药	3. 告知 （1）泌尿系感染预防 （2）压疮预防 （3）**便秘的预防** （4）拔除胃管后如何经口进食 （5）跌倒或坠床预防 （6）烫伤预防	3. 告知 （1）**出院指导** （2）**办理出院流程指导**
活动体位	1. 术后去枕平卧6h，头偏向一侧 2. 6h后麻醉清醒者，可以抬高床头，床上活动	床上活动	1. 床上活动 2. 病室内活动	1. 病室内活动 2. 病区内活动
饮食	禁食禁水	1. 鼻饲 2. 流食	1. 鼻饲 2. 流食 3. 半流食	1. 鼻饲 2. 半流食 3. 普食

实 施 指 导

一、什么样的环境利于神经外科病人的康复？（答案略）

二、出现脑脊液漏时需要注意什么？（答案略）

三、如何进行癫痫病人的护理？（答案略）

四、如何保护躁动的病人？

1. 躁动的病人，应使用床档保护，防止坠床，在征得家属的同意后，可使用约束带保护或遵医嘱使用镇静药物。

2. 使用镇静药物后，要密切观察意识、瞳孔、肢体活动等情况。

3. 在使用约束带保护时，固定的松紧以肢体不脱出为宜，并保持肢体的功能位。定时检查受约束处皮肤,促进局部血液循环,防止皮肤受损。

4. 发生躁动时,嘱病人家属不要慌张和焦虑,保持耐心和镇静,配合医生进行治疗和处置,保证病人的安全。

5. 发生躁动时,不可暴力压制肢体,防止肢体骨折和关节脱臼。

五、脑挫裂伤的并发症有哪些?如何护理?

1. 高热

(1)定时监测体温,并做好护理记录。

(2)遵医嘱予物理降温或冬眠低温疗法。

(3)退热的过程中,加强皮肤护理,保证病人皮肤清洁、干燥,避免着凉。

(4)高热伴抽搐的病人应使用床档或约束带,防止坠床。

2. 应激性溃疡

(1)保持病室内环境清洁、安静,保持空气清新,减少人员探视,避免交叉感染。

(2)鼻饲管饮食的病人,每次鼻饲饮食前,抽吸胃液,观察颜色、性状,如有咖啡色样液,应立即通知医生,留取胃液送检,遵医嘱胃肠减压。

(3)遵医嘱禁食禁水,应用抑酸、保护胃黏膜的药物,并观察用药后的疗效和不良反应。

(4)严密观察病情,观察呕吐物及大便次数、颜色、性状、量,如有异常及时通知医生。

(5)保持口腔清洁,口腔护理每日 2 次,防止口腔疾病。

3. 坠积性肺炎

(1)保持病室内空气清新,循环风消毒每日 2~3 次,减少探视人员,避免交叉感染。

(2)卧床病人定时翻身、胸部叩击,鼓励有效咳嗽、咳痰,防止肺内感染。

(3)遵医嘱应用抗生素,予氧气吸入,雾化吸入每日 2~3 次。

(4)及时清除呼吸道分泌物,必要时吸痰。

4. 下肢深静脉血栓

(1)卧床病人应定时更换体位,主动或被动活动双下肢,经常屈伸趾、踝关节,以促进下肢静脉血液回流,预防深静脉血栓的形成。

(2)密切观察肢体的颜色、温度、皮肤弹性及足背动脉搏动情况,防止静脉血栓的形成。

六、如何护理鼻饲病人?

1. 吞咽困难或不能进食时,医生会根据病情进行鼻饲饮食。通过鼻饲管注入流食、水和药物,以保证机体的营养需求和治疗的需要。

2. 鼻饲饮食时,鼻腔可能会感到不适,嘱病人不要焦虑和烦躁,不要随意拔除鼻饲管,因为拔除胃管和反复插胃管都会有所刺激,使病人感到不适;在床上活动时,注意防止鼻饲管脱落。

3. 鼻饲饮食时,不要经口进食和饮水,根据医嘱每日做口腔护理,保证口腔的清洁和湿润。

4. 根据医嘱每日定时注入流食、水和药物。在进行操作的前后,要将床头适当地抬高,防止鼻饲液反流,引起呛咳,避免吸入性肺炎的发生。

5. 如果在鼻饲后病人有不适,及时通知医生。

七、如何进行肢体功能锻炼? (答案略)

八、如何进行语言功能锻炼？（答案略）

九、如何预防便秘？（答案略）

十、出院后注意事项是什么？

1. 休息与活动　保持作息规律,保证充足的睡眠和休息,避免劳累和各种精神刺激,注意劳逸结合,根据气候和季节的变化,适当增添衣物,避免着凉。

2. 饮食指导　合理饮食,进食高热量、高蛋白、富含纤维素和维生素的食物,如谷类、蔬菜、奶制品、豆类、鱼、蛋类、瘦肉等以利于身体的恢复。避免生、冷、辛辣、刺激性食物和浓茶、咖啡等兴奋性饮料。

3. 用药指导　遵医嘱按时、按量服药,不可随意改药、增减药量和突然停药,以免加重病情。观察用药后的反应,如有不适,及时就诊。

4. 提高自护能力

（1）有癫痫病史的病人,不要单独外出或独自留在家中,避免登高、游泳、驾驶车辆及高空作业,避免过度劳累和用脑,避免各种精神刺激,定期门诊复查。

（2）进行肢体功能锻炼。

（3）进行语言功能锻炼。

（4）术后 3～6 个月,遵医嘱按时到门诊复诊。

十一、如何办理出院？（答案略）

（张　宁）

第四节　创伤性闭合性硬膜外血肿病人的护理健康教育路径

护理健康教育路径表

时间	住院第 1 日（急诊手术日）	术后第 1 日～第 3 日	术后第 4 日～出院前 1 日	出院日
治疗处置检查	1. 测量 （1）体温 （2）脉搏 （3）血压 （4）呼吸 2. 询问病史、体格检查 3. 进行治疗、处置 （1）采集血等标本 （2）药物过敏试验 （3）静脉输液 （4）心电图 （5）胸部 X 线 （6）其他	1. 进行治疗、处置 （1）静脉输液 （2）口服药物 （3）其他 2. 保持引流管的通畅,勿打折、扭曲、受压,防止脱管	1. 进行治疗、处置 （1）静脉输液 （2）口服药物 （3）其他 2. 指导 （1）肢体功能锻炼 （2）语言功能锻炼	告知 1. 出院指导 2. 办理出院流程指导

续表

时间	住院第1日（急诊手术日）	术后第1日~第3日	术后第4日~出院前1日	出院日
治疗处置检查	4. 介绍 （1）**病室环境** （2）住院须知 （3）负责医生 （4）责任护士 5. 告知压疮、烫伤、跌倒或坠床的相关预防措施 6. 指导戒烟、戒酒 7. 医生交代手术事宜，家属签字 8. 麻醉师交代麻醉事宜，家属签字 9. 术前 （1）修剪（勿染）指（趾）甲 （2）剃胡须等 （3）皮肤准备 （4）更换病员服，取下义齿、手表、首饰、眼镜等 （5）术前用药 （6）携带影像资料等 （7）平车护送入手术室 10. 术中 （1）麻醉 （2）静脉输液 （3）留置导尿 11. 术后 （1）静脉输液 （2）氧气吸入 （3）心电监测 （4）血氧饱和度监测 （5）告知 1) 有恶心等不适时，协助侧卧位，避免呕吐时发生窒息 2) **头部引流管的护理** 3) **癫痫的相关知识** 4) **躁动时相关知识** （6）指导 1) 练习**床上大小便** 2) 进行**肢体功能锻炼** 3) 进行**语言功能锻炼** 12. 配餐员协助办理餐卡、订餐	3. 指导 （1）深呼吸及**有效咳嗽的方法** （2）练习床上大小便 （3）进行肢体功能锻炼 （4）进行语言功能锻炼	3. 告知压疮、烫伤、跌倒或坠床的相关预防措施	
活动体位	1. 床上活动 2. 术后平卧位	1. 床上活动 2. 平卧位 3. 引流管拔出后经医生允许头部抬高	1. 病室内活动 2. 病区内活动	病区内活动

21

续表

时间	住院第 1 日（急诊手术日）	术后第 1 日~第 3 日	术后第 4 日~出院前 1 日	出院日
饮食	1. 术前禁食禁水 2. 术后 6h 可遵医嘱进食,意识障碍者予鼻饲饮食	1. 意识障碍者予鼻饲饮食 2. 普食	普食	普食

实 施 指 导

一、什么样的环境利于神经外科病人的康复？（答案略）

二、如何进行头部引流的护理？（答案略）

三、如何进行癫痫病人的护理？（答案略）

四、如何保护躁动的病人？（答案略）

五、如何进行床上大小便？（答案略）

六、如何进行肢体功能锻炼？（答案略）

七、如何进行语言功能锻炼？（答案略）

八、如何进行正确的有效咳嗽？

1. 协助病人取坐位或卧位,头略向前倾,双手可在胸前环抱一个软枕。

2. 先进行深而慢的呼吸 5~6 次后,深吸气并憋气 3~5 秒,然后缩唇(吹口哨样),缓慢地经口将肺内气体呼出,然后再深吸一口气并憋气 3~5 秒后,进行 2~3 次短促有力的咳嗽。

3. 咳嗽的时候,双肩放松,用手按压上腹部,以增加腹压,从而把痰液咳出。

4. 咳痰后及时漱口,去除痰液异味并保持口腔清洁。

九、出院后注意事项是什么？

1. 休息与活动

（1）一定要保证生活规律,劳逸结合,少出入公共场所,防止交叉感染。

（2）保持乐观的情绪,平和的心态,以维持血压的稳定,避免再出血。

2. 饮食指导　进食高热量、高蛋白(鱼肉、鸡、蛋、牛奶等)、高维生素(蔬菜、水果)、易消化的食物。

3. 用药指导　严格遵照医嘱按时、按量服药,不可擅自突然停药、改药或增减药量,尤其是抗癫痫、脱水及激素类药物,避免出现反弹而加重病情。

4. 提高自护能力

（1）坚持进行康复训练,无功能障碍或轻度功能障碍的病人,尽量从事一些力所能及的工作。

（2）对于肢体瘫痪的病人,要加强肢体的功能锻炼,逐渐应由被动到主动,运动量由小到大,运动速度由慢到适中,运动时间逐渐延长。要循序渐进,持之以恒。功能锻炼的基本方法是:按摩、被动运动及健康肢体的主动运动;当患肢呈不完全性瘫痪,或瘫痪的肢体恢复自主活动时,即着重进行患肢的主动运动。

（3）失语的病人,语言功能锻炼一定要持之以恒,沟通时可以通过手势、笔写等方式进行,当病人表达不清晰时,家属要有耐心,否则病人易产生自卑感,会导致其不愿意开口说话,不利于语言功能的恢复。

（4）对于有癫痫病史的病人，需注意以下方面：①在日常生活中要注意避免引起癫痫发作的因素：如劳累、情绪激动、强音、强光刺激、感冒、受凉、过量饮水、辛辣食物、饥饿、进食过饱、突然停药等。②掌握每次发作前的规律，遵医嘱正确服药，切勿擅自停药、改药，避免加重病情。③勿从事高空作业、潜水、驾驶等有危险的技术操作，保持乐观情绪，生活规律，如发现病情变化及时就诊。④外出时如无人陪伴，一定要随身携带疾病卡(注明姓名、诊断、住址、联系电话)，以便疾病发作时及时联系家属，便于救治。如果是癫痫频繁发作阶段一定不要单独外出，避免发生跌倒、溺水等意外。⑤夏季不要大量饮用冷开水、冷饮料，以防止血液中的药物浓度降低，影响治疗效果。⑥对于正在服用抗癫痫药物的孕妇，如果需要长期服用该药物，建议终止妊娠，以免因药物影响而导致胎儿畸形。

（5）对于智力低下、记忆力减退、走路不稳的病人，外出时务必要有人陪同，防止走失或跌倒导致意外。

（6）如再次出现症状，请及时就诊，每 3~6 个月复查一次。

十、如何办理出院？（答案略）

（隋　杰　郭慧芳）

第五节　慢性硬膜下血肿病人的护理健康教育路径

护理健康教育路径表

时间	住院第 1 日（急诊手术日）	术后第 1 日~第 3 日	术后第 4 日~出院前 1 日	出院日
治疗处置检查	1. 测量 （1）体温 （2）脉搏 （3）血压 （4）呼吸 2. 询问病史、体格检查 3. 进行治疗、处置 （1）采集血等标本 （2）药物过敏试验 （3）静脉输液 （4）心电图 （5）胸部 X 线 （6）其他 4. 介绍 （1）病室环境 （2）住院须知 （3）负责医生 （4）责任护士	1. 进行治疗、处置 （1）静脉输液 （2）口服药物 （3）其他	1. 进行治疗、处置 （1）静脉输液 （2）口服药物 （3）其他 2. 指导 （1）肢体功能锻炼 （2）语言功能锻炼	告知 1. 出院指导

续表

时间	住院第1日（急诊手术日）	术后第1日~第3日	术后第4日~出院前1日	出院日
治疗处置检查	5. 告知压疮、烫伤、跌倒或坠床的相关预防措施 6. 指导戒烟、戒酒 7. 医生交代手术事宜，家属签字 8. 麻醉师交代麻醉事宜，家属签字 9. 术前 （1）修剪（勿染）指（趾）甲 （2）剃胡须等 （3）皮肤准备 （4）更换病员服，取下义齿、手表、首饰、眼镜等 （5）术前用药 （6）携带影像资料等 （7）平车护送入手术室 10. 术中 （1）麻醉 （2）静脉输液 （3）留置导尿 11. 术后 （1）静脉输液 （2）氧气吸入 （3）心电监测 （4）血氧饱和度监测 （5）告知 1）有恶心等不适时，协助侧卧位，避免呕吐时发生窒息 2）**癫痫相关知识** 3）**躁动相关知识** 4）**头部引流护理** （6）指导 1）练习**床上大小便** 2）肢体功能锻炼 3）语言功能锻炼 12. 配餐员协助办理餐卡、订餐	2. 指导 （1）练习床上大小便 （2）进行**肢体功能锻炼** （3）进行**语言功能锻炼** （4）深呼吸及**有效咳嗽**的方法	3. 告知压疮、烫伤、跌倒或坠床的相关预防措施	2. **办理出院流程指导**
活动体位	1. 床上活动 2. 术后平卧位	1. 床上活动 2. 平卧位 3. 引流管拔出后经医生允许予头部抬高	1. 病室内活动 2. 病区内活动	病区内活动
饮食	1. 术前禁食禁水 2. 术后6h可遵医嘱进食，意识障碍者予鼻饲饮食	1. 意识障碍者予鼻饲饮食 2. 普食	普食	普食

24

实 施 指 导

一、什么样的环境利于神经外科病人的康复？（答案略）

二、如何进行癫痫病人的护理？（答案略）

三、如何保护躁动的病人？（答案略）

四、如何进行头部引流的护理？（答案略）

五、如何进行床上大小便？（答案略）

六、如何进行肢体功能锻炼？（答案略）

七、如何进行语言功能锻炼？（答案略）

八、如何进行正确的有效咳嗽？（答案略）

九、出院后注意事项是什么？

1. 休息与活动

（1）保证生活规律，劳逸结合，减少出入公共场所，防止交叉感染。

（2）保持乐观的情绪、平和的心态，以维持血压的稳定，避免再出血。

2. 饮食指导　进食高热量、高蛋白（鱼肉、鸡、蛋、牛奶等）、高维生素（蔬菜、水果）、易消化的食物。

3. 用药指导　严格遵照医嘱按时、按量服药，不可擅自突然停药、改药或增减药量，尤其是抗癫痫、脱水及激素类药物，以免出现反弹加重病情。观察用药后的反应，如有不适，及时就诊。

4. 提高自护能力

（1）坚持进行康复训练，无功能障碍或轻度功能障碍的病人，尽量从事一些力所能及的工作。

（2）对于肢体瘫痪的病人要加强肢体的功能锻炼，基本方法是：患肢的按摩、被动运动及健侧肢体的主动运动；当患肢呈不完全性瘫痪或瘫痪的肢体恢复自主活动时，即着重进行患肢的主动运动。功能锻炼的原则应遵循由被动到主动，运动量由小到大，运动速度由慢到适中，运动时间逐渐延长，应循序渐进，持之以恒。

（3）失语病人提高自护能力指导。

（4）癫痫病史病人提高自护能力指导。

（5）智力低下、记忆力减退病人提高自护能力指导。

（6）如再次出现症状，请及时就诊，每3～6个月复查一次。

十、如何办理出院？（答案略）

（隋　杰）

第六节 动脉瘤病人的护理健康教育路径

护理健康教育路径表

时间	住院 第1日	住院第2日～ 手术前1日	手术 当日	术后第1日～ 第3日	术后第4日～ 出院日
治疗处置检查	1. 介绍 （1）**病室环境** （2）住院须知 （3）负责医生 （4）责任护士 2. 测量 （1）体温 （2）脉搏 （3）血压 （4）呼吸 （5）体重 3. 询问病史、体格检查 4. 进行治疗、处置 （1）口服药物 （2）静脉输液 （3）其他 5. 指导 （1）肢体功能锻炼 （2）语言功能锻炼 6. 告知 （1）**防止脑出血或再出血的相关知识** （2）**癫痫发作的护理** 7. 压疮、烫伤、跌倒或坠床的相关预防措施 8. 协助 （1）清洁皮肤 （2）更换病员服 （3）修剪（勿染）指（趾）甲 （4）剃胡须等 9. 指导**戒烟、戒酒** 10. 配餐员协助办理餐卡、订餐	1. 晨起空腹采集血、尿等标本 2. 陪检员陪送做心电图、胸部X线、CT、MRI等检查 3. 检查时适当增添衣服，避免着凉 4. 协助 （1）修剪指（趾）甲 （2）剃胡须等 5. 指导 （1）练习**床上大小便** （2）进行**颈动脉压迫试验** 6. 进行治疗、处置 （1）备血（复查血型） （2）药物过敏试验 （3）其他 7. 医生交代手术事宜，家属签字 8. 麻醉师交代麻醉事宜，家属签字 9. 手术室护士术前访视	1. 术晨 （1）测量体温、脉搏、血压 （2）洗漱、勿化妆 （3）皮肤准备 （4）更换病员服，取下义齿、手表、首饰和眼镜等 （5）术前用药 （6）携带影像学资料 （7）平车护送入手术室 2. 术中 （1）麻醉 （2）静脉输液 （3）留置导尿 3. 术后 （1）心电监测 （2）血氧饱和度监测 （3）氧气吸入 （4）静脉输液 （5）口腔护理 （6）留置导尿 （7）其他 （8）告知保持引流管的通畅，勿打折、扭曲、受压，防止脱管	1. 进行治疗、处置 （1）静脉输液 （2）口服药物 （3）其他 2. 告知 （1）颅内压增高的相关知识 （2）**并发症的护理** 3. 指导进行深呼吸和**有效咳嗽** 4. 肢体功能锻炼 5. 语言功能锻炼	1. 进行治疗、处置 （1）静脉输液 （2）口服药物 （3）其他 2. 肢体功能锻炼 3. 语言功能锻炼 4. 告知压疮、烫伤、跌倒或坠床的相关预防措施 5. 告知 （1）**出院指导** （2）**办理出院流程指导**

续表

时间	住院 第1日	住院第2日~ 手术前1日	手术 当日	术后第1日~ 第3日	术后第4日~ 出院日
活动 体位	1. 绝对卧床 2. 病区内活动	1. 绝对卧床 2. 病区内活动	1. 术后去枕平卧 　6h后床头抬高 2. 床上活动	病室内活动	病区内活动
饮食	1. 普食 2. 次日晨需空腹化 　验、检查,0:00后禁 　食禁水	1. 做完需空腹化 　验、检查后可进 　普食 2. 术前1日晚 　20:00后禁食, 　0:00后禁饮水	禁食禁水	1. 流食 2. 半流 3. 普食	普食

实 施 指 导

一、什么样的环境利于神经外科病人的康复?（答案略）

二、如何预防出血或再出血?

1. 嘱病人保持乐观情绪与平和心态,避免因情绪激动而导致出血或再出血。

2. 饮食上注意进食清淡、低盐、富含纤维素的食物(谷类、蔬菜、水果、奶、豆类、适量鱼、禽、蛋、瘦肉),保证营养的供给,防止便秘。

3. 绝对卧床休息,以防止动脉瘤破裂出血,如病人出现头痛、眼眶部疼痛、恶心、呕吐等症状时,及时通知医生。

4. 避免各种不良因素,如情绪激动、用力大便、用力咳嗽等。尤其注意大便干燥的时候切勿用力排便避免增高颅内压,导致动脉瘤破裂出血或再出血的发生,必要时遵医嘱给予缓泻剂促进排便。

三、如何进行癫痫病人的护理?（答案略）

四、为何要戒烟、戒酒?（答案略）

五、如何进行床上大小便?（答案略）

六、为何要进行颈动脉压迫试验?如何进行?

1. 在进行颈动脉动脉瘤夹闭术前,必须行颈动脉压迫,以建立侧支循环,保证大脑供血。

2. 由医生标记好患侧颈总动脉的位置。

3. 用手指压迫患侧颈总动脉,直到颞浅动脉搏动消失。开始压迫每次5分钟,以后逐渐延长压迫时间,直至持续压迫20~30分钟仍能耐受,病人不出现头昏、黑蒙、对侧肢体无力发麻等表现时,医生才可实施手术治疗。

七、动脉瘤病人的并发症有哪些?如何护理?

1. 动脉瘤破裂出血　如发现病人出现头痛、恶心、呕吐、意识及瞳孔变化等颅内出血征象应立即通知医生,做好急诊手术准备,给予氧气吸入并保持呼吸道通畅,做好心理护理,保持病人的情绪稳定。

2. 血管痉挛及脑缺血　如出现头痛、失语、偏瘫等症状应及时通知医生,遵医嘱使用钙离子通道阻断剂。

八、如何进行正确的有效咳嗽?（答案略）

九、出院后注意事项是什么?

1. 休息与活动

(1)保证生活规律,劳逸结合,减少出入公共场所,防止交叉感染。

(2)保持乐观的情绪,平和的心态,以维持血压的稳定。

2. 饮食指导 饮食上要注意进食清淡、少盐、高蛋白、富含纤维素的食物,如谷类、蔬菜、水果、奶、豆类、适量鱼、禽、蛋、瘦肉等,以保持大便通畅。

3. 用药指导 服用抗高血压、抗癫痫、抗痉挛等药物时需坚持遵医嘱用药,不可擅自停药、改药,以免发生病情变化。注意观察用药后的反应,如有不适,及时就诊。

4. 提高自护能力

(1)坚持进行康复训练,无功能障碍或轻度功能障碍的病人,尽量从事一些力所能及的工作。

(2)失语病人提高自护能力指导。

(3)癫痫病史病人提高自护能力指导。

(4)如再次出现症状,及时就诊,每3~6个月复查一次。

十、如何办理出院?（答案略）

（隋　杰）

第七节　高血压脑出血病人的护理健康教育路径

护理健康教育路径表

时间	住院第1日 （急诊手术日）	术后第1日~ 术后第3日	术后第4日~ 出院前1日	出院日
治疗处置检查	1. 测量 （1）体温 （2）脉搏 （3）血压 （4）呼吸 2. 询问病史、体格检查 3. 进行治疗、处置 （1）采集血等标本 （2）药物过敏试验 （3）心电图 （4）胸部X线 （5）其他 4. 介绍 （1）病室环境 （2）住院须知 （3）负责医生 （4）责任护士	1. 进行治疗、处置 （1）静脉输液 （2）其他 2. 配餐员协助办理餐卡、订餐 3. 指导 （1）深呼吸、有效咳嗽的方法 （2）练习床上大小便	1. 进行治疗、处置 （1）静脉输液 （2）其他 2. 指导 （1）深呼吸、有效咳嗽,预防坠积性肺炎的发生 （2）肢体功能锻炼 （3）语言功能锻炼	1. 进行肢体功能锻炼 2. 进行语言功能锻炼

续表

时间	住院第1日 （急诊手术日）	术后第1日~ 术后第3日	术后第4日~ 出院前1日	出院日
治疗处置检查	5. 告知 （1）压疮、烫伤、跌倒或坠床的相关预防措施 （2）**维持血压平稳** （3）**并发症的护理** 6. 医生交代手术事宜，家属签字 7. 麻醉师交代麻醉事宜，家属签字 8. 术前 （1）修剪（勿染）指（趾）甲 （2）剃胡须等 （3）皮肤准备 （4）更换病员服，取下义齿、手表、首饰、眼镜等 （5）术前用药 （6）携带影像学资料等 （7）平车护送入手术室 9. 术中 （1）麻醉 （2）静脉输液 （3）静脉输血 （4）留置导尿 10. 术后 （1）心电监测 （2）血氧饱和度监测 （3）氧气吸入 （4）静脉输液 （5）静脉输血 （6）雾化吸入 （7）告知 1）有恶心等不适时，协助予侧卧位，避免呕吐时发生窒息 2）保持敷料清洁 3）保持引流管通畅，勿打折、扭曲、受压，防止脱管 4）及时评估病人疼痛的程度，遵医嘱给予镇痛药	4. 告知 （1）鼻饲管供给营养的方法 （2）控制血压的重要性 （3）**癫痫相关知识** （4）**躁动时注意事项** （5）保持引流管通畅，勿打折、扭曲、受压，防止脱管	3. 告知 （1）尿路感染的预防 （2）定时翻身、**预防压疮的重要性** （3）如何**预防便秘** （4）拔除胃管后如何经口进食 （5）跌倒及坠床的预防 （6）烫伤的预防	3. 告知 （1）**出院指导** （2）**办理出院流程指导**
活动体位	1. 绝对卧床 2. 术后去枕平卧6h，头偏向一侧 3. 麻醉清醒后，可抬高床头，床上活动	1. 绝对卧床 2. 床上活动	1. 绝对卧床 2. 床上活动	1. 床上活动 2. 病情允许，可病室内活动
饮食	禁食禁水	1. 鼻饲饮食 2. 流食	1. 鼻饲饮食 2. 流食 3. 半流食	1. 鼻饲饮食 2. 普食

实 施 指 导

一、什么样的环境利于神经外科病人的康复？（答案略）

二、如何维持血压的平稳？

1. 保持平和、轻松、稳定的心态，学会自我心理调节，避免情绪激动、过度劳累，避免各种精神刺激，作息规律，保证充分的睡眠和休息。

2. 按医嘱按时、按量的服用降压药，不能随意增量、减量或突然停药，以保证血压的相对稳定，避免发生心脑血管意外。每日监测血压，在测量血压时，应注意四定，即定血压计、定体位、定测量部位、定时间。

3. 低盐饮食，多进食含钾高（如橘子、香蕉、红枣、海带、紫菜、深颜色蔬菜、豆类等）、含钙高（奶制品、豆类、虾皮、坚果等）的食物。多进食粗纤维食物（如杂粮、豆类、红枣、核桃、花生、新鲜的蔬菜水果、菌类等），促进胃肠蠕动，防止便秘。

4. 为了平稳的控制血压，应戒烟、戒酒。

三、高血压脑出血的并发症有哪些？如何护理？

1. 高热　定时监测体温，并做好护理记录；遵医嘱予物理降温或冬眠低温疗法；退热的过程中，加强皮肤护理，保证病人皮肤清洁、干燥，避免着凉；高热伴抽搐的病人应使用床档或约束带，防止坠床。

2. 应激性溃疡　保持病室内环境清洁、安静，保持空气清新，减少人员探视，避免交叉感染；鼻饲管饮食的病人，每次鼻饲饮食前，抽吸胃液，观察颜色、性状，如有咖啡色样液，应立即通知医生，留取胃液送检，遵医嘱胃肠减压、禁食禁水，应用抑酸、保护胃黏膜的药物，并观察用药后的疗效；严密观察病情，观察呕吐物及大便次数、颜色、性状、量，如有异常及时通知医生；保持口腔清洁，口腔护理每日 2 次，防止口腔疾病。

3. 再出血　严密观察病人的意识、瞳孔、血压、呼吸、脉搏、肢体活动等情况，遵医嘱使用脱水剂，防止颅内压增高，诱发再出血；保持环境安静，限制探视人员，避免病人情绪激动及外界刺激，引起血压升高诱发再出血。

4. 坠积性肺炎　保持病室内空气清新，减少探视人员，避免交叉感染；卧床病人定时翻身、胸部叩击，防止肺内感染；遵医嘱应用抗生素，氧气吸入，雾化吸入每日 2～3 次，鼓励有效咳嗽；及时清除呼吸道分泌物，必要时吸痰。

5. 下肢深静脉血栓　卧床病人应定时翻身、更换体位，主动或被动活动双下肢，经常屈伸趾、踝关节，以促进下肢静脉血液回流；密切观察肢体的颜色、温度、皮肤弹性及足背动脉搏动情况，防止深静脉血栓的形成。

四、如何进行癫痫病人的护理？（答案略）

五、病人躁动时该如何保护？（答案略）

六、如何预防坠积性肺炎的发生？

1. 定时翻身、胸部叩击，指导病人进行有效咳嗽，使用正确的胸部叩击方法，以促进痰液的排出，减少肺内感染的机会。

2. 进行雾化吸入等治疗，以帮助稀释痰液，保持呼吸道的通畅。

3. 保持病室的空气清新，根据季节和气候，开窗通风每日 2～3 次，每次通风的时间为 20～30 分钟，并减少探视人员的探视，避免交叉感染。

七、如何进行肢体功能锻炼？（答案略）

八、如何进行语言功能锻炼？（答案略）

九、怎样预防压疮的发生？

1. 可以自行翻身的病人，指导每 1～2 小时翻身一次；不能自行翻身的病人，应结合个体情况予以及时翻身；以解除局部受压部位的压力，促进受压部位的血液循环，防止压疮的发生。

2. 不能自行翻身的病人，协助每 1～2 小时定时翻身，保护受压部位的皮肤，从而保证卧位的舒适。

3. 保持床单位的清洁、平整、干燥，保持身体皮肤的清洁。对于经常受压的部位，用软枕或气垫圈垫高保护，以减轻局部的压力。

4. 合理饮食、增加全身的营养。可以进高热量、高蛋白、富含维生素的食物，如蛋类、肉类、奶类、新鲜的蔬菜和水果等，以保证机体内足够的营养摄入，从而增强机体的抵抗力，预防压疮的发生。

十、如何预防便秘的发生？（答案略）

十一、出院后注意事项是什么？

1. 休息与活动

（1）作息规律，保证充足的睡眠和休息，避免劳累和各种精神刺激，注意劳逸结合。

（2）保持平和、乐观的心态，避免因情绪激动而导致血压升高，再次诱发脑出血。

2. 饮食指导　合理饮食，进食清淡、少盐、富含纤维素的食物，如谷类、蔬菜、奶制品、豆类、鱼、蛋类、瘦肉等。避免生、冷、辛辣、刺激性食物和浓茶、咖啡等兴奋性饮料。进食的速度不宜过快，防止发生呛咳。

3. 用药指导　在医生指导下按时、按量服用降压药物。不可随意漏服药物、更改药量或停服药物，以免血压升高，再次诱发脑出血。

4. 提高自护能力

（1）指导病人每日要监测血压，教会病人正确测量血压的方法。

（2）加强肢体功能锻炼。

（3）进行语言功能恢复锻炼。

（4）对于继发性癫痫的病人，嘱其尽量不要单独外出或独自留在家中，随身携带疾病卡（注明姓名、诊断、地址、联系电话等）。避免攀高、游泳、骑车及高空作业等活动。保持良好的心境，避免各种精神刺激，戒烟、戒酒。遵医嘱坚持长期、定时服用抗癫痫药物，并定期复查。

（5）保持大小便通畅，不要用力排便，防止腹内压增高，再次诱发脑出血。排便困难时，可遵医嘱使用开塞露或服用缓泻剂。

（6）出院后，按照医生的建议定期复查。

十二、如何办理出院？（答案略）

（张　宁　陆　靖）

第八节 脑膜瘤病人的护理健康教育路径

护理健康教育路径表

时间	住院第1日	住院第2日~手术前1日	手术当日	术后第1日~第3日	术后第4日~出院日
治疗处置检查	1. 介绍 (1) **病室环境** (2) 住院须知 (3) 负责医生 (4) 责任护士 2. 测量 (1) 体温 (2) 脉搏 (3) 血压 (4) 呼吸 (5) 体重 3. 询问病史、体格检查 4. 告知 (1) 压疮、烫伤、跌倒或坠床的相关预防措施 (2) **癫痫发生时的护理** (3) **并发症的护理** 5. 协助 (1) 清洁皮肤 (2) 更换病员服 (3) 修剪(勿染)指(趾)甲 (4) 剃胡须等 6. 指导**戒烟、戒酒** 7. 配餐员协助办理餐卡、订餐 8. 进行治疗、处置 (1) 口服药物 (2) 静脉输液 (3) 其他	1. 晨起空腹采集血、尿等标本 2. 陪检员陪送做心电图、心脏超声、胸部X线、CT、MRI等检查 3. 检查时适当增添衣服,避免着凉 4. 协助 (1) 修剪指(趾)甲 (2) 剃胡须 5. 指导 (1) 深呼吸及**有效咳嗽** (2) 练习**床上大小便** 6. 进行治疗、处置 (1) 备血(复查血型) (2) 药物过敏试验 (3) 其他 7. 医生交代手术事宜,家属签字 8. 麻醉师交代麻醉事宜,家属签字 9. 手术室护士术前访视	1. 术晨 (1) 测量体温、脉搏、血压 (2) 洗漱、勿化妆 (3) 皮肤准备 (4) 更换病员服,取下义齿、手表、首饰、眼镜等 (5) 术前用药 (6) 携带影像学资料 (7) 平车护送入手术室 2. 术中 (1) 麻醉 (2) 静脉输液 (3) 留置导尿 3. 术后 (1) 静脉输液 (2) 氧气吸入 (3) 心电监测 (4) 血氧饱和度监测 (5) 口腔护理 (6) 留置导尿 (7) 其他 (8) 告知 1) 保持引流管的通畅,勿打折、扭曲、受压,防止脱落 2) **出现精神症状时应注意的事项**	1. 进行治疗、处置 (1) 静脉输液 (2) 口服药物 (3) 其他 2. 指导 (1) **肢体功能锻炼** (2) **语言功能锻炼** 3. 告知压疮、烫伤、跌倒或坠床的相关预防措施	1. 进行治疗、处置 (1) 静脉输液 (2) 口服药物 (3) 其他 2. 指导 (1) 肢体功能锻炼 (2) 语言功能锻炼 3. 告知 (1) **出院指导** (2) **办理出院流程指导**
活动体位	病区内活动	病区内活动	1. 术后去枕平卧6h后床头抬高15°~30°(较大肿瘤术后禁止患侧卧位) 2. 床上活动	1. 床上活动 2. 病室内活动	病区内活动

续表

时间	住院第1日	住院第2日～手术前1日	手术当日	术后第1日～第3日	术后第4日～出院日
饮食	1. 普食 2. 次日晨需空腹化验、检查，0:00后禁食禁水	1. 做完需空腹化验、检查后可进普食 2. 术前1日晚20:00后禁食，0:00后禁饮水	禁食禁水	1. 流食 2. 半流食 3. 普食	普食

实 施 指 导

一、什么样的环境利于神经外科病人的康复？

除按常规进行指导外，对于有癫痫发作病史的病人，尤其注意病室要保持安静，请减少探视人员，远离锐器、热水壶等危险物品，房间光线要柔和，避免强光刺激。

二、如何进行癫痫病人的护理？（答案略）

三、脑膜瘤并发症有哪些？如何护理？

1. 颅内压增高

（1）应密切观察病人的生命体征、意识、瞳孔及肢体活动等，如出现以下症状应立即通知医生：①剧烈头痛（多为胀痛、持续性或阵发性加重、夜间或清晨较重）、恶心、呕吐。②生命体征变化：早期变化不明显；高峰期出现血压增高，脉差增大，脉搏缓慢，呼吸深慢等；晚期出现血压下降、心率增快、呼吸不规则。③神志淡漠，反应迟钝，严重时出现意识障碍。④有时可伴有癫痫、复视等症状。

（2）处理原则：①避免颅内压骤然升高的因素，如呼吸道梗阻、剧烈咳嗽、便秘、癫痫等。②抬高床头15°～30°，以利于颅内静脉回流，减轻脑水肿。③氧气吸入改善脑缺氧。④控制癫痫发作。⑤遵医嘱使用脱水剂、激素等对症治疗。

2. 脑疝　病人出现颅内压增高加重的表现，意识逐渐由清醒变为嗜睡、意识模糊甚至昏迷；脑疝同侧的瞳孔短时间缩小后逐渐散大，对光反应消失，直至双侧瞳孔散大。出现上述情况时应立即通知医生，予以脱水降颅压、手术等治疗。

四、为何要戒烟、戒酒？（答案略）

五、如何进行正确的有效咳嗽？（答案略）

六、如何进行床上大小便？（答案略）

七、出现精神症状时应该注意什么？

1. 因手术时脑组织受损，个别病人会出现语言及行为异常，应及时安慰病人，通知医生进行治疗和处置，随着脑组织的自行修复，症状会减轻直至消失。

2. 病人出现精神症状时应注意加强安全防护，安置好床档，防止坠床；在取得家属同意的前提下，必要时使用约束带，以保护安全。

3. 将危险物品如热水瓶、锐利的物品等远离病人，防止意外发生。

八、如何进行肢体功能锻炼？（答案略）

九、如何进行语言功能锻炼？（答案略）

十、出院后注意事项是什么?

1. 休息与活动

(1) 生活要有规律,劳逸结合,避免过度劳累,坚持体能锻炼,保持积极乐观的心态。

(2) 有肢体活动障碍的病人,继续加强肢体功能锻炼,活动量以不感觉疲劳为宜,要循序渐进。同时要注意局部皮肤的保护,避免因长期受压而造成压疮。

2. 饮食指导　饮食上应进食高热量、高蛋白(鱼肉、鸡、蛋、牛奶等)、富含纤维素(芹菜、韭菜等)、维生素丰富(蔬菜、水果)、低脂肪、低胆固醇饮食;少食动物脂肪、腌制品,避免进食辛辣刺激性食物。

3. 用药指导　严格遵照医嘱按时、按量服药,不可擅自突然停药、改药或增减药量,尤其是抗癫痫、脱水及激素类药物,避免出现反弹加重病情;观察用药后的不良反应,若服药后出现不适等症状,及时就诊。

4. 提高自护能力

(1) 对于行动不便的病人需有人陪护,防止跌伤。

(2) 坚持进行康复训练,无功能障碍或轻度功能障碍的病人,尽量从事一些力所能及的工作。

(3) 肢体瘫痪病人的肢体功能锻炼。

(4) 失语病人提高自护能力指导。

(5) 癫痫病史病人提高自护能力指导。

(6) 智力低下、记忆力减退病人提高自护能力指导。

(7) 如再次出现症状,请及时就诊,每3~6个月复查1次。

十一、如何办理出院?　(答案略)

(隋　杰)

第九节　垂体腺瘤病人的护理健康教育路径

护理健康教育路径表

时间	住院第1日	住院第2日~手术前1日	手术当日	术后第1日~第3日	术后第4日~出院日
治疗处置检查	1. 介绍 (1) **病室环境** (2) 住院须知 (3) 负责医生 (4) 责任护士 2. 测量 (1) 体温 (2) 脉搏 (3) 血压 (4) 呼吸 (5) 体重	1. 晨起空腹采集血、尿等标本 2. 陪检员陪送做心电图、心脏超声、胸部X线、CT、MRI等检查 3. 检查时适当增添衣服,避免着凉	1. 术晨 (1) 测量体温、脉搏、血压 (2) 洗漱、勿化妆 (3) 皮肤准备 (4) 更换病员服,取下义齿、手表、首饰、眼镜等 (5) 术前用药 (6) 携带影像学资料 (7) 平车护送入手术室	1. 进行治疗、处置 (1) 静脉输液 (2) 其他	1. 进行治疗、处置 (1) 静脉输液 (2) 其他

续表

时间	住院第1日	住院第2日~手术前1日	手术当日	术后第1日~第3日	术后第4日~出院日
治疗处置检查	3. 询问病史、体格检查 4. 告知压疮、烫伤、跌倒或坠床的相关预防措施 5. 协助 (1) 清洁皮肤 (2) 更换病员服 (3) 修剪(勿染)指(趾)甲 (4) 剃胡须等 6. 指导戒烟、戒酒 7. 配餐员协助办餐卡、订餐 8. 进行治疗、处置 (1) 口服药物 (2) 静脉输液 (3) 其他	4. 协助 (1) 剪指(趾)甲 (2) 剃胡须 (3) 练习经口呼吸 (4) 练习床上大小便 5. 进行治疗、处置 (1) 备血(复查血型) (2) 药物过敏试验 (3) 静脉输液 (4) 滴鼻液滴鼻 6. 医生交代手术事宜,家属签字 7. 麻醉师交代麻醉事宜,家属签字 8. 手术室护士术前访视	2. 术中 (1) 麻醉 (2) 静脉输液 (3) 留置导尿 3. 术后 (1) 静脉输液 (2) 氧气吸入 (3) 心电监测 (4) 血氧饱和度监测 (5) 口腔护理 (6) 留置导尿 (7) 其他 (8) 指导 1) 保持口腔清洁、湿润 2) 留置导尿的相关知识	2. 告知 (1) 尿崩症的注意事项 (2) 如何保持水电解质平衡 (3) 脑脊液鼻漏的护理措施 (4) 垂体功能低下的表现	2. 告知压疮、烫伤、跌倒或坠床的相关预防措施 3. 告知 (1) 出院指导 (2) 办理出院流程指导
活动体位	病区内活动	病区内活动	去枕平卧位	1. 拔除鼻腔纱条后可抬高床头 2. 如出现脑脊液鼻漏要绝对卧床,半坐卧位,防止脑脊液反流而造成颅内感染	1. 病室内活动 2. 病区内活动
饮食	1. 普食 2. 次日晨需空腹化验、检查,0:00后禁食禁水	1. 做完各种需空腹化验、检查后可进普食 2. 术前1日晚20:00后禁食,0:00后禁饮水	禁食禁水	1. 流食 2. 半流食 3. 普食	普食

实 施 指 导

一、什么样的环境利于神经外科病人的康复?(答案略)

二、为何要戒烟、戒酒?(答案略)

三、如何指导练习床上大小便？（答案略）

四、如何保持口腔的清洁、湿润？

1. 术后因鼻腔完全被纱条填塞，只能张口呼吸，导致口腔黏膜干燥，病人会感到口干不适。

2. 遵医嘱每日进行 2 次口腔护理，以保证舒适。

3. 如病人感觉到口干不适，协助用湿纱覆盖口腔或用棉签蘸水湿润口腔保持湿润，还可以通过漱口来减轻症状。

4. 可进食后酌情每小时少量饮水，以保证口腔的湿润。

5. 拔除鼻腔纱条前，由于通过口腔呼吸，导致在进食的时候会感到不适，所以需掌握进食速度，细嚼慢咽，避免引起呛咳，饭后务必要漱口，以减少食物残渣的遗留，降低颅内感染的机会。

五、当发生尿崩症时应该注意哪些方面？

1. 因手术涉及下丘脑影响血管加压素分泌，病人可能会出现口渴、多饮、多尿等症状，如每小时尿量 >300ml，连续 ≥3 小时，或 24 小时尿量 >4000ml 以上，尿液颜色渐淡，尿比重 <1.005，应通知医生，遵医嘱给予神经垂体素治疗，在治疗过程中要准确记录出入液量，便于为医生提供疾病动态信息。

2. 尿量增多期间进食含钾丰富的食物，如荞麦、玉米、大豆、香蕉、菠菜、油菜、甘蓝、芹菜等。

六、如何保持水、电解质平衡？

1. 人体内的水、钠离子关系很密切，缺水和缺钠往往相伴存在，而体内的钾离子主要是通过排尿来代谢。因手术的刺激导致术后出现排尿量增多，继发引起体内的钾、钠离子的紊乱，所以手术后要密切观察排出尿液的颜色、尿量、皮肤弹性、意识等方面，如果尿量多且每小时尿量 >300ml、尿液颜色变浅、口干，甚至出现表情淡漠，应及时通知医生，根据尿量合理地调节药物用量。

2. 如病人出现四肢无力、腹胀、恶心等症状时，应立即通知医生，医生会根据化验、检查结果及时治疗。

3. 当病人出现低钠或低钾症状时，应指导进食咸蛋、榨菜等含钠丰富的食物或香蕉、土豆等含钾丰富的食物；如高钠或高钾时，需每日限制食盐的摄入，多饮温水利于钠离子的排出或进食鸡蛋、苹果等含钾低的食物。

七、当出现脑脊液鼻漏时该如何护理？

1. 当病人鼻腔有液体流出时，应立即嘱其卧床休息，如果量少可采取半卧位，头偏向患侧，量多者采取平卧位。

2. 指导病人保持口腔、鼻腔的清洁，禁止用棉球、纱条、卫生纸填塞鼻腔，避免用力咳嗽、大便、擤鼻涕、挖鼻孔等动作，以减少颅内感染的机会。

3. 注意保暖，避免剧烈打喷嚏，以免加重病情。

4. 密切观察脑脊液的颜色、性质、量。

5. 如果病人出现头痛、发热等症状时，要及时通知医生以便正确处置。

八、垂体功能低下会有哪些表现？如何预防？

1. 病人会出现精神不振、萎靡、意识淡漠、血压下降等症状，应立即通知医生及时救治。

2. 为避免发生垂体功能低下,医生会在术前及术后应用激素替代治疗。

九、出院后注意事项是什么?

1. 休息与活动

(1)要注意劳逸结合,生活应有规律性,适度参加体育锻炼,以增强体质。

(2)保暖,防止着凉,减少出入公共场所,避免交叉感染。

2. 饮食指导　进食营养丰富、高蛋白、高维生素、高纤维食物,如鱼、肉、蛋、牛奶、芹菜、韭菜、粗粮等。

3. 用药指导　遵医嘱按时服药,服用激素药物不可骤然停药,指导病人认识随意停药的危险性。长期服用抗利尿剂易产生药物依赖性,停药后会出现反跳现象而加重病情,如出现异常情况及时到医院就诊。

4. 提高自护能力　对于视力有障碍的病人,嘱其尽量不要单独外出,避免跌倒等一些不安全因素的发生,定期门诊随诊。

十、如何办理出院?（答案略）

（隋　杰）

第十节　听神经瘤病人的护理健康教育路径

护理健康教育路径表

时间	住院第1日	住院第2日～手术前1日	手术当日	术后第1日～第3日	术后第4日～出院日
治疗处置检查	1. 介绍 (1)**病室环境** (2)住院须知 (3)负责医生 (4)责任护士 2. 测量 (1)体温 (2)脉搏 (3)血压 (4)呼吸 (5)体重 3. 询问病史、体格检查 4. 告知压疮、烫伤、跌倒或坠床的相关预防措施	1. 晨起空腹采集血、尿等标本 2. 陪检员陪送做心电图、超声、胸部X线、CT、MRI等检查 3. 检查时适当增添衣物,避免着凉 4. 协助 (1)修剪指(趾)甲 (2)练习床上大小便 (3)剃胡须等 5. 指导深呼吸、有效咳嗽	1. 术晨 (1)测量体温、脉搏、血压 (2)洗漱,勿化妆 (3)皮肤准备 (4)更换病员服,取下义齿、手表、首饰、眼镜等 (5)术前用药 (6)携带影像学资料 (7)平车护送入手术室 2. 术中 (1)麻醉 (2)静脉输液 (3)留置导尿	1. 进行治疗、处置 (1)静脉输液 (2)氧气吸入 (3)雾化吸入 (4)其他	1. 进行治疗、处置 (1)静脉输液 (2)氧气吸入 (3)雾化吸入 (4)其他 2. 告知压疮、烫伤、跌倒或坠床的相关预防措施

37

续表

时间	住院第 1 日	住院第 2 日 ~ 手术前 1 日	手术当日	术后第 1 日 ~ 第 3 日	术后第 4 日 ~ 出院日
治疗处置检查	5. 协助 （1）清洁皮肤 （2）更换病员服 （3）修剪(勿染)指(趾)甲 （4）剃胡须等 6. 指导戒烟、戒酒 7. 配餐员协助办餐卡、订餐	6. 进行治疗、处置 （1）备血（复查血型） （2）药物过敏试验 （3）其他 7. 医生交代手术事宜,家属签字 8. 麻醉师交代麻醉事宜,家属签字 9. 手术室护士术前访视	3. 术后 （1）心电监测 （2）血氧饱和度监测 （3）氧气吸入 （4）静脉输液 （5）留置导尿 （6）雾化吸入 （7）告知 1）有恶心等不适时,予侧卧位,避免呕吐时发生窒息 2）保持敷料清洁 3）保持引流管通畅,勿打折、扭曲、受压,防止脱管 4）及时评估病人疼痛的程度,遵医嘱给予镇痛药	2. 告知 （1）**面瘫注意事项** （2）**带状疱疹注意事项**	3. 告知 （1）**出院指导** （2）**办理出院流程指导**
活动体位	病区内活动	病区内活动	1. 术后去枕平卧 6h 后床头抬高 2. 头部保持患处向上的位置 防止脑干移位,发生脑疝	1. 床上活动,头部健侧卧位 2. 病室内活动	1. 病室内活动 2. 病区内活动
饮食	1. 普食 2. 次日需空腹化验、检查,应在 0:00 以后禁食禁水	1. 做完各种需空腹化验、检查后可进普食 2. 术前 1 日晚 20:00 后禁食,0:00 后禁饮水	禁食禁水	1. 吞咽功能障碍时予以鼻饲 2. 流食（避免呛咳和误吸）	1. 半流食 2. 普食

实 施 指 导

一、什么样的环境利于神经外科病人的康复？（答案略）

二、病人出现面瘫时,应指导注意什么？

1. 注意口腔卫生,在进餐后,及时漱口以清除口腔内食物残渣,这样一方面可以避免食物残渣误入气管引起呛咳、窒息;另一方面可以避免口腔炎症的发生。

2. 经口进食时注意以下几方面:

（1）在饮食选择方面:尽量进食质软、可成形、易消化的食物,如软蛋糕、馒头、鸡蛋羹等。

（2）避免进食刺激性食物,如蒜、葱、辣椒、胡椒、咖喱、芥末等。

（3）不要用吸管饮水和进食,避免误入气管,引起呛咳和窒息。

（4）若有吞咽功能障碍的病人,可通过鼻饲管供给营养,口腔护理每日2次,待吞咽功能恢复后逐渐指导练习经口进食。

3. 由于面部感觉的丧失,在进食时需注意食物温度,防止烫伤,进食的速度要慢,防止误吸、误咽。

4. 注意面部的保暖

（1）不要直吹冷风,洗脸的时候不要用冷水。

（2）外出的时候需佩戴口罩。

（3）睡眠的时候,不要靠近窗户,避免再受风寒。

（4）根据天气的变化,及时增添衣物,避免着凉。

5. 眼睑闭合不全病人

（1）遵医嘱指导并协助滴眼药水或涂眼药膏。

（2）睡眠时,用干净的眼罩或湿手帕覆盖保护,涂眼药膏或用胶布粘合上下眼睑。

（3）指导病人外出时,戴墨镜或眼罩,防止阳光和异物的伤害。

6. 每日保证充足的睡眠和休息,少看电视,少用电脑,劳逸结合,避免各种精神刺激和过度劳累,以利于面瘫的恢复。

7. 不要过分焦虑,树立战胜疾病的信心,良好的心态对疾病的恢复很重要。可根据医生的建议,采取局部按摩、针灸,配合营养神经的药物治疗,以恢复面部的神经功能。

三、出现带状疱疹时应注意什么?

1. 当面部出现疱疹时,告知病人不要紧张,带状疱疹通常是因手术导致面部三叉神经内的病毒被激发,从而引起局部组织的病毒感染,几天后会自行缓解,不要焦虑,保持乐观心态。

2. 保持局部皮肤清洁干爽,勿抓挠、挤压和冷热刺激等,防止继发感染。

3. 按照医嘱涂擦药膏。

四、出院后注意事项是什么?

1. 休息与活动

（1）保证充足的睡眠和休息,注意劳逸结合,保持积极乐观的心态,积极面对生活。

（2）适当参加体育运动,避免过度劳累,以增强体力,提高抵抗力。

2. 饮食指导 合理膳食,进食高热量、高蛋白、低脂、低胆固醇、富含维生素的食物,如蛋类、豆类、奶类、新鲜的蔬菜和水果等。戒烟、戒酒,避免刺激性食物。

3. 用药指导 遵医嘱按时、按量服药,不可随意改量、增量和突然停药,避免加重病情。若服药后出现不适等症状,需及时就诊。

4. 提高自护能力

（1）若原有的症状加重,比如出现头晕,听力、视力下降、步态不稳、吞咽困难、呛咳等,应及时就医。

（2）如有听力或视力障碍时,尽量不要单独外出或独自留在家中,以免发生跌倒、烫伤等意外,必要的时候可以佩戴助听器,或随身携带纸笔。

（3）如走路步态不稳,可以循序渐进地进行平衡功能训练,外出时尽量有人陪同,以防跌倒摔伤。

（4）如出现面瘫，不要焦虑和紧张，良好的心态对疾病的恢复很重要。注意休息，劳逸结合，少看电视和电脑，避免过度的精神刺激；注意面部的保暖，外出时戴口罩，不要用冷水洗脸、直吹冷风，睡眠时不要靠近窗户，根据季节和气候的变化，及时增添衣物，避免着凉；选择进质软、成形、易消化的食物，如软蛋糕、馒头、鸡蛋羹等，不要用吸管饮水和进食；避免刺激性食物，如辣椒、胡椒、芥末、咖喱等；进食后，及时清洁口腔，避免食物残渣遗留口腔，引起呛咳。

（5）如病人有吞咽困难、呛咳的症状时，要指导病人选取侧卧位，若不能经口进食，嘱其不要着急，可以先通过鼻饲进食，等症状缓解后，拔除鼻饲管逐渐过渡到正常饮食。

（6）如伴有眼睑闭合不全的症状，按照医生的建议每日定时定量的滴眼药水或涂眼药膏，以保持眼睛湿润及预防感染；夜间睡眠的时候，用干净的湿手帕或眼罩覆盖，也可以涂眼药膏或用胶布粘合上下眼睑，防止眼睛干燥；外出时，戴墨镜或眼罩，防止阳光和异物对眼睛的伤害。

（7）如出现带状疱疹，告知病人不要焦虑和紧张，这是因为手术引发的，一般几天后会自行缓解，保证良好的休息和睡眠，避免交叉感染，保持局部皮肤清洁干爽，勿抓挠、挤压和冷热刺激等，防止继发感染，可以按照医嘱定时涂擦药膏。

（8）术后 3～6 个月，到门诊复查 CT 或 MRI。

五、如何办理出院？（答案略）

（张 宁）

第十一节 椎管内神经纤维瘤病人的护理健康教育路径

护理健康教育路径表

时间	住院第 1 日	住院第 2 日～手术前 1 日	手术当日	术后第 1 日～第 3 日	术后第 4 日～出院日
治疗处置检查	1. 介绍 （1）**病室环境** （2）住院须知 （3）负责医生 （4）责任护士 2. 测量 （1）体温 （2）脉搏 （3）血压 （4）呼吸 （5）体重 3. 询问病史、体格检查	1. 晨起空腹采集血、尿等标本 2. 陪检员陪送做心电图、超声、胸部 X 线、CT、MRI、肌电图、诱发电位等检查 3. 检查时适当增添衣物，避免着凉 4. 协助 （1）修剪指（趾）甲，勿染甲 （2）剃胡须	1. 术晨 （1）测量体温、脉搏、血压 （2）洗漱，勿化妆 （3）皮肤准备 （4）更换病员服，取下义齿、手表、首饰、眼镜等 （5）术前用药 （6）携带影像资料 （7）平车送入手术室 2. 术中 （1）麻醉 （2）静脉输液 （3）留置导尿	1. 进行治疗、处置 （1）静脉输液 （2）氧气吸入 （3）其他 2. 告知 （1）**尿路感染的预防** （2）保持大便通畅，**防止便秘** （3）**预防下肢深静脉血栓的相关措施**	1. 进行治疗、处置 （1）静脉输液 （2）氧气吸入 （3）其他 2. 进行肢体的功能锻炼 3. 告知压疮、烫伤、跌倒或坠床的相关预防措施

续表

时间	住院第1日	住院第2日~手术前1日	手术当日	术后第1日~第3日	术后第4日~出院日
治疗处置检查	4. 告知压疮、烫伤、跌倒或坠床的相关预防措施 5. 协助 (1) 清洁皮肤 (2) 更换病员服 (3) 修剪(勿染)指(趾)甲 (4) 剃胡须等 6. 指导戒烟、戒酒 7. 配餐员协助办理餐卡、订餐	5. 指导 (1) 练习床上大小便 (2) 深呼吸、有效咳嗽的方法 6. 进行治疗、处置 (1) 备血(复查血型) (2) 药物过敏试验 (3) 其他 7. 医生交代手术事宜,家属签字 8. 麻醉师交代麻醉事宜,家属签字 9. 手术室护士术前访视	3. 术后 (1) 心电监测 (2) 血氧饱和度监测 (3) 氧气吸入 (4) 静脉输液 (5) 留置导尿 (6) 雾化吸入 (7) 告知 1) 有恶心等不适时,协助予侧卧位,避免呕吐时发生窒息 2) 保持敷料清洁 3) 保持引流管通畅,勿打折、扭曲、受压,防止脱管 4) 及时评估病人疼痛的程度,遵医嘱给予镇痛药	3. 指导 (1) 肢体活动障碍、肢体感觉异常的护理措施 (2) 脑脊液漏注意事项 (3) 保持引流管通畅,勿扭曲、受压,防止脱管	4. 告知 (1) 出院指导 (2) 办理出院流程指导
活动体位	1. 床上活动 2. 病室内活动	1. 床上活动 2. 病室内活动	1. 术后去枕平卧,颈椎部位手术应颈部制动 2. 6h后协助床上轴式翻身	1. 床上轴式翻身,颈椎部位手术应注意颈部制动 2. 若出现脑脊液漏应绝对卧床,避免脑脊液逆流,引起颅内感染	1. 床上轴式翻身 2. 病室内活动,做好颈部制动
饮食	1. 普食 2. 次日需空腹化验、检查,应在0:00以后禁食禁水	1. 做完各种需空腹化验、检查后可进普食 2. 术前1日晚20:00后禁食,0:00后禁饮水	禁食禁水	1. 流食 2. 半流食 3. 普食	普食

实 施 指 导

一、什么样的环境利于神经外科病人的康复?（答案略）

二、如何进行轴式翻身?（答案略）

三、如何预防尿路感染?

1. 指导病人保持会阴部清洁、干燥,每日更换内裤并清洗会阴部,排尿后用干净的卫生纸及时将尿液擦净。

2. 保证充足的饮水量,每日2000~2500ml,以增加尿量,从而稀释尿液,起到自然冲洗尿道的作用。

3. 嘱病人有尿意时,应及时排尿并尽量排尽尿液,以减少膀胱内的残余尿液。

4. 病人出现尿急、尿频、尿痛等不适症状时,应及时通知医生给予治疗。

四、如何预防便秘?（答案略）

五、如何预防下肢深静脉血栓?

1. 卧床期间,定时翻身、更换体位,主动或被动活动双下肢,经常屈伸趾、踝关节,以促进下肢静脉血液回流,预防深静脉血栓的形成。

2. 如果肢体出现皮温凉,皮肤颜色变深,肢体肿胀、疼痛时,及时通知医护人员进行处置。

3. 进食低脂、富含纤维素的饮食,如低脂奶、豆制品、粗粮、新鲜的蔬菜水果等,以保持大便通畅,尽量避免因便秘导致腹内压升高而影响下肢静脉回流,形成下肢深静脉血栓。

4. 经常做深呼吸,以利于骨盆静脉回流,减少腿部静脉血淤积,预防血栓的形成。

六、肢体感觉障碍时要注意些什么?（答案略）

七、出现脑脊液漏时应该注意什么?（答案略）

八、出院后注意事项是什么?

1. **休息与活动** 保证充足的睡眠和休息,注意劳逸结合、保持积极乐观的心态,积极面对生活。

2. **饮食指导** 合理膳食,进食高热量、高蛋白、低脂、低胆固醇、富含维生素的食物,如蛋类、豆类、奶类、新鲜的蔬菜和水果,避免刺激性食物。

3. **用药指导** 遵医嘱按时、按量服药,不可自己随意改量、增量和突然停药,避免加重病情。若服药后出现不适等症状,及时就诊。

4. **提高自护能力**

（1）出院后仍需戴颈托、腰托的病人,注意翻身时保持头、颈、躯干一致,避免脊柱扭曲引起损伤。戴颈托活动的时候,要有专人陪同,防止跌倒。避免头部过伸或大幅度转头,不要剧烈活动颈部,防止因颈部关节的脱位及损伤而导致延髓损伤,危及生命。

（2）若出院后出现肢体麻木、腰痛、肢体运动障碍等症状的加重,及时就医,避免贻误病情。

（3）肢体功能障碍的健康指导。

（4）肢体感觉障碍的健康指导。

（5）术后 3~6 个月,到门诊复查 CT 或 MRI。

九、如何办理出院?（答案略）

（张　宁）

第三章

普通外科常见疾病护理健康教育路径

第一节　甲状腺肿瘤病人的护理健康教育路径

护理健康教育路径表

时间	住院第1日	住院第2日~手术前1日	手术当日	术后第1日~出院前1日	出院日
治疗处置检查	1. 介绍 （1）**病室环境** （2）住院须知 （3）负责医生 （4）责任护士 2. 测量 （1）体温 （2）脉搏 （3）呼吸 （4）血压 （5）体重 3. 询问病史、体格检查 4. 指导 （1）压疮、烫伤、跌倒或坠床的相关预防措施 （2）**深呼吸和有效咳嗽** （3）**颈过伸体位的训练方法** （4）**测基础代谢率的目的及注意事项**	1. 早晨起床前，测基础代谢率 2. 晨起采集血、尿、便等标本 3. 陪检员陪送去做颈部X线、胸部X线、心电图、甲状腺超声等检查 4. 检查时适当增添衣物，避免着凉 5. 指导 （1）训练颈过伸体位 （2）练习深呼吸、有效咳嗽 （3）练习床上排尿 6. 协助 （1）修剪指（趾）甲 （2）剃胡须	1. 术晨 （1）测量体温、脉搏、血压 （2）洗漱、勿化妆 （3）皮肤准备 （4）更换病员服，取下义齿、手表、首饰、眼镜等 （5）术前用药 （6）携带影像学资料 （7）平车护送入手术室 2. 术中 （1）麻醉 （2）静脉输液 （3）留置导尿	1. 进行治疗、处置 （1）**口服甲状腺素片** （2）静脉输液	1. 进行治疗、处置

43

续表

时间	住院第 1 日	住院第 2 日 ~ 手术前 1 日	手术当日	术后第 1 日 ~ 出院前 1 日	出院日
治疗处置检查	5. 协助 (1) 清洁皮肤 (2) 更换病员服 (3) 修剪(勿染)指(趾)甲 (4) 剃胡须等 (5) 戒烟、戒酒 6. 配餐员协助办理餐卡、订餐	7. 医生交代手术事宜,家属签字 8. 麻醉师交代麻醉事宜,家属签字 9. 手术室护士术前访视 10. 进行治疗处置 (1) 术前 1 日晚灌肠 (2) 必要时用镇静催眠药	3. 术后 (1) 氧气吸入 (2) 心电监测、血氧饱和度监测 (3) 切口压砂袋 6h,防止切口出血 (4) 静脉输液 (5) 留置导尿 (6) 告知 1) 有恶心等不适时,予侧卧位,避免呕吐时发生窒息 2) 保持敷料清洁 3) 保持引流管通畅,勿打折、扭曲、受压 4) 及时表达疼痛的感受,医生酌情给予镇痛药 5) 进行深呼吸和有效咳嗽,防止肺不张和肺部感染 (7) **并发症的观察与护理**	2. 指导离床活动时将引流袋别在上衣下角,低于切口平面,防止逆行感染	2. 告知 (1) **出院指导** (2) **办理出院流程指导**
活动体位	病区内活动	早晨睡醒后,仍需卧床休息,测基础代谢率后可离床,在病区内活动	1. 术后去枕平卧 6h 2. 6h 后**半坐卧位**,护士协助床上翻身、**活动双下肢**或病室内活动	病室内活动	病区内活动
饮食	1. 普食 2. 次日需空腹化验及检查,应 0:00 以后禁食禁水	1. 做完各种需空腹化验、检查后可进普食 2. 术前 1 日晚 20:00 后禁食,0:00 后禁饮水	禁食禁水	遵医嘱少量**试验饮水**后,如无呛咳可进水或软食	1. 软食 2. 普食

实 施 指 导

一、什么样的环境利于普通外科病人的康复?

1. 病室的温度保持在 18 ~ 22℃,湿度在 50% ~ 60%,这样最利于健康,使呼吸道充分发挥自然防御功能。

2. 根据季节和气候的变化,病室开窗换气每日 1 ~ 2 次,每次通风时间 30 分钟左右,从而达到置换室内空气的目的,保证病室空气清新,从而减少肺部感染的机会。

3. 病室内不要摆放鲜花,家属或探访人员不要使用香水,避免引起呼吸道的刺激症状。

4. 为了保证休息和术后康复,病人及家属需配合,减少探视人员,避免交叉感染,减少术后并发症的发生。交谈时,降低音量,避免环境嘈杂而影响其他病人的休养。

二、如何进行深呼吸和有效咳嗽?

1. 深呼吸

(1)尽可能取坐位或半坐卧位,身体稍前倾,以减轻胸部压力,有利于肺部的扩张。

(2)经鼻吸气,尽量使胸廓扩张,呼气时做缩唇(吹口哨样),缓慢地经口将肺内气体呼出。

(3)呼吸动作应尽量深、慢,呼吸时全身应尽量放松。每分钟10次左右。

2. 有效咳嗽

(1)坐位时(手术后用手按压颈部切口),先轻咳数次,使痰液松动。

(2)再做2次深呼吸,咳嗽在深呼吸后进行,可使痰液从气道深部向大气道移动。

(3)再深吸一口气后屏气3~5秒,身体前倾,进行短促有力的咳嗽2~3次,注意保护切口。

(4)在每次咳嗽前可用手帕遮住口部。

(5)咳嗽将加重颈部手术后的切口疼痛,咳嗽时应用手按住切口,以减低切口张力,减轻疼痛。

(6)术后经常翻身,改变体位,早期离床活动,防止分泌物沉积。

(7)咳痰后及时漱口,去除痰液异味。

三、如何进行颈过伸体位的训练?

1. 为了适应手术时的颈过伸体位,指导病人练习头低肩高体位,即颈过伸体位(图3-1)。

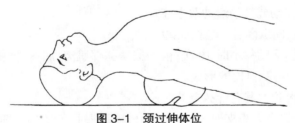

图3-1　颈过伸体位

2. 去枕平卧,将软枕垫在肩背下,头自然下垂,后仰30°~45°。

3. 高度由低到高,时间由短到长,循序渐进地练习。

四、测量基础代谢率的目的及注意事项是什么?

1. 目的是为了检测是否伴有甲状腺功能亢进。

2. 注意事项

(1)清晨睡醒后勿活动,继续卧床休息,保持安静状态(不可进食、活动等),以确保测量的准确性。

(2)测量血压、脉搏后方可离床活动。

五、为什么要戒烟?

1. 吸烟会刺激支气管引起慢性咳嗽,而全身麻醉时,气管插管也会刺激支气管,故手术后易出现咳嗽、咳痰,且能加重切口的疼痛。

2. 香烟里的尼古丁等会引起血管痉挛收缩,影响血液循环。

3. 吸烟还会造成血压升高、心跳加快、甚至心律不齐,并诱发心脏病,为了健康,告知病人远离烟草。

六、甲状腺肿瘤术后并发症有哪些? 如何观察和护理?

1. 活动性出血　由于术中止血不彻底或术后血管结扎线脱落所致。注意观察有无切口敷料渗出大量血性液,颈部引流管引出鲜红色血性液体每小时 >100ml,连续 2~3 小时不止或伴有生命体征改变,应立即通知医生处理。

2. 呼吸困难和窒息　由于术后出血压迫、喉头水肿、双侧喉返神经损伤、痰液堵塞呼吸道等原因均可造成呼吸困难和窒息。应密切观察病人有无口唇及颜面发绀,有无胸闷、气短、血氧饱和度 <90% 等,如有异常及时通知医生处理,必要时配合医生抢救。

3. 喉返神经损伤　①由于术中牵拉或损伤所致。如果病人出现答话声音嘶哑,可能为单侧喉返神经损伤;如果双侧喉返神经损伤可致呼吸困难和窒息,应注意观察,如有异常通知医生处理。②由于手术创伤后局部组织水肿压迫所致。如果病人术后当日无答话声音嘶哑,而在第 1 日以后出现答话声音嘶哑,可能为局部组织水肿压迫喉返神经所致,应注意观察,数日后多可自行缓解。

4. 喉上神经损伤　由于术中牵拉或损伤所致。术后第 1 日晨遵医嘱指导病人少量饮水,如果病人出现饮水呛咳,可能为喉上神经内支损伤;如果答话声调降低,可能为喉上神经外支损伤,应注意观察,如有异常通知医生处理。

5. 甲状旁腺损伤　由于术中损伤或术后血液供应障碍所致。术后 1~3 日可能会出现颜面及口角麻木、四肢肌肉痉挛,严重者可出现痉挛性抽搐,应注意观察,如出现上述情况,及时通知医生。

七、如何在床上主动或被动活动双下肢?

1. 可以做深呼吸、间歇翻身、足趾和踝关节伸、屈。

2. 腿部自主伸、屈活动每小时 10 次;被动按摩腿部肌肉、屈腿、伸腿等,每日 4 次,每次 10 分钟,以预防下肢深静脉血栓的形成。

八、如何取半坐卧位? 其有什么益处?

1. 半坐卧位　先摇高床头支架 30°~50°,再摇起膝下支架 15°~30°,可以有效地防止身体下滑。停用时先摇平膝下支架,再摇平床头支架。

2. 半坐卧位的益处

(1) 对颜面部及颈部手术后病人,半坐卧位可减少局部出血。

(2) 由于重力作用,使部分血液滞留于下肢和盆腔,使回心血量减少,同时膈肌下降,使胸腔容积扩大,减轻腹腔内器官对心肺的压力,从而减轻心肺负担。

九、手术后为什么要口服甲状腺素片?

甲状腺肿瘤手术,一般做甲状腺次全切除或全切除,术后需服用甲状腺素片。一方面可替代甲状腺的功能;另一方面可预防甲状腺肿瘤的复发。故手术后医生会根据病情需要给予适量的甲状腺素片口服。一般在清晨空腹顿服。

十、为什么要试验饮水? 如何做?

由于甲状腺手术易损伤喉上神经,而喉上神经的内支是支配咽部黏膜感觉的,其损伤可使咽部黏膜感觉丧失,故饮水时可能出现呛咳现象。遵医嘱指导病人先少量饮水慢咽,如无呛咳方可正常饮水或进食。

十一、出院后注意事项是什么?

1. 休息与活动　注意休息,保证足够的睡眠,适当参加体力劳动,做到劳逸结合。

2. 饮食指导　进高热量、高维生素、高蛋白及易消化的营养丰富的饮食,以增强机体的抵抗力,如鱼、肉、蛋、新鲜蔬菜及水果等。

3. 用药指导

(1) 如果行甲状腺次全切除,术后需口服一段时间的甲状腺素片,当剩余的甲状腺能完全代偿后,遵医嘱可以停用药物。

(2) 如果行甲状腺全切除,术后需终生口服甲状腺素片,以预防甲状腺功能减退及抑制促甲状腺激素(TSH)的释放,乳头状癌和滤泡状腺癌均有促甲状腺激素受体,促甲状腺激素通过其受体能影响甲状腺癌的生长。按医嘱服药,定期复查甲状腺功能,遵医嘱调节口服药量。

4. 提高自护能力

(1) 拆线1周后开始做颈部功能锻炼,逐步进行颈部左右旋转、头后仰等动作。

(2) 颈淋巴结清扫术者,拆线后还应进行患侧肩关节的功能锻炼,以肩为中心向前、后旋转及耸肩运动,以不疲劳为宜,保持患侧肩部高于健侧,防止肩下垂。

(3) 遵医嘱换药、拆线及其他治疗,定期随访。

(4) 拆线1周后可淋浴。

十二、如何办理出院?（答案略）

（王春敏）

第二节　乳腺癌病人的护理健康教育路径

护理健康教育路径表

时间	住院第1日	住院第2日~手术前1日	手术当日	术后第1日~出院前1日	出院日
治疗处置检查	1. 介绍 (1) 病室环境 (2) 住院须知 (3) 负责医生 (4) 责任护士 2. 测量 (1) 体温 (2) 脉搏 (3) 呼吸 (4) 血压 (5) 体重	1. 晨起采集血、尿、便等标本 2. 陪检员陪送去做胸部X线、乳腺摄片、心电图、乳腺磁共振等检查 3. 检查时适当增添衣物,避免着凉	1. 术晨 (1) 测量体温、脉搏、血压 (2) 洗漱、勿化妆 (3) 皮肤准备 (4) 更换病员服,取下义齿、手表、首饰、眼镜等 (5) 术前用药 (6) 携带影像学资料等 (7) 平车护送入手术室	1. 进行治疗、处置静脉输液	1. 进行治疗、处置

时间	住院第1日	住院第2日~手术前1日	手术当日	术后第1日~出院前1日	出院日
治疗处置检查	3. 询问病史、体格检查 4. 指导 (1)压疮、烫伤、跌倒或坠床的相关预防措施 (2)掌握**深呼吸和有效咳嗽的方法** 5. 协助 (1)清洁皮肤 (2)更换病员服 (3)修剪(勿染)指(趾)甲 (4)剃胡须等 (5)戒烟、戒酒 6. 配餐员协助办理餐卡、订餐	4. 指导 (1)进行深呼吸、有效咳嗽的练习 (2)练习床上排尿 5. 协助 (1)修剪指(趾)甲 (2)剃胡须等 6. 进行治疗、处置 (1)术前1日晚灌肠 (2)必要时用镇静催眠药 7. 医生交代手术事宜,家属签字 8. 麻醉师交代麻醉事宜,家属签字 9. 手术室护士术前访视	2. 术中 (1)麻醉 (2)静脉输液 (3)留置导尿 3. 术后 (1)氧气吸入 (2)心电监测、血氧饱和度监测 (3)切口压砂袋6h,防止切口出血 (4)静脉输液 (5)留置导尿 (6)告知 1)有恶心等不适时,予侧卧位,避免呕吐时发生窒息 2)保持**切口敷料**的清洁干燥及**有效的包扎** 3)保持引流管通畅,勿打折、扭曲、受压 4)及时表达疼痛的感受,医生将酌情给予镇痛药 5)进行深呼吸和有效咳嗽,防止肺不张和肺部感染 6)术侧手放于腹部,手臂予软垫抬高、制动,有利于血液循环,防止肿胀 (7)**并发症的观察与护理**	2. 指导 (1)进行深呼吸和有效咳嗽,防止肺不张和肺部感染 (2)离床活动时将引流袋别在上衣下角,低于切口平面 (3)患侧手臂用方巾或丝巾悬挂于胸前,使前臂屈曲90° (4)进行**乳腺术后患肢功能锻炼** (5)如因为敷料和胶布的加压包扎而感到呼吸费力或局部瘙痒,不可自行拆除敷料,应及时告知医护人员,由医生处理	2. 告知 (1)继续乳腺术后患肢功能锻炼 (2)**乳腺自我检查的方法** (3)**出院指导** (4)**办理出院流程指导**
活动体位	病区内活动	病区内活动	1. 术后去枕平卧6h 2. 6h后垫枕头,可以床上翻身、活动双下肢(注意保护切口防止受压)或离床活动	病室内活动	病区内活动
饮食	1. 普食 2. 次日需空腹化验、检查,应0:00以后禁食禁水	1. 做完各种需空腹化验、检查后可进普食 2. 术前1日晚20:00后禁食,0:00后禁饮水	1. 术后6h内禁食禁水 2. 6h后遵医嘱普食	普食	普食

实 施 指 导

一、如何进行深呼吸和有效咳嗽？（答案略）

二、如何保证切口敷料的有效包扎？

1. 手术部位用弹性绷带加压包扎，使皮瓣紧贴胸壁，防止皮下积液、积气。

2. 包扎松紧度以能容纳一手指，维持正常血液循环，不影响呼吸为宜。

3. 如因为敷料和胶布的加压包扎而感到呼吸困难或局部瘙痒，告知病人不可自行拆除敷料，更不可用手伸入伤口内抓挠，应及时告知医护人员，由医生处理。

三、乳腺癌术后并发症有哪些？如何观察与护理？

1. 活动性出血　由于术中止血不彻底或术后血管结扎线脱落所致。应注意观察切口敷料是否渗出大量血性液，若胸壁及腋窝部引流管引出鲜红色血性液，每小时 > 100ml，连续 2～3 小时或伴有面色苍白、出冷汗、口渴及生命体征的改变（脉搏细数、血压下降等），应立即通知医生处理。

2. 患肢血液循环障碍　由于术后伤口包扎过紧，腋窝部血管受压，使患肢动脉供血不足，而静脉回流障碍所致。应注意观察皮肤温度、颜色及脉搏的变化。如出现患肢手指发麻、皮肤发绀、皮温下降、不能扪及动脉搏动等，应及时通知医生，调节绷带松紧度，以患肢血运恢复正常为宜。

四、怎样进行乳腺术后患肢功能锻炼？

1. 手术当日　无论是平卧位还是半坐卧位，都将手放在腹部，臂下垫软枕，高度为肘部与前胸平齐（图 3-2）。

2. 术后第 1 日　活动手指和腕部，可做患侧五指伸屈运动，一个个手指屈，再一个个手指伸，握拳、握球、屈伸腕部等锻炼（图 3-3、图 3-4）。

3. 术后第 2～3 日　锻炼上肢肌肉等长收缩，利用肌肉泵的作用促进血液和淋巴的回流。病人可用患肢握健身球，也可用健侧上肢（或由他人）协助患侧上肢进行屈肘、伸臂等锻炼，然后逐渐过渡到肩关节的小范围前屈、后伸运动（前屈角度 < 30°，后伸角度 < 15°）（图 3-5）。

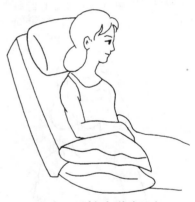

图 3-2　肘部与前胸平齐

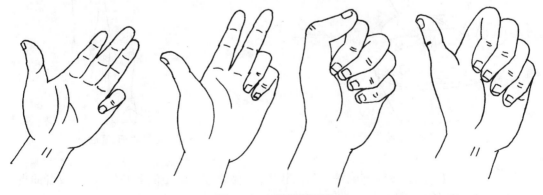

图 3-3　五指伸屈运动

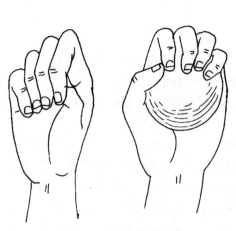

图 3-4 握拳、握球运动

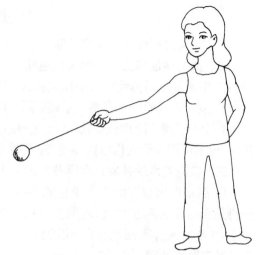

图 3-5 肩关节小范围屈伸运动

4. 术后第 4~7 日 用患侧手洗脸、刷牙、进食等,也可用患侧手进行触摸对侧肩部及同侧耳朵的锻炼(图 3-6)。

5. 术后 1~2 周 术后 1 周切口基本愈合,开始做肩关节运动,要循序渐进地锻炼。

(1)以肩部为中心,上臂旋前、旋后(图 3-7)。

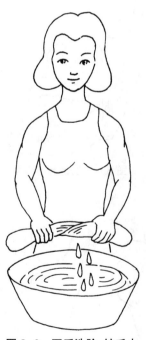

图 3-6 双手洗脸、拧毛巾

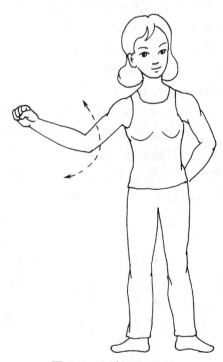

图 3-7 上臂旋前、旋后

(2)术后 10 日左右,皮瓣与胸壁黏附已较牢固,做逐渐抬高患侧上肢的锻炼,双臂伸直,向前、向上逐渐地抬高(图 3-8~图 3-10)。

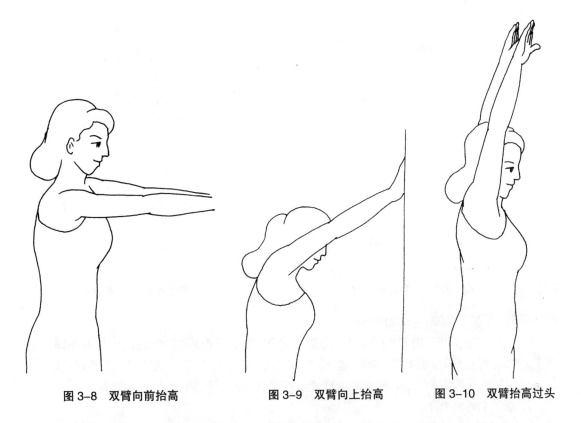

图 3-8　双臂向前抬高　　　　图 3-9　双臂向上抬高　　　　图 3-10　双臂抬高过头

（3）上臂外展　每日标记高度，逐渐递增幅度，直至患侧手能高举过头、梳头，锻炼患侧手过头顶梳对侧头发，扣对侧耳朵等动作，每日 3~4 次，每次 20~30 分钟为宜，循序渐进（图 3-11~图 3-14）。

注意：锻炼根据个人实际情况、伤口愈合情况而定。一般第 5 周完全恢复，争取日常生活及活动不受限制。

五、如何进行乳腺自我检查？何时进行检查？

1. 视诊

（1）脱去上衣，站在镜子前，通过以下三个姿势从正面和侧面观察乳房：①双手下垂于

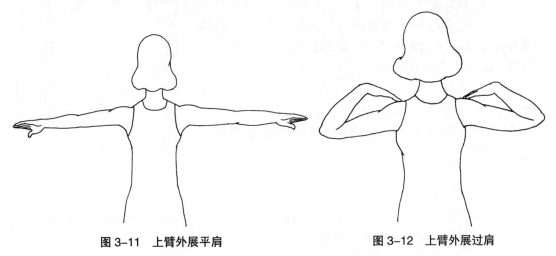

图 3-11　上臂外展平肩　　　　　　图 3-12　上臂外展过肩

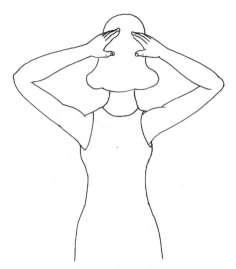

图 3-13 上臂外展过耳

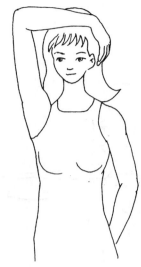

图 3-14 上臂外展过头

身体两侧;②双手叉腰;③双臂举起。

（2）注意观察以下内容:①两侧乳房是否对称、大小是否相似,两侧乳头是否在同一水平上。②乳房是否有局部凹陷或隆起。③乳头是否有回缩、凹陷。④乳头、乳晕有无糜烂。⑤乳房皮肤色泽情况,有无水肿和橘皮样变。⑥是否有红、肿、热、痛等炎症表现。

2. 触诊（图 3-15）

（1）乳房较小者平卧,乳房较大者侧卧,将检查侧的手枕在脑后或肩下垫软薄枕,使腺体平铺到胸壁上。

（2）对侧手的示指、中指、无名指并拢伸直,用指腹进行环形触摸,不要遗漏,要有一定的压力。

（3）以乳头为中心划十字线,将乳腺分为 4 个象限,从乳房外上象限开始检查,依次为外上→外下→内下→内上,以螺旋形检查,然后检查乳头、乳晕,挤压乳头观察有无溢液,最后检查腋窝触摸有无肿块。同法检查另一侧。

3. 乳房自检的最佳时间

（1）月经正常的女性,在月经周期的第 7～10 日是乳房检查的最佳时间,此时雌激素对乳腺的影响最小,乳腺处于相对静止状态,容易发现病变。

（2）绝经后的女性,在每个月的第 1 日进行检查,每月一次的定期检查能够动态观察乳腺变化。

（3）在哺乳期出现的肿块,如临床疑为肿瘤,应断乳后再进一步检查。

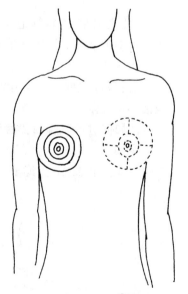

图 3-15 乳腺触诊

4. 建议

（1）乳腺自我检查:20 周岁以上女性应每月做乳腺自查。

（2）专业性乳腺检查:20～39 周岁女性应每 3 年接受 1 次专业性乳腺检查;40 周岁以上女性应 1 年接受 1 次专业性乳腺检查。

（3）乳腺摄片检查：40～49周岁女性应1～2年接受检查1次；50周岁以上女性应1年接受检查1次；70周岁以上应2年接受检查1次。

六、出院后注意事项是什么？

1. 休息与活动　注意休息，保证足够的睡眠，调整日常生活和工作量，适当参加体力劳动，避免疲劳。

2. 饮食指导　进高热量、高维生素、高蛋白及易消化的营养丰富饮食，如鱼、肉、蛋、牛奶、鸡汤、骨头汤、大枣及桂圆等，以提高机体的抵抗力，利于切口的愈合。

3. 提高自护能力

（1）保护患侧肢体，避免被蚊虫叮咬、受伤及提拉重物等，如受伤应尽早治疗，避免局部暴晒，手表带不宜过紧等。

（2）不要在手术侧手臂测血压、注射或输液等。

（3）继续做乳腺术后患肢功能锻炼，直至肢体功能恢复为止。

（4）生育年龄的妇女，5年内避免妊娠，以免肿瘤复发。

（5）遵医嘱按时换药、拆线、服药、放化疗及随诊，若有下列症状应尽早就医：上肢肿胀、局部发现包块或渗液、食欲缺乏、全身无力、容易疲乏等。

（6）出院时如带有引流管，每日记录引流液的颜色、性状和量，遵医嘱按时拔管、换药，如有异常及时到医院就诊。

（7）为矫正胸部形体的改变，可佩戴塑料乳罩并保持正常姿势。

（8）术后每月自查乳房1次，健侧乳房每年行专业性检查1次。

七、如何办理出院？（答案略）

（王春敏　宋春利）

第三节　腹股沟疝病人的护理健康教育路径

护理健康教育路径表

时间	住院第1日	住院第2日～手术前1日	手术当日	术后第1日～第3日	出院日
治疗处置检查	1. 介绍 （1）**病室环境** （2）住院须知 （3）负责医生 （4）责任护士	1. 晨起采集血、尿、便等标本 2. 陪检员陪送去做心电图、腹部超声、胸部X线等检查 3. 检查时适当增添衣物，避免着凉	1. 术晨 （1）测量体温、脉搏、血压 （2）洗漱（或护士协助洗漱），勿化妆 （3）皮肤准备 （4）更换病员服，取下义齿、手表、首饰、眼镜等 （5）术前用药 （6）携带影像学资料 （7）平车护送入手术室	1. 进行治疗、处置 （1）静脉输液 （2）会阴护理 （3）皮肤护理 （4）口服缓泻剂	1. 进行治疗、处置

续表

时间	住院第1日	住院第2日~ 手术前1日	手术当日	术后第1日~ 第3日	出院日
治疗处置检查	2. 测量 (1) 体温 (2) 脉搏 (3) 呼吸 (4) 血压 (5) 体重 3. 询问病史、体格检查 4. 指导 (1) 压疮、烫伤、跌倒或坠床的相关预防措施 (2) **避免增高腹内压的相关知识** 5. 协助 (1) 清洁皮肤 (2) 更换病员服 (3) 修剪 (勿染) 指(趾)甲 (4) 剃胡须等 (5) **戒烟**、戒酒 6. 配餐员协助办理餐卡、订餐	4. 指导 (1) 修剪指(趾)甲,勿染甲 (2) 剃胡须 (3) 指导**深呼吸和有效咳嗽的方法** (4) 练习床上排尿 5. 进行治疗、处置 (1) 静脉补液 (2) 药物过敏试验 (3) 术前晚灌肠 (4) 必要时用镇静催眠药 6. 医生交代手术事宜,家属签字 7. 麻醉师交代麻醉事宜,家属签字 8. 手术室护士术前访视	2. 术中 (1) 麻醉 (2) 静脉输液 (3) 留置导尿 3. 术后 (1) 静脉输液 (2) 氧气吸入 (3) 心电监测 (4) 血氧饱和度监测 (5) 会阴护理 (6) 告知 1) 有恶心等不适时,侧卧位,避免呕吐时发生窒息 2) 保持敷料清洁 3) 妥善固定及保持尿管通畅,勿打折、扭曲、受压 4) 及时观察病人疼痛的程度,医生将酌情给予镇痛剂	2. 进行深呼吸和有效咳嗽	2. 告知 (1) **出院指导** (2) **办理出院流程指导**
活动体位	1. 卧床休息 2. 病区内活动	1. 卧床休息 2. 病区内活动	1. 术后去枕平卧6h,膝下垫软枕,6h后垫枕头 2. 护士协助更换体位	卧床时应取**平卧位**	病区内活动
饮食	1. 普食 2. 次日需空腹化验、检查,应0:00后禁食禁水	1. 做完各种需空腹化验、检查后可进普食 2. 肠道准备后遵医嘱予流食 3. 术前1日20:00后禁食,0:00后禁饮水	禁食禁水,6h后无恶心,呕吐可进**流食**	1. 流食 2. **普食**	普食

实 施 指 导

一、什么样的环境利于普通外科病人的康复？（答案略）

二、如何避免腹外疝病人腹内压增高？

1. 腹内压力增高是腹外疝发生的重要原因,引起腹内压力增高的常见原因有慢性便秘、咳嗽、排尿困难（如前列腺增生症、膀胱结石、包茎、麻醉、术后切口疼痛）、腹水、妊娠、举重、婴儿经常啼哭等。

2. 积极预防和治疗肺部疾患、前列腺增生;保持大便通畅,多饮水、多食蔬菜等粗纤维食物,养成定时排便习惯,以防发生便秘,若有便秘可使用缓泻剂;因麻醉或手术刺激引起尿潴留者,尽早进行诱导排尿或遵医嘱使用药物,必要时予以导尿;避免使用过紧腰带和穿紧身衣物等。上述内容是避免腹内压增高的有效措施。

三、为什么要戒烟？（答案略）

四、如何进行深呼吸和有效咳嗽？（答案略）

五、如何选择饮食的种类并做到合理的术后饮食？

1. 流食 食物呈液体状,易吞咽、消化,无刺激性,如乳类、豆浆、米汤、稀藕粉、菜汁、果汁等,每次 100～150ml,每日 6～7 次。

2. 普食 一般食物均可,但应进高热量、高维生素、高蛋白及易消化的营养丰富饮食,如鱼、蛋糕、各种汤、羹、新鲜蔬菜及水果等,以增强机体的抵抗力,宜少量多餐,避免进肉团、年糕等不易消化的食物,防止发生肠梗阻。

六、腹外疝术后平卧位有什么益处？

1. 一般腹外疝无张力疝修补术尽量平卧 3 日,髋关节微屈,这样可以减轻腹股沟切口的张力,有利于切口愈合和减轻伤口疼痛。

2. 一般术后 3～5 天可考虑离床活动。年老体弱、复发性疝、绞窄性疝、巨大疝病人可适当延迟下床活动时间。

七、出院后注意事项是什么？

1. 休息与活动

（1）保持心情愉快,保证充足的睡眠。

（2）告知病人出院后逐渐增加活动量,早期宜适当活动,一周后逐步放开,术后 3 个月内避免提重物等重体力劳动,避免长时间上下楼梯、登山、骑自行车、跑步等剧烈活动。

2. 饮食指导

（1）进营养丰富的饮食,少吃或忌吃辛辣、刺激性食物,如辣椒、大蒜、酒类等。少吃易引起便秘及腹内胀气的食物,尤其是鸡蛋、红薯、花生、豆类、啤酒、碳酸气泡饮料等。

（2）保证充足的饮水,每日饮水量 2000～2500ml。

（3）调整饮食,多进粗纤维的蔬菜、水果等食物,保持大便通畅,以预防便秘的发生。

3. 用药指导 按医生要求正确服用出院带药。

4. 提高自护能力 为了病人的健康,应指导病人在日常生活、工作、休息时注意以下几点:

（1）忌烟、酒,避免各种刺激性食物。注意休息,防止着凉引起咳嗽,在咳嗽时做深呼吸并双手按压伤口。吸烟及其引起的咳嗽可能对疝的发生和发展有加速作用,戒烟可改善肌肉胶原代谢,加速恢复过程。

(2)控制体重,积极乐观,善于管理自己的情绪,也有助于早日康复。术后还应定期体检,发现问题及时就医。

(3)防止复发:指导病人应注意避免腹内压骤增的动作,如剧烈咳嗽,用力排尿、排便等。

(4)定期随访,若发现疝复发,应尽早诊治。如果有发热,伤口红、肿、热、痛或有异样分泌物,需立即就诊。

八、如何办理出院?(答案略)

(贾立红　周　丹)

第四节　脾破裂病人的护理健康教育路径

护理健康教育路径表

时间	住院第1日(急诊手术日)	术后第1日~第4日	术后第5日~出院前1日	出院日
治疗处置检查	1. 测量 (1) 体温 (2) 脉搏 (3) 呼吸 (4) 血压 2. 询问病史、体格检查 3. 进行治疗、处置 (1) 静脉输液 (2) 氧气吸入 (3) 心电监测、血氧饱和度监测 (4) 采集血、尿等标本 (5) 完善术前检查:床旁心电图、腹部超声、腹部CT、腹腔穿刺等 (6) 胃肠减压 (7) 留置导尿 (8) 药物过敏试验等 4. 介绍 (1) 病室环境 (2) 住院须知 (3) 负责医生 (4) 责任护士 5. 指导 (1) 压疮、烫伤、跌倒或坠床的相关预防措施 (2) **深呼吸和有效咳嗽** 6. 医生交代病情及手术事宜,家属签字	1. 进行治疗、处置 (1) 测量生命体征,要注意体温变化,**防止凶险性感染(脾热)**的发生 (2) 氧气吸入 (3) 心电监测、血氧饱和度监测 (4) 胃肠减压 (5) 深静脉置管 (6) 腹腔引流 (7) 静脉输液 (8) 口腔护理 (9) 雾化吸入 (10) 适时给予镇痛药	1. 进行治疗、处置 (1) 测量生命体征,要注意体温变化,防止凶险性感染(脾热)的发生 (2) 腹腔引流 (3) 深静脉置管 (4) 静脉输液	1. 进行治疗、处置

时间	住院第1日(急诊手术日)	术后第1日~第4日	术后第5日~出院前1日	出院日
治疗处置检查	7. 麻醉师交代麻醉事宜,家属签字 8. 术前 (1) 修剪(勿染)指(趾)甲 (2) 剃胡须等 (3) 皮肤准备 (4) 更换病员服,取下义齿、手表、首饰、眼镜等 (5) 术前用药 (6) 携带影像资料等 (7) 平车护送入手术室 9. 术中 (1) 麻醉 (2) 深静脉置管 (3) 静脉输液 10. 术后 (1) 氧气吸入 (2) 心电监测、血氧饱和度监测 (3) 胃肠减压 (4) 深静脉置管 (5) 多管引流 (6) 静脉输液 (7) 留置导尿 (8) 口腔护理 (9) 雾化吸入 (10) 会阴护理 (11) 告知 1) 有恶心等不适时,予侧卧位,避免呕吐时发生窒息 2) 保持敷料清洁 3) 保持引流管通畅,勿打折、扭曲、受压 4) 及时表达疼痛的感受,医生会酌情给予镇痛药 5) 进行深呼吸、有效咳嗽	2. 指导 (1) 进行深呼吸和有效咳嗽,防止肺不张和肺部感染 (2) 经常漱口,保持口腔清洁湿润 (3) **并发症的观察与护理**	2. 指导 (1) 进行深呼吸、有效咳嗽,防止肺不张和肺部感染 (2) 经常漱口,保持口腔清洁湿润	2. 告知 (1) **出院指导** (2) **办理出院流程指导**
活动体位	1. 平卧位,绝对卧床休息,避免活动加重出血 2. 术后6h内去枕平卧,头偏一侧 3. 麻醉清醒后**半坐卧位**,床上翻身、**早期活动**(主动或被动活动双下肢)	1. 半坐卧位 2. 床上活动,病情允许可离床活动	病室内活动,宜多离床活动,以不疲劳为宜,促进胃肠蠕动,防止肠粘连	病区内活动
饮食	禁食禁水	1. 胃肠减压期间禁食禁水 2. 停胃肠减压后,遵医嘱进食**不胀气流食**	1. **流食** 2. 半流食	普食

实 施 指 导

一、如何进行深呼吸和有效咳嗽？（答案略）

二、如何取半坐卧位？其有什么益处？

1. 半坐卧位　先摇高床头支架 30°～50°，再摇起膝下支架 15°～30°，可有效地防止身体下滑。停用时先摇平膝下支架，再摇平床头支架。

2. 半坐卧位的益处

（1）由于重力作用，使部分血液滞留于下肢和盆腔，使回心血量减少，同时膈肌下降，使胸腔容积扩大，减轻腹腔内器官对心肺的压力，从而减轻心肺负担。

（2）可使腹腔内渗出液流入盆腔，由于盆腔腹膜抗感染性较强，吸收性能较弱，可防止炎症扩散和毒素吸收，促使炎症局限，减轻中毒反应，防止腹腔内感染向上蔓延引起膈下脓肿。

（3）可减轻腹部切口缝合处的张力，缓解疼痛，利于切口愈合。

（4）对恢复期体质虚弱的病人，半坐卧位可使病人逐渐适应体位改变，利于向站立过渡。

三、术后早期活动的益处有哪些？如何进行早期活动？

1. 早期活动的益处

（1）可有效预防下肢深静脉血栓的形成。

（2）腹部手术后，胃肠蠕动变慢，容易引起腹胀，早期活动能促进胃肠蠕动，排气排便后腹胀减轻。

（3）腹部手术后，由于腹腔内有少量残留的渗出液而易使肠管粘连在一起，早期活动可促进肠蠕动预防肠粘连、肠梗阻的发生。

2. 如何早期活动　早期活动是指床上卧位时，就可以做双下肢的主动或被动活动，床上翻身、更换体位等。

（1）床上活动：①做深呼吸、间歇翻身、足趾和踝关节伸屈。②腿部自主伸、屈活动每小时 10 次。③被动按摩腿部肌肉、屈腿、伸腿等，每日 4 次，每次 10 分钟。

（2）如病人病情允许离床时，可先将引流袋固定在低于引流口部位的衣襟处，在床上坐起，如果没有头晕、恶心等不适感觉，在护士的协助下可先沿床坐起、再床边站立，然后离床在病室内缓慢行走。

（3）注意用双手按压保护腹部切口处，不要突然站立或坐下，预防体位性低血压的发生，也可避免牵拉伤口，引起伤口的疼痛或裂开。

四、何谓凶险性感染（脾热）？

1. 脾是机体的一个免疫器官，当手术切除后，机体的免疫力低下，对感染的抵抗力下降，易发生感染而出现持续发热 38℃ 左右，呈弛张热；或突发高热、畏寒，体温可高达 39～40℃ 或以上，称为凶险性感染（脾热）。

2. 常无明显的感染灶或其他原因。

五、脾破裂术后并发症有哪些？如何观察与护理？

1. 活动性出血　注意有无生命体征的变化，如脉搏细数、血压下降、面色苍白、口渴、出冷汗、尿量变少等；注意有无切口敷料渗血；腹腔引流管引出鲜红色液，每小时 >100ml，连续

3～4小时不止;中心静脉压<5cmH$_2$O等,疑为活动性出血,应及时通知医生处理。

2. 凶险性感染(脾热)　由于脾是身体的一个免疫器官,切除后突然免疫力下降易发生凶险性感染(脾热)。如无明显的感染灶或其他原因而突发寒战、高热等表现,立即通知医生处理。

3. 腹腔感染或脓肿　病人体温高而持续不退或下降后又升高,伴有腹痛、腹胀、呃逆、直肠或膀胱刺激症状,白细胞计数和中性粒细胞计数升高,多提示腹腔感染或脓肿形成,处理时可遵医嘱静脉输入抗生素、行腹腔置管引流术,必要时行静脉营养治疗等。

4. 切口感染　术后第3日以后,切口疼痛再次出现加重,呈波动性疼痛,伴有体温升高、切口敷料有渗出,可能为切口感染,通知医生换药处理。

六、如何选择饮食的种类并做到合理的术后饮食?

1. 术后3～4日肠蠕动功能逐渐恢复,拔出胃管后根据医护人员指导进食,先从不胀气流食开始,逐渐过渡至流食、半流食、最后至普食;宜少量多餐,循序渐进,以免进食后出现腹胀、恶心、呕吐、腹痛等不适。

2. 不胀气流食　不胀气流食是指不产气的流食,如水、米汤、无糖藕粉等。开始每次进食20～30ml,如无不适,每次可进食80～100ml,逐渐过渡至每次进食100～150ml,每日6～7次。

3. 流食　使食物呈液体状,易吞咽、消化,无刺激性,如乳类、豆浆、米汤、稀藕粉、菜汁、果汁等,每次进食100～150ml,每日6～7次。

4. 半流食　使食物呈半流质状,无刺激性,易消化、咀嚼及吞咽,含纤维少,如稀粥、面条、蛋糕、各种汤、糊、羹等,宜少量多餐,每日5～6次。

5. 普食　一般食物均可,但应进高热量、高维生素、高蛋白及易消化的营养丰富饮食,如鱼、蛋糕、各种汤、羹、新鲜蔬菜及水果等,以增强机体的抵抗力,宜少量多餐,避免进食肉团、年糕等不易消化的食物,防止发生肠梗阻。

七、出院后注意事项是什么?

1. 休息与活动　注意休息,保证足够的睡眠,适当锻炼,避免疲劳。

2. 饮食指导　进高热量、高维生素、高蛋白及易消化的营养丰富饮食,如鱼、蛋糕、各种汤、羹、新鲜蔬菜及水果等,宜少量多餐;避免进食肉团、年糕等不易消化的食物,防止发生肠梗阻。

3. 用药指导　按医生要求正确服用出院带药。

4. 提高自护能力

(1)遵医嘱按时换药、拆线、服药及随诊,若有腹痛、腹胀、肛门停止排气排便等不适,应及时到医院就诊。

(2)脾切除后免疫力低下,注意防止着凉。

(3)伤口拆线一周后可洗淋浴,伤口结痂脱落后方可泡浴,但局部不可用力搓洗。

(4)加强宣传劳动保护、安全生产、户外活动安全、交通及行车安全等,避免意外损伤的发生。

八、如何办理出院?（答案略）

（王春敏）

第五节　胃癌病人的护理健康教育路径

护理健康教育路径表

时间	住院第1日	住院第2日~手术前1日	手术当日	术后第1日~第3日	术后第4日~出院前1日	出院日
治疗处置检查	1. 介绍 (1) **病室环境** (2) 住院须知 (3) 负责医生 (4) 责任护士 2. 测量 (1) 体温 (2) 脉搏 (3) 呼吸 (4) 血压 (5) 体重 3. 询问病史、体格检查 4. 指导压疮、烫伤、跌倒或坠床的相关预防措施 5. 协助 (1) 清洁皮肤 (2) 更换病员服 (3) 修剪(勿染)指(趾)甲 (4) 剃胡须等 (5) **戒烟** (6) 戒酒 6. 配餐员协助办理餐卡、订餐 7. **贫血者积极改善营养状况**	1. 晨起采集血、尿、便等标本 2. 陪检员陪送去做心电图、胸部X线、腹部超声、CT、**胃镜**等检查 3. 检查时适当增添衣物,避免着凉 4. 协助 (1) 修剪指(趾)甲 (2) 剃胡须 5. 指导 (1) 练习**深呼吸、有效咳嗽** (2) 练习床上大小便 6. 进行治疗、处置 (1) 备血(复查血型) (2) 术前肠道清洁准备,护士评估排便情况 (3) 静脉输液 (4) 药物过敏试验 (5) 术前晚灌肠 (6) 必要时给镇静催眠药,保证充足睡眠 7. 医生交代手术事宜,家属签字 8. 麻醉师交代麻醉事宜,家属签字 9. 手术室护士术前访视	1. 术晨 (1) 测量体温、脉搏、血压 (2) 洗漱,勿化妆 (3) 皮肤准备 (4) 更换病员服,取下义齿、手表、首饰、眼镜等 (5) 留置胃管 (6) 术前用药 (7) 携带影像学资料 (8) 平车护送入手术室 2. 术中 (1) 麻醉 (2) 深静脉置管 (3) 静脉输液 (4) 留置导尿 3. 术后 (1) 心电监测 (2) 血氧饱和度监测 (3) 氧气吸入 (4) 静脉输液 (5) 口腔护理 (6) 雾化吸入 (7) 会阴护理 (8) 告知 1) 有恶心等不适时,予侧卧位,避免呕吐时发生窒息 2) 保持敷料清洁 3) 保持引流管通畅,勿打折、扭曲、受压 4) 及时表达疼痛的感受,医生会酌情给予镇痛药	1. 进行治疗、处置 (1) 静脉输液 (2) 监测血糖 (3) 口腔护理 (4) 引流管护理 (5) 会阴护理 (6) 皮肤护理 (7) 液状石蜡油胃管注入 (8) 其他 2. 配合 (1) 进行深呼吸、有效咳嗽 (2) 漱口、刷牙 3. 告知 (1) 术后早期活动能预防下肢深静脉血栓的形成 (2) 手术后排气、排便是肠蠕动恢复的表现 (3) **并发症的观察与护理**	1. 进行治疗、处置 (1) 静脉输液 (2) 引流管 (3) 其他 2. 配合 (1) 进行深呼吸、有效咳嗽 (2) 漱口、刷牙	1. 进行治疗、处置 2. 告知 (1) **出院指导** (2) **办理出院流程指导**

时间	住院第1日	住院第2日~手术前1日	手术当日	术后第1日~第3日	术后第4日~出院前1日	出院日
活动体位	病区内活动	病区内活动	1. 术后去枕平卧6h后垫枕头 2. 遵医嘱更换体位	1. 卧床时应取半坐卧位 2. 术后早期活动	卧床时应取半坐卧位,可病区内活动	卧床时应取半坐卧位,可病区内活动
饮食	1. 半流食 2. 次日需空腹化验、检查,应0:00后禁食禁水	1. 做完各种需空腹化验、检查后可进半流食 2. 肠道准备后遵医嘱予流食 3. 术前1天20:00后禁食,0:00后禁饮水	禁食禁水	1. 禁食禁水 2. 拔除胃管后遵医嘱进食不胀气流食	1. 进食不胀气流食后无不适遵医嘱予流食 2. 半流食	半流食

实 施 指 导

一、什么样的环境利于普通外科病人的康复?（答案略）

二、为什么要戒烟?（答案略）

三、贫血者应如何改善营养状况?

由于食欲缺乏、进食不足以及恶心、呕吐等导致病人营养状况欠佳。多进食高蛋白、高热量、高维生素、低脂肪、易消化和少渣的食物,如鸡蛋羹、肉末粥、菜泥等。不能进食者,可静脉输液,补充足够的热量,必要时输入血或血浆,以改善营养状况,提高对手术的耐受性。

四、行胃镜检查应注意什么?

行胃镜检查前一天通知病人。次日晨禁食禁水,陪检员会陪送病人到胃镜室检查。如果入院时有频繁呕吐宿食症状,遵医嘱洗胃,然后行胃镜检查。注意胃镜检查结束后2小时内不要进食,麻醉作用消失后,可先饮少量水,如无呛咳方可进食;有咽痛、异物感时不要用力咳嗽;若腹痛、腹胀,可进行按摩,促进排气;检查数天后,如出现腹痛、出血等,应立即通知医生。

五、如何进行深呼吸和有效咳嗽?（答案略）

六、胃癌术后并发症有哪些? 如何观察与护理?

1. 术后出血 术后如短时间内从胃管或腹腔引流管引流出大量新鲜血液,或出现呕血、黑便,应立即通知医生,并遵医嘱进行相关的治疗和处置。

2. 十二指肠残端破裂 表现为右上腹突发剧痛和局部明显压痛、发热、腹肌紧张等急性腹膜炎症状,应立即通知医生,并遵医嘱进行相关的治疗和处置。

3. 胃肠吻合口破裂或瘘 表现为体温升高、上腹疼痛和腹肌紧张等急性腹膜炎症状,胃管引流液突然减少而腹腔引流管的引流液突然增加,引流管周围敷料可被胆汁浸湿。如有上述症状立即通知医生,并遵医嘱进行相关的治疗处置。

4. 残胃蠕动无力或胃排空障碍　表现为病人进食后发生上腹饱胀、钝痛和呕吐,呕吐物含食物和胆汁,应通知医生,并遵医嘱进行相关的治疗处置。

5. 术后梗阻　表现为大量呕吐,不能进食,应立即通知医生,并遵医嘱进行相关的治疗和处置

七、如何取半坐卧位?其有什么益处?(答案略)

八、术后早期活动的益处有哪些?如何进行早期活动?(答案略)

九、如何选择饮食的种类并做到合理的术后饮食?(答案略)

十、出院后注意事项是什么?

1. 休息与活动

(1)情绪保持稳定,心情要舒畅开朗,生活要有规律,保证充足睡眠。

(2)活动量要循序渐进,在体力允许的条件下做一些轻体力活动,术后避免做增加腹压的剧烈运动,根据病情适量工作。

(3)指导病人在拆线且结痂脱落后可洗澡(淋浴),勿用力擦洗切口处。

2. 饮食指导　由于术后胃容量减少,为预防术后并发症的发生,饮食应"少量多餐",每日 5~6 餐,每餐不易过饱,以高热量、高蛋白、高维生素的半流食(术后 3 个月内)或软食(术后 3 个月后)为宜,6~8 个月后逐渐过渡为每日 3 餐。

(1)饮食中减少碳水化合物的含量,增加蛋白质比例,进食后,尤其是吃甜的流食后应平卧休息 10~20 分钟。

(2)限制进过冷、过热、过酸、过甜及煎炸的食物,切忌暴饮暴食;少食咸菜及腌熏制品;戒烟、戒酒。

(3)要养成细嚼慢咽的进食习惯,切忌食生山楂、生柿子、黏食(如元宵、年糕、粽子等)。

(4)3 个月后可适当吃含纤维素多的蔬菜类,防止便秘,保持大便通畅。若有腹胀、无排气、无排便超过 3 天,应尽早到门诊就诊。

(5)定期测体重,以了解营养状态。

3. 用药指导　指导病人按医生要求正确服用出院带药。全胃切除者,有时会发生贫血,遵医嘱服用消化酶、铁剂、维生素 B_{12}、叶酸等。

4. 提高自护能力

(1)指导病人出院后遵医嘱门诊随访。

(2)胃癌的预防:积极治疗幽门螺旋杆菌感染和胃癌的癌前病变,如慢性萎缩性胃炎、胃息肉及胃溃疡;少食腌制、熏、烤食品;戒烟、戒酒。高危人群定期检查,如大便潜血试验、X 线钡餐检查、内镜检查等。

(3)自我观察有无远期并发症:①碱性反流性胃炎:多发生于术后数月至数年,表现为顽固的上腹或胸骨后烧灼痛,呕吐胆汁样液,且吐后疼痛不减轻,常伴体重减轻或贫血。②倾倒综合征:表现为进甜流质饮食 10~20 分钟后,出现剑突下不适、心悸、乏力、出汗、头晕、恶心甚至虚脱,常伴有腹部饱胀不适或绞痛、腹泻等症状。指导病人术后早期应少量多餐,避免进食过甜、过咸、过浓的流食,进餐后平卧 10~20 分钟。③低血糖综合征:多发生在进食后 2~4 小时,表现为心慌、无力、眩晕、出汗、手颤、嗜睡,也可导致虚脱。出现症状时,稍进糖类食物即可缓解,少量多餐可防止其发生。④营养障碍:表现为体重减轻、贫血与骨病等。如出现上述并发症,应及时到门诊随诊。

十一、如何办理出院？（答案略）

（贾立红）

第六节 肠梗阻病人的护理健康教育路径

护理健康教育路径表

时间	住院第1日	住院第2日~手术前1日	手术当日	术后第1日~第3日	术后第4日~出院前1日	出院日
治疗处置检查	1. 测量 （1）体温 （2）脉搏 （3）呼吸 （4）血压 （5）体重 2. 询问病史、体格检查 3. 进行治疗、处置 （1）胃肠减压 （2）静脉输液、抗感染 （3）应用解痉剂止痛 （4）灌肠通便 4. 介绍 （1）病室环境 （2）住院须知 （3）负责医生 （4）责任护士 5. 指导压疮、烫伤、跌倒或坠床的相关预防措施 6. 协助 （1）清洁皮肤 （2）更换病员服 （3）修剪（勿染）指（趾）甲 （4）剃胡须等 （5）戒烟、戒酒	1. 晨起采集血、尿、便等标本 2. 陪检员陪送去做心电图、胸部X线、心电图、腹部超声、CT等检查 3. 检查时适当增添衣物，避免着凉 4. 配合 （1）修剪指（趾）甲 （2）剃胡须 （3）练习深呼吸、有效咳嗽 （4）练习床上大小便 5. 进行治疗、处置 （1）静脉输液 （2）术前肠道清洁准备，评估排便情况 （3）备血（复查血型） （4）药物过敏试验 （5）术前晚灌肠 （6）必要时给镇静催眠药，保证充足睡眠	1. 术晨 （1）测量体温、脉搏、血压 （2）洗漱、勿化妆 （3）皮肤准备 （4）更换病员服，取下义齿、手表、首饰、眼镜等 （5）术前用药 （6）携带影像学资料 （7）平车护送入手术室 2. 术中 （1）麻醉 （2）深静脉置管 （3）静脉输液 （4）留置导尿	1. 进行治疗、处置 （1）静脉输液 （2）监测血糖 （3）口腔护理 （4）引流管护理 （5）会阴护理 （6）皮肤护理 （7）液状石蜡油胃管注入 （8）其他 2. 配合 （1）进行深呼吸、有效咳嗽 （2）漱口、刷牙	1. 进行治疗、处置 （1）静脉输液 （2）引流管护理 （3）其他	1. 进行治疗、处置

续表

时间	住院第1日	住院第2日~手术前1日	手术当日	术后第1日~第3日	术后第4日~出院前1日	出院日
治疗处置检查	7. 呕吐时,侧卧位,避免发生误吸	6. 医生交代手术事宜,家属签字 7. 麻醉师交代麻醉事宜,家属签字 8. 手术室护士术前访视	3. 术后 (1) 心电监测 (2) 血氧饱和度监测 (3) 氧气吸入 (4) 静脉输液 (5) 口腔护理 (6) 雾化吸入 (7) 会阴护理 (8) 告知 1)有恶心等不适时,予侧卧位,避免呕吐时发生窒息 2)保持敷料清洁干燥 3)保持引流管通畅,勿打折、扭曲、受压 4)及时表达疼痛的感受,医生将酌情给予镇痛药	3. 告知 (1) **术后早期活动**能预防下肢深静脉血栓的形成 (2) 手术后排气、排便是肠蠕动恢复的表现 (3) **并发症的观察与护理**	2. 配合 (1) 进行深呼吸、有效咳嗽 (2) 漱口、刷牙	2. 告知 (1) **出院指导** (2) **办理出院流程指导**
活动体位	低半坐卧位,可床上活动:减轻腹肌紧张,有利于呼吸	低半坐卧位可床上活动	1. 术后去枕平卧6h后垫枕头 2. **半坐卧位**	1. 卧床时应取半坐卧位 2. 术后早期活动	1. 卧床时应取半坐卧位 2. 可病区内活动	1. 卧床时应取半坐卧位 2. 可病区内活动
饮食	禁食禁水	禁食禁水	禁食禁水	1. 禁食禁水 2. 拔除胃管后遵医嘱进食不胀气流食	1. 进食**不胀气流**食后无不适遵医嘱予**流食** 2. **半流食**	半流食

实 施 指 导

一、什么情况下医生会应用解痉剂止痛?

1. 疼痛的初期,不能随便应用止痛药物,否则会掩盖病情,贻误诊断和治疗。

2. 对已经明确诊断或已经决定手术的病人,在疼痛剧烈时可遵医嘱给予解痉或止痛药,以缓解疼痛。

二、什么样的环境利于普通外科病人的康复? (答案略)

三、为什么要戒烟? (答案略)

四、如何进行深呼吸和有效咳嗽? (答案略)

五、如何取半坐卧位?其有什么益处? (答案略)

六、术后早期活动的益处有哪些?如何进行早期活动? (答案略)

七、肠梗阻术后并发症有哪些?如何观察与护理?

1. 术后出血　术后如短时间内从胃管或腹腔引流管引流出大量新鲜血液,或者病人出现呕血或黑便,应立即通知医生,并遵医嘱进行相关的治疗和处置。

2. 肺炎

(1)观察病人有无发热、咳嗽、咳痰、胸痛及寒战等全身感染的症状。

(2)遵医嘱及时应用抗生素。

(3)做好呼吸道的管理。

3. 腹腔感染及肠瘘　观察病人术后腹痛、腹胀症状是否改善,肛门恢复排气排便的时间等。若腹腔引流管周围流出的液体带粪臭味,同时病人出现局限或弥漫性腹膜炎时,应及时通知医生,并遵医嘱进行相关的治疗处置。

4. 肠粘连　观察病人是否再次出现腹胀、腹痛、呕吐等肠梗阻症状,如出现及时通知医生,并遵医嘱进行相关的治疗处置。

八、如何选择饮食的种类并做到合理的术后饮食? (答案略)

九、出院后注意事项是什么?

1. 休息与活动

(1)保持情绪稳定,心情要舒畅开朗,生活要有规律,保证充足睡眠。

(2)在体力允许的条件下做一些轻体力活动,术后避免做增加腹压的剧烈运动,并根据病情选取适宜工作量。

2. 饮食指导　注意饮食宜少量多餐,避免刺激性强的辛辣食物;宜进食营养丰富、高蛋白、高维生素、易消化吸收的食物;反复发生粘连性肠梗阻的病人少食粗纤维食物;避免暴饮暴食,饭后忌剧烈活动;戒烟酒。

3. 用药指导　老年便秘者应注意通过调整饮食、腹部按摩等方法保持大便通畅,无效者可适当口服缓泻剂,避免用力排便。

4. 提高自护能力

(1)加强自我保健,若出现腹痛、腹胀、呕吐、停止排便等不适,及时就诊。

(2)注意饮食及个人卫生,饭前、便后洗手,不吃不洁食品。

(3)拆线结痂脱落后允许淋浴,但勿用力擦洗切口处。

(4)出院后遵医嘱按时随诊。

十、如何办理出院? (答案略)

(贾立红)

第七节 肠外瘘病人的护理健康教育路径

护理健康教育路径表

时间	住院第1日	住院第2日～手术前1日	手术当日	术后第1日～第3日	术后第4日～出院前1日	出院日
治疗处置检查	1. 测量 (1) 体温 (2) 脉搏 (3) 呼吸 (4) 血压 (5) 体重 2. 询问病史、体格检查 3. 进行治疗、处置 (1) 胃肠减压 (2) 采集血标本 (3) 静脉输液 (4) 瘘管内持续负压吸引 (5) 记录24h出入量 (6) **瘘口周围皮肤的护理** 4. 介绍 (1) **病室环境** (2) 住院须知 (3) 负责医生 (4) 责任护士 5. 指导压疮、烫伤、跌倒或坠床的相关预防措施	1. 晨起采集血、尿、便等标本 2. 陪检员陪送去做心电图、胸部X线、腹部超声、CT、瘘管造影等检查 3. 检查时适当增添衣物,避免着凉 4. 协助 (1) 修剪指(趾)甲 (2) 剃胡须 5. 指导 (1) 练习**深呼吸、有效咳嗽** (2) 练习床上大小便 6. 进行治疗、处置 (1) 静脉输液 (2) 术前**肠道清洁准备**,评估排便情况 (3) 备血(复查血型) (4) 药物过敏试验 (5) 术前晚清洁灌肠 (6) 必要时给镇静催眠药,保证充足睡眠 7. 医生交代手术事宜,家属签字	1. 术晨 (1) 测量体温、脉搏、血压 (2) 洗漱、勿化妆 (3) 皮肤准备 (4) 更换病员服,取下义齿、手表、首饰、眼镜等 (5) 术前用药 (6) 携带影像学资料 (7) 平车护送入手术室 2. 术中 (1) 麻醉 (2) 深静脉置管 (3) 静脉输液 (4) 留置导尿	1. 进行治疗、处置 (1) 静脉输液 (2) 监测血糖 (3) 口腔护理 (4) 引流管护理 (5) 会阴护理 (6) 皮肤护理 (7) 液状石蜡油胃管注入 (8) 其他	1. 进行治疗、处置 (1) 静脉输液 (2) 引流管护理 (3) 其他	1. 进行治疗、处置

续表

时间	住院第1日	住院第2日~手术前1日	手术当日	术后第1日~第3日	术后第4日~出院前1日	出院日
治疗处置检查	6. 协助 （1）清洁皮肤 （2）更换病员服 （3）修剪（勿染）指（趾）甲 （4）剃胡须等 （5）**戒烟**、戒酒	8. 麻醉师交代麻醉事宜，家属签字 9. **手术室护士术前访视**	3. 术后 （1）心电监测 （2）血氧饱和度监测 （3）氧气吸入 （4）静脉输液 （5）口腔护理 （6）雾化吸入 （7）会阴护理 （8）告知 1）有恶心等不适时，协助侧卧位，避免呕吐时发生窒息 2）保持敷料清洁干燥 3）保持引流管通畅，勿打折、扭曲、受压 4）及时表达疼痛的感受，医生将酌情给予镇痛药	2. 配合 （1）进行深呼吸、有效咳嗽 （2）漱口、刷牙 3. 告知 （1）手术后排气、排便是肠蠕动恢复的表现 （2）**并发症的观察与护理**	2. 配合 （1）进行深呼吸、有效咳嗽 （2）漱口、刷牙	2. 告知 （1）**出院指导** （2）**办理出院流程指导**
活动体位	1. 低半卧位 2. 可床上活动	1. 低半坐卧位 2. 床上活动	1. 术后去枕平卧6h后垫枕头 2. **半坐卧位**	1. 卧床时应取半坐卧位 2. 病室内活动	1. 卧床时应取半坐卧位 2. 可病区内活动	1. 卧床时应取半坐卧位 2. 可病区内活动
饮食	禁食禁水	禁食禁水	禁食禁水	禁食禁水	1. 禁食 2. **不胀气流食** 3. 进食不胀气流食，如无不适遵医嘱予**流食** 4. **半流食**	半流食

实施指导

一、如何护理瘘口周围皮肤？

由于瘘管渗出的肠液具有较强的腐蚀性，常会造成瘘口周围皮肤的糜烂、溃疡、出血等，所以应及时清除漏出的肠液,并保持皮肤清洁干燥。可选用中性的皂液或 0.5% 氯己定清洗皮肤。局部清洗后涂抹复方氧化锌软膏、皮肤保护剂或皮肤保护膜加以保护。若局部皮肤发生糜烂,可采取红外线或超短波等进行理疗。

二、什么样的环境利于普通外科病人的康复?（答案略）

三、为什么要戒烟?（答案略）

四、如何进行深呼吸和有效咳嗽?（答案略）

五、术前如何配合医护人员进行肠道准备?

术前 3 日每日用生理盐水从瘘管处进行灌洗。术日晨护士会从肛门及瘘管进行清洁灌肠。在灌洗及清洁灌肠时,如有不适的感觉及时告知。

六、如何取半坐卧位? 其有什么益处?（答案略）

七、肠外瘘术后的并发症有哪些? 如何观察与护理?

1. 术后出血　术后如短时间内从胃管或腹腔引流管引流出大量新鲜血液,或者病人出现呕血或黑便,应立即通知医生,并遵医嘱进行相关的治疗和处置。

2. 肺炎

（1）观察病人有无发热、咳嗽、咳痰、胸痛及寒战等全身感染的症状。

（2）遵医嘱及时应用抗生素。

（3）做好呼吸道的管理。

3. 腹腔感染及肠瘘　观察病人术后腹痛、腹胀症状是否改善,肛门恢复排气排便的时间等。若腹腔引流管周围流出的液体带粪臭味,同时病人出现局限或弥漫性腹膜炎时,应及时通知医生,并遵医嘱进行相关的治疗、处置。

4. 肠粘连　观察病人是否出现腹胀、腹痛、呕吐等肠梗阻症状,如出现及时通知医生,并遵医嘱进行相关的治疗、处置。

八、如何选择术后饮食的种类并做到合理的术后饮食?（答案略）

九、出院后注意事项是什么?

1. 休息与活动

（1）保持情绪稳定,心情要舒畅开朗,生活要有规律,保证充足睡眠。

（2）在体力允许的条件下做一些轻体力活动,术后避免做增加腹压的剧烈运动,坚持每日适量户外锻炼,根据病情适量工作。

2. 饮食指导　出院后切忌暴饮暴食,早期以低脂肪、适量蛋白质、高碳水化合物、清淡低渣饮食为宜,随着肠道功能的恢复可逐步增加蛋白质及脂肪摄入。

3. 用药指导　指导病人按医生要求正确服用出院带药。

4. 提高自护能力　出院后遵医嘱随诊,加强自我保健,若出现腹痛、腹胀、呕吐、停止排便等不适,及时就诊。拆线结痂脱落后允许淋浴,但勿用力擦洗切口处。

十、如何办理出院?（答案略）

（贾立红）

第八节 急性单纯性阑尾炎病人的护理健康教育路径

护理健康教育路径表

时间	住院第1日(急诊手术日)	术后第1日~ 出院前1日	出院日
治疗 处置 检查	1. 测量 (1) 体温 (2) 脉搏 (3) 血压 (4) 呼吸 (5) 体重 2. 询问病史、体格检查 3. 进行治疗、处置 (1) 采集血、尿等标本 (2) 心电图 (3) 胸部 X 线 (4) 腹部超声 (5) 静脉输液 (6) **解痉止痛** (7) 药物过敏试验 (8) 其他 4. 当病情平稳后介绍 (1) **病室环境** (2) 住院须知 (3) 负责医生 (4) 责任护士 5. 告知如何**避免肠内压增高** 6. 指导压疮、烫伤、跌倒或坠床的相关预防措施 7. 医生交代手术事宜,家属签字 8. 麻醉师交代麻醉事宜,家属签字 9. 术前配合 (1) 洗漱,勿化妆 (2) 修剪指(趾)甲 (3) 剃胡须等 (4) 皮肤准备 (5) 更换病员服,取下义齿、手表、首饰、眼镜等 (6) 术前用药 (7) 平车护送入手术室 10. 配餐员协助办理餐卡、订餐 11. 术中配合 (1) 麻醉 (2) 静脉输液	1. 进行治疗、处置 (1) 测量**体温**、脉搏 (2) 静脉输液	1. 进行治疗、处置 2. 告知 (1) **出院指导** (2) **办理出院流程** 指导

续表

时间	住院第1日（急诊手术日）	术后第1日~出院前1日	出院日
治疗处置检查	12. 术后配合 （1）氧气吸入 （2）静脉输液 （3）其他 （4）告知 1）有恶心等不适时,侧卧位,避免呕吐时发生呛咳或窒息 2）保持切口敷料清洁干燥 3）及时表达疼痛的感受,医生会酌情给予镇痛药	2. 告知手术后排气、排便是肠蠕动恢复的表现	
活动体位	1. 术前协助取舒适卧位 2. 术后去枕平卧6h后垫枕头,可床上活动,鼓励病人早期离床活动 3. 无留置导尿者6h后可在护士指导下离床排尿	1. 床上半坐卧位 2. 鼓励早期离床在病区内活动	病区内活动
饮食	禁食禁水	排气后进合理的术后饮食	普食

实 施 指 导

一、什么情况下医生会应用解痉剂止痛？（答案略）

二、什么样的环境利于普通外科病人的康复？（答案略）

三、为什么要避免肠内压增高？

1. 术前观察阶段时,应避免肠内压增高和肠蠕动加快的因素,否则会导致阑尾穿孔或炎症扩散的严重后果。

2. 为了避免肠内压增高,应该禁食禁水,也严禁口服排泄药或灌肠,必要时行胃肠减压。

四、术后早期活动的益处有哪些？如何进行早期活动？（答案略）

五、术后为什么要观察体温和脉搏的变化？

1. 由于手术时污染切口、存留血肿和异物等原因导致切口感染,表现为手术后2~3日体温升高,切口局部胀痛或跳痛,伴有红肿、压痛。

2. 监测体温和脉搏变化,同时注意观察切口情况。

六、如何取半坐卧位？其有什么益处？（答案略）

七、术后饮食应该注意什么？

术后肠蠕动恢复（即排气）后,应指导病人正确合理地进餐,少量多餐,细嚼慢咽,从半流食过渡到普食,要观察病人用餐后是否出现腹胀、疼痛等不适并注意倾听病人的主诉。

1. 半流食　食物呈半流质状,无刺激性,易消化、咀嚼及吞咽,含纤维少,如稀粥、面条、蛋糕、各种汤、糊、羹等,宜少量多餐,每日5~6次。

2. 普食　一般食物均可,但应进高维生素、高蛋白及易消化的营养丰富的饮食,如鱼、蛋、各种汤、羹、新鲜蔬菜及水果等,以增强机体的抵抗力,宜少量多餐,避免进肉团、年糕等不易消化的食物,防止发生肠梗阻。

八、出院后注意事项是什么?

1. 休息与活动

(1) 保持情绪稳定,心情要舒畅开朗,生活要有规律,保证充足睡眠。

(2) 活动量要循序渐进,在体力允许的条件下做一些轻体力活动,如散步、做家务等,术后避免做增加腹压的剧烈运动,如跳跃、奔跑等。

2. 饮食指导　改变高脂肪、高糖和低膳食纤维的饮食习惯,多食新鲜蔬菜水果,多饮水,注意饮食卫生,进食易于消化的食物,避免辛辣刺激性食物,忌食山楂、柿子及元宵等不易消化的食物,预防粘连性肠梗阻的发生。

3. 用药指导　指导病人按医生要求正确服用出院带药。

4. 提高自护能力

(1) 切口拆线,结痂脱落后可以淋浴,但不要用力擦洗切口处。

(2) 增强体质,提高自身抵抗力。积极治疗或控制消化性溃疡、慢性结肠炎等疾病。

(3) 按时随诊,如出现腹痛、腹胀等不适,应及时就诊。

九、如何办理出院?（答案略）

（沈　莹）

第九节　血栓性外痔病人的护理健康教育路径

护理健康教育路径表

时间	住院第 1 日(急诊手术日)	术后第 1 日~ 出院前 1 日	出院日
治疗处置检查	1. 测量 (1) 体温 (2) 脉搏 (3) 血压 (4) 呼吸 (5) 体重 2. 询问病史、体格检查 3. 进行治疗、处置 (1) 采集血、尿等标本 (2) 心电图 (3) 胸部 X 线 (4) 腹部超声 (5) 及时表达疼痛的感受,医生会酌情给予镇痛药 (6) 其他 4. 当病情平稳后介绍 (1) **病室环境** (2) 住院须知 (3) 负责医生 (4) 责任护士	1. 进行治疗、处置:口服缓泻剂 2. 保持肛门周围皮肤清洁,协助进行**坐浴**	1. 进行治疗、处置

续表

时间	住院第1日(急诊手术日)	术后第1日~出院前1日	出院日
治疗处置检查	5. 指导压疮、烫伤、跌倒或坠床的相关预防措施 6. 医生交代手术事宜,家属签字 7. 麻醉师交代麻醉事宜,家属签字 8. 术前配合 (1) 洗漱,勿化妆 (2) 修剪指(趾)甲 (3) 剃胡须等 (4) 皮肤准备 (5) 更换病员服,取下义齿、手表、首饰、眼镜等 (6) 术前用药 (7) 平车护送入手术室 9. 配餐员协助办理餐卡、订餐 10. 术中配合 (1) 麻醉 (2) 静脉输液 11. 术后配合 (1) 氧气吸入 (2) 静脉输液 (3) 其他 (4) 告知 1) **切口敷料渗血**的原因 2) **切口疼痛不适**的原因 3) **并发症的观察与护理**	3. 保持大便通畅,如有肛门坠胀感或便意,**排便时不要用力**,以防止伤口裂开	2. 告知 (1) **出院指导** (2) **办理出院流程指导**
活动体位	1. 术后去枕平卧6h后垫枕头,可床上活动 2. 无留置导尿者6h后可在护士指导下离床排尿	病区内活动	病区内活动
饮食	1. 术前禁食禁水 2. 术后6h可进流食	1. **半流食**(无渣/少渣) 2. 充足**饮水**,2000~2500ml/d	1. 半流食(无渣/少渣) 2. 充足饮水

实 施 指 导

一、什么样的环境利于普通外科病人的康复?（答案略）

二、为什么术后切口敷料会有较多的渗血?

1. 由于肛管直肠的静脉丛丰富,术后敷料会有较多渗血;另外用力排便会导致创面出血,所以排便时粪便表面会有少量血液。

2. 如病人感到心慌、出冷汗、面色苍白并伴肛门坠胀感和急迫排便感进行性加重或敷料渗血较多,应立即通知医生采取相应处理。

三、为什么术后切口会疼痛明显?

1. 术后切口疼痛是由于肛周末梢神经丰富、肛门括约肌痉挛、排便时粪便对创面的刺激或堵塞敷料等引起。

2. 病人感到疼痛明显时,应及时与医生联系,酌情应用镇痛药物或采用其他处理方法帮助病人缓解疼痛。

四、血栓性外痔的并发症有哪些？如何观察与护理？

1. 创面出血 由于肛管直肠的静脉丛丰富，术后容易因为止血不彻底、用力排便等导致创面出血。通常术后 7 日内粪便表面会沾有少量血液，如病人出现恶心、呕吐、心慌、出冷汗、面色苍白等并伴肛门坠胀感和急迫排便感进行性加重，敷料渗血较多时，应及时通知医生行相应处理。

2. 切口感染 由于直肠肛管部位易受粪便、尿液污染，术后易发生切口感染。应注意术前改善全身营养状况；术后保持肛门周围皮肤清洁，便后用 1:5000 高锰酸钾溶液坐浴。

3. 肛门狭窄 术后注意病人有无排便困难及大便变细，以排除肛门狭窄的可能。如发生狭窄，尽早行扩肛治疗。

五、如何正确坐浴？

1. 选择干净浴盆，擦净晾干，浴盆要能装入 5000ml 水，如果太小，坐浴时溶液会溢出。

2. 浴盆内加入 3000ml 温水，水温度控制在 43～46℃。

3. 按照 1:5000 浓度加入高锰酸钾药片(例如：0.1g 药片 +500ml 水，浓度是 1:5000)，搅匀。配制好的溶液易变质，应现用现配。

4. 坐浴前先排尿、排便，然后擦净肛周，协助取坐位，先用纱布蘸药液清洁外阴部皮肤，待适应水温后，坐入浴盆中，使药液充分接触患处。前方最好有床栏或扶手，帮助蹲下或站立。

5. 坐浴每日 2～3 次，每次 20～30 分钟，有利于伤口的愈合且感觉舒适。

6. 高浓度高锰酸钾溶液反复多次使用可引起腐蚀性灼伤，使用时应加强指导，注意观察局部有无烧灼感，红肿等情况。

六、术后为什么要避免用力排便？

1. 术后可能会存在肛门坠胀感或便意，这是由于伤口填塞敷料刺激所致；不要用力排便，避免影响切口愈合或引起创面出血。

2. 术后要保持大便通畅，用力排便会使伤口裂开，加重疼痛或引起出血。如有便秘，应及时通知医生，遵医嘱口服液状石蜡或其他缓泻剂帮助排便。

七、术后半流食有哪些种类和要求？进食半流食及多饮水有何益处？

1. 半流食的种类和进食要求 食物呈半流质状，无刺激性，易消化、咀嚼及吞咽，含纤维少，如稀粥、面条、蛋糕、各种汤、糊、羹等，宜少量多餐，每日 5～6 次。

2. 进食半流食的益处 半流食能减少肠蠕动、粪便形成及排便，促进切口愈合。

3. 多饮水的益处 术后多饮水可预防便秘，每日饮水需 2000～2500ml，这样有利于体内有毒物质的排泄和热量的散发，另外要多进食新鲜蔬菜、水果，少食辛辣刺激性食物。

八、出院后注意事项是什么？

1. 休息与活动

(1) 出院后可进行轻体力活动。伤口愈合后可以恢复正常工作、学习和劳动，但要避免久站、久坐或久蹲。

(2) 积极锻炼身体，增强体质，促进血液循环，加强局部的抗病能力，预防感染。

2. 饮食指导 进清淡饮食，多食新鲜蔬菜水果，多饮水，忌食辛辣刺激性食物。

3. 用药指导 保持肛门周围皮肤清洁干爽,勤换内裤,排便后用 1 : 5000 高锰酸钾溶液坐浴。

4. 提高病人的自护能力

(1) 积极治疗便秘及其他肛周疾病。改变不良排便习惯,保持大便通畅。戒烟,忌劳累,生活规律,保持心情舒畅。

(2) 肛门括约肌松弛者,指导术后 3 天开始练习提肛运动,即有规律地往上提收肛门,然后放松,一提一松就是提肛运动。

(3) 术后如有排便困难及大便变细,及时就医。

九、如何办理出院?(答案略)

（沈 莹）

第十节 肛周脓肿病人的护理健康教育路径

护理健康教育路径表

时间	住院第 1 日(急诊手术日)	术后第 1 日~ 出院前 1 日	出院日
治疗处置检查	1. 测量 (1) 体温 (2) 脉搏 (3) 血压 (4) 呼吸 (5) 体重 2. 询问病史、体格检查 3. 进行治疗、处置 (1) 采集血、尿等标本 (2) 心电图 (3) 胸部 X 线 (4) 腹部超声 (5) 药物过敏试验 (6) 静脉输液 (7) **缓解疼痛** (8) 其他 4. 当病情平稳后介绍 (1) **病室环境** (2) 住院须知 (3) 负责医生 (4) 责任护士 5. 指导压疮、烫伤、跌倒或坠床的相关预防措施 6. 医生交代手术事宜,家属签字 7. 麻醉师交代麻醉事宜,家属签字	1. 进行治疗、处置 (1) 静脉输液 (2) 引流管护理 2. 保持肛门周围皮肤清洁,由护士协助进行**坐浴**	1. 进行治疗、处置 2. 告知 (1) **出院指导** (2) **办理出院流程指导**

续表

时间	住院第1日（急诊手术日）	术后第1日～出院前1日	出院日
治疗处置检查	8. 配合 （1）洗漱，勿化妆 （2）修剪（勿染）指（趾）甲 （3）剃胡须等 （4）皮肤准备 （5）更换病员服，取下义齿、手表、首饰、眼镜等 （6）术前用药 （7）平车护送入手术室 9. 配餐员协助办理餐卡、订餐 10. 术中配合 （1）麻醉 （2）静脉输液 11. 术后配合 （1）氧气吸入 （2）静脉输液 （3）告知 1）**切口敷料渗血的原因** 2）**切口疼痛不适的原因** 3）保持引流通畅，勿受压、堵塞 （4）**并发症的观察与护理**	3. 保持大便通畅，如有肛门坠胀感或便意，**排便时不要用力**，以防止伤口裂开 4. 如有便秘，应用药物缓解	
活动体位	1. 术后去枕平卧6h 2. 无留置导尿者6h后可在护士指导下离床排尿	病区内活动	病区内活动
饮食	1. 术前禁食禁水 2. 术后6h可进流食	1. **半流食**（无渣/少渣） 2. **充足饮水**，2000～2500ml/d	1. 半流食（无渣/少渣） 2. 充足饮水，2000～2500ml/d

实 施 指 导

一、如何缓解疼痛？

养成良好排便习惯，防止便秘发生。但因肛周脓肿的影响，惧怕排便时的疼痛，常常会导致便秘。出现这种情况，可使用油剂等帮助排便，如疼痛剧烈，医生也会酌情给予镇痛药。

二、什么样的环境利于普通外科病人的康复？（答案略）

三、为什么术后切口敷料会有较多的渗血？（答案略）

四、为什么术后切口会疼痛明显？（答案略）

五、肛周脓肿术后的并发症有哪些？如何观察和护理？

1. 创面出血　由于肛管直肠的静脉丛丰富，术后容易因为止血不彻底、用力排便等导致创面出血。通常术后7日内粪便表面会沾有少量血液，如病人出现恶心、呕吐、心慌、出冷汗、面色苍白等并伴肛门坠胀感和急迫排便感进行性加重或敷料渗血较多，应及时通知医生行相应处理。

2. 切口感染　由于直肠肛管部位易受粪便、尿液污染，术后易发生切口感染。应注意术前改善全身营养状况；术后保持肛门周围皮肤清洁，便后用1:5000高锰酸钾溶液坐浴。

3. 肛门狭窄　术后注意病人有无排便困难及大便变细,以排除肛门狭窄的可能。如发生狭窄,尽早行扩肛治疗。

六、怎样正确进行坐浴?（答案略）

七、术后为什么要避免用力排便?（答案略）

八、术后半流食有哪些种类和要求?充足饮水有什么好处?（答案略）

九、出院后注意事项是什么?

1. 休息与活动

（1）出院后可进行轻体力活动;伤口愈合后可以恢复正常工作、学习和劳动,但要避免久站、久坐或久蹲。

（2）积极锻炼身体,增强体质,增进血液循环,加强局部的抗病能力,预防感染。

2. 饮食指导　进食清淡饮食,多食新鲜蔬菜、水果,多饮水,忌食辛辣刺激性食物。

3. 用药指导　保持肛门周围皮肤清洁干爽,勤换内裤,排便后用1:5000高锰酸钾溶液坐浴。

4. 提高病人的自护能力

（1）积极治疗便秘及其他肛周疾病。改变不良排便习惯,保持大便通畅。戒烟,忌劳累,生活规律,保持心情舒畅。

（2）肛门括约肌松弛者,术后3天开始指导病人练习提肛运动,即有规律地往上提收肛门,然后放松,如此反复。

（3）术后如有切口难以愈合、疼痛明显、排便困难及大便变细的情况,应及时就医。

十、如何办理出院?（答案略）

（沈　莹）

第十一节　直肠癌病人的护理健康教育路径

护理健康教育路径表

时间	住院第1日	住院第2日~手术前1日	手术当日	术后第1日~第2日	术后第3日~出院前1日	出院日
治疗处置检查	1. 介绍 （1）**病室环境** （2）住院须知 （3）负责医生 （4）责任护士	1. 晨起采集血、尿、便等标本 2. 陪检员陪送去做心电图、腹部超声、胸部X线、**肠镜、腹部CT**等检查	1. 术晨 （1）测量体温、脉搏、血压 （2）洗漱、勿化妆 （3）皮肤准备 （4）更换病员服,取下义齿、手表、首饰、眼镜等 （5）留置胃管 （6）术前用药 （7）平车护送入手术室	1. 进行治疗、处置 （1）胃肠减压 （2）口腔护理 （3）雾化吸入 （4）静脉输液 （5）引流管护理 （6）其他	1. 进行治疗、处置 （1）静脉输液 （2）引流管护理 （3）其他	1. 进行治疗、处置

时间	住院第1日	住院第2日~手术前1日	手术当日	术后第1日~第2日	术后第3日~出院前1日	出院日
治疗处置检查	2. 测量 （1）体温 （2）脉搏 （3）血压 （4）呼吸 （5）体重 3. 询问病史、体格检查 4. 指导压疮、烫伤、跌倒或坠床的相关预防措施 5. 协助 （1）清洁皮肤 （2）更换病员服 （3）修剪（勿染）指（趾）甲 （4）剃胡须等 （5）**戒烟、戒酒** 6. 配餐员协助办理餐卡、订餐	3. 检查时适当增添衣物，避免着凉 4. 协助 （1）修剪指（趾）甲 （2）剃胡须 5. 指导练习**深呼吸及有效咳嗽** 6. 进行治疗、处置 （1）**口服复方聚乙二醇电解质散** （2）备血（复查血型） （3）静脉输液 （4）药物过敏试验 （5）术前晚灌肠 （6）其他 7. 医生交代手术事宜，家属签字 8. 麻醉师交代麻醉事宜，家属签字 9. 手术室护士术前访视	2. 术中 （1）麻醉 （2）深静脉置管 （3）静脉输液 （4）留置尿管 3. 术后 （1）心电监测 （2）血氧饱和度监测 （3）胃肠减压 （4）氧气吸入 （5）雾化吸入 （6）静脉输液 （7）**留置导尿** （8）告知 1）胃管保持负压吸引 2）保持敷料清洁 3）**引流管的注意事项** 4）及时表达疼痛感受，医生会酌情给予镇痛药 （9）**并发症的观察与护理**	2. 进行深呼吸和有效咳嗽 3. 告知 （1）术后早期活动能预防下肢深静脉血栓的形成 （2）手术后排气、排便是肠蠕动恢复的表现 （3）如有肠造口，及时指导病人及**家属肠造口的护理知识** （4）合理的术后饮食	2. 进行深呼吸和有效咳嗽 3. 告知 （1）**膀胱舒缩功能锻炼** （2）如有肠造口，及时指导病人及家属肠造口的护理知识	2. 告知 （1）**出院指导** （2）办理出院流程指导
活动体位	病区内活动	病区内活动	1. 术后回病房去枕平卧6h后垫枕头 2. 术后**早期活动**，床上活动	1. 床上活动 2. 根据医嘱取**合适卧位**	1. 床上活动 2. 经医生同意协助离床活动，注意保护切口	病区内活动，注意保护切口
饮食	1. 半流食 2. 次日需空腹化验，0:00后禁食禁水	1. 做完各种需空腹化验、检查后可进半流食 2. 术前1日晚20:00后禁食，0:00后禁饮水	禁食禁水	胃管拔除后，遵医嘱进**合理的术后饮食**，从不胀气流食开始	1. 流食 2. 无不适，可遵医嘱改半流食	半流食

实　施　指　导

一、什么样的环境利于普通外科病人的康复？（答案略）

二、为什么要戒烟？（答案略）

三、肠镜和腹部CT检查有哪些要求和注意事项？

1. 肠镜　检查的前1日通知病人，晚餐需要进清淡半流食，无渣、无肉，不吃蔬菜，如面条、稀粥、果汁、豆腐等。次日晨禁食，6:00口服复方聚乙二醇电解质散（恒康正清）2盒，11:00以后不再饮水，这时已基本排出水样便（如果肠道未排干净，酌情追加药量）。下午陪检员陪送病人到肠镜室检查。注意肠镜检查结束后2小时内禁食禁水，防止发生肠穿孔。

2. 肠CT　检查的前1日通知病人，进清淡半流食，无渣、无肉，不吃蔬菜，如面条、稀粥、果汁、豆腐等。晚8:00口服复方聚乙二醇电解质散（恒康正清）2盒，3~4小时后基本排出水样便（如果肠道未排干净，酌情追加药量）。检查当日晨禁食禁水，陪检员陪送至CT室检查。

四、如何进行深呼吸和有效咳嗽？（答案略）

五、如何正确口服排泄药复方聚乙二醇电解质散？

1. 每盒复方聚乙二醇电解质散（恒康正清）内有A、B、C共3包药，将其全部倒入1000ml温开水中搅拌均匀。

2. 指导病人尽可能在1小时内服用完，服药期间不能进食固体食物。

3. 一般服药1小时后略有腹胀，开始排便，3~4小时后基本排出水样便。

4. 如果病人出现严重的腹胀，及时通知医生，可酌情减慢服药的速度。

六、如何进行留置导尿的护理？

1. 直肠手术病人一般留置尿管1~2周，会阴冲洗每日1~2次，保持会阴部清洁，保持尿管通畅，注意观察尿液的性状和量。

2. 拔管前试行夹管，每4~6小时或病人感到有尿意时开放，来训练膀胱舒缩功能，防止排尿功能障碍。拔管后如有排尿困难，可予诱导排尿、按摩等处理。

七、留置引流管时应注意什么？

手术后留置各种引流管，如胃管、腹部引流管、尿管等，能帮助引出残留液体和引出尿液等，利于术后康复，同时也为观察病情变化提供可靠信息。变换体位或离床活动时，注意防止拽拉、扭曲引流管，避免引起疼痛甚至造成引流管脱出。离床活动时应指导妥善固定引流管，引流袋应低于引流口平面，以保持有效引流并防止逆行感染。

八、直肠癌术后的并发症有哪些？如何观察和护理？

1. 切口出血　术后24小时以内的出血多属于术中止血不彻底，应密切观察病人的生命体征，引流液的量和性状及切口敷料渗血情况，一旦发生出血，应立即通知医生行相应处理，如止血、输血、补液治疗，必要时紧急手术止血。

2. 吻合口瘘　术中误伤、术前肠道准备不充分、病人营养状况不良等都可导致吻合口瘘。术后7~10日切忌灌肠。注意观察病人腹痛情况及引流液的颜色，如发现有腹膜炎体征，或者触及腹膜包块，引流液为浑浊样液时，应立即通知医生，禁食禁水，胃肠减压，同时予以肠外营养支持，必要时做好急诊手术的准备。

3. 切口感染　观察切口敷料有无渗血渗液,病人的疼痛情况及生命体征的变化。如有肠造口的病人应避免造口排泄物污染伤口,术后 2～3 日内取造口侧卧位,腹壁伤口与造口之间用塑料薄膜隔开,若有污染及时通知医生予以更换。并注意观察切口有无充血、水肿、剧烈疼痛等情况。会阴部有切口的病人术后 4～7 日遵医嘱用 1:5000 的高锰酸钾溶液 3000ml 温水坐浴,每日 2 次,每次 20～30 分钟,配制好的溶液易变质,应现用现配。合理安排换药的顺序,先换腹部伤口再更换会阴部伤口敷料。如发生感染,则应该开放伤口,彻底引流,并遵医嘱使用抗生素。

4. 肠粘连　术后早期鼓励病人在床上多翻身和活动四肢,术后 2～3 日后病情许可,协助病人离床活动,以促进肠蠕动的恢复,减轻腹胀,避免发生肠粘连。活动时注意保护伤口,避免牵拉。

九、术后早期活动的益处有哪些?如何进行早期活动?（答案略）

十、肠造口病人需要了解哪些护理知识?

根据直肠病变部位不同,医生将肠管一端在腹壁上形成一个开口,成为肠造口,用来排出肠道内的粪便。

1. 观察肠造口　一般所看到的造口,实际是肠管的内层（即黏膜层）,是红色和湿润的,如果擦洗造口,会有轻微的出血现象,这是正常的情况,告知病人不要紧张,多按压一会儿就会停止出血。

2. 保持造瘘口周围皮肤的清洁　造口周围皮肤容易被肠液及粪便污染,出现红肿、破溃、疼痛等不适感,一定要选择大小合适的粪袋,防止排泄物溢出,刺激皮肤;造瘘口周围皮肤可以涂氧化锌软膏予以保护。

3. 合理安排饮食

（1）要选择易消化的软食,进餐时间应有规律。

（2）避免食用过多的洋葱、大蒜等产生刺激性气味或胀气的食物;不要暴饮暴食,不要进餐过快,要细嚼慢咽,避免喝碳酸饮料防止增加肠道气体产生。

（3）多饮水,多食新鲜蔬菜水果,注意饮食卫生。

4. 规律的排便　由于没有肛门括约肌的控制,会随时排软便或稀便,不要为此不安,可以通过饮食疗法或刺激肠蠕动,来养成定时排便的习惯。这需要自我观察,观察进食不同食物后大约什么时间能排便;沿着结肠走行自右下→右上→左上→左下按摩腹部,刺激肠蠕动,建立排便条件反射。

5. 穿着　衣服以柔软、舒适、宽松为原则。

6. 活动　肠造口不会影响病人正常工作和社交,所以,可以鼓励病人适量参加体育锻炼,保持规律生活和心情舒畅。但避免提重物等运动,避免增加腹压引起造口周围疝的产生。

7. 洗澡　建议以淋浴方式来清洗身体及肠造口,可用便袋覆盖在肠造口上进行淋浴。

十一、根据术式采取不同卧位对疾病恢复有什么好处?

1. 直肠手术由于病变部位不同,术后体位要求也不同。一定要正确指导病人,根据具体情况协助采取舒适卧位。

2. 斜坡位　抬高床头 15°,既有利于呼吸和引流,又能避免半坐卧位时对骶尾部切口的压力,减轻骶尾部缝合处的张力。

3. 半坐卧位　先摇高床头支架30°～50°,再摇起膝下支架15°～30°,这样能有效防止身体下滑。停用时先摇平膝下支架,再摇平床头支架。

4. 半坐卧位的意义

(1)由于重力作用,使部分血液滞留于下肢和盆腔,使回心血量减少,同时膈肌下降,使胸腔容积扩大,减轻腹腔内器官对心肺的压力,从而减轻心肺负担。

(2)可使腹腔内渗出液流入盆腔,由于盆腔腹膜抗感染性较强,而吸收较弱,可防止炎症扩散和毒素吸收,能促使炎症局限,减轻中毒反应,从而使感染局限,防止腹腔内感染向上蔓延引起膈下脓肿。

(3)可减轻腹部切口缝合处的张力,缓解疼痛,利于切口愈合。

(4)对恢复期体质虚弱的病人,半坐卧位可使病人逐渐适应体位改变,利于向站立过渡。

十二、如何选择饮食的种类并做到合理的术后饮食?（答案略）

十三、如何训练膀胱舒缩功能?

直肠手术后一般留置尿管1～2周,拔管前要先训练膀胱的舒缩功能,具体方法是拔管前先试行夹管,每4～6小时或感到有尿意时开放尿管,训练膀胱舒缩功能,防止出现排尿功能障碍。

十四、出院后注意事项是什么?

1. 休息与活动

(1)情绪保持稳定,心情要舒畅开朗,生活要有规律,保证充足睡眠。

(2)活动量要循序渐进,在体力允许的条件下做一些轻体力活动,术后避免做增加腹压的剧烈运动,如提重物、蹲起等。

(3)切口拆线、结痂脱落后可以淋浴,但勿用力擦洗切口处。

2. 饮食指导　进易于消化的食物,避免辛辣刺激性食物,忌食山楂、柿子以及年糕、元宵等黏食,以预防肠粘连的发生,多吃新鲜蔬菜水果,多饮水。

3. 用药指导　3～6个月门诊复查,如果行放化疗的病人,应定期监测血常规。

4. 提高肠造口病人自护能力

(1)肠造口用品的正确使用:①根据肠造口大小选择合适的造口袋,两件式肛门袋的底盘与便袋分离,先将底盘粘贴,固定于造口周围皮肤(皮肤要保持清洁干爽),再套上便袋,使便袋上的凹面小胶环相吻合并扣牢,袋囊朝下,尾端反折,并用外夹关闭,必要时用有弹性的腰带固定造口袋。②清理粪便时把袋子沿的浮动环扣打开,将袋子拿去清理即可。③选择肠造口灌洗装置清洗肠道,来养成定时排便习惯。连接好灌洗装置,在集水袋内装入500～1000ml温水,温度37～40℃,经灌洗管缓慢灌入肠造口内,尽可能保留10～20分钟后排空肠内容物。每日1～2次,时间相对固定。④可使用防漏药膏、防臭粉等提高防漏、防臭效果。

(2)预防造口常见并发症:①造口出血:肠黏膜血运丰富,容易出血,更换造口袋时动作要轻柔,如有出血稍加按压即可止血。②皮炎:造口周围皮肤容易被肠液及粪便污染,出现红、破溃、疼痛等不适感,多是由于造口底盘裁剪过大,粪便或肠液刺激周围皮肤或者使用劣质造口袋粘贴过紧,撕脱损伤皮肤引起。一定要选择大小合适的粪袋,剪裁口径超过造口边缘 1～2cm 进行粘贴,防止排泄物溢出,刺激造口周围皮肤。③造口回缩:术后由于瘢痕挛缩,可引起造口回缩。故应观察病人是否出现腹痛、腹胀、恶心、呕吐、停止排气、排便等肠梗阻症状。为防止造瘘口狭窄引起排便不畅,要在医生指导下,进行扩肛。用示指、中指缓慢插入造口内,放置 10～15 分钟,每日 1 次,可使狭窄的瘘口逐渐增大,但不要用力过猛,避免损伤黏膜引起出血。④皮肤黏膜分离:多由于造口局部坏死、缝线脱落或缝合处感染所致,可先用溃疡粉再用防漏膏阻隔后贴上造口袋。⑤造口脱垂:大多由于乙状结肠保留过长,术后腹内压升高等因素引起。轻度脱垂无需特殊处理;中度可手法复位并用腹带稍加压包扎;重症者需手术处理。⑥造口旁疝:主要由于造口位于腹直肌外或腹肌力量薄弱及持续腹压增高等原因,指导病人避免增加腹压,如避免提举重物、积极治疗慢性咳嗽及排尿困难等疾病,严重者行手术修补。

（3）指导病人如果出现造口回缩、造口脱垂或造口旁疝等问题应及时就诊。

十五、如何办理出院? （答案略）

（沈　莹）

第十二节　原发性肝癌病人的护理健康教育路径

护理健康教育路径表

时间	住院第1日	住院第2日～手术前1日	手术当日	术后第1日～第3日	术后第4日～出院前1日	出院日
治疗处置检查	1. 介绍 (1) **病室环境** (2) 住院须知 (3) 负责医生 (4) 责任护士 2. 测量 (1) 体温 (2) 脉搏 (3) 呼吸 (4) 血压 (5) 体重 3. 询问病史、体格检查 4. 指导压疮、烫伤、跌倒或坠床的相关预防措施	1. 晨起采集血、尿、便等标本 2. 陪检员陪送去做心电图、腹部超声、胸部 X 线、CT、MRI 等检查 3. 检查时适当增添衣物,避免着凉 4. 协助 (1) 修剪指（趾）甲 (2) 剃胡须	1. 术晨 (1) 测量体温、脉搏、血压 (2) 洗漱(或护士协助洗漱)、勿化妆、染指甲 (3) 皮肤准备 (4) 更换病员服,取下义齿、手表、首饰、眼镜等 (5) 留置胃管 (6) 术前用药 (7) 携带影像学资料 (8) 平车护送到手术室	1. 进行治疗、处置 (1) 静脉输液 (2) 监测血糖 (3) 口腔护理 (4) 引流管护理 (5) 会阴护理 (6) 皮肤护理 (7) 其他	1. 进行治疗、处置 (1) 静脉输液 (2) 引流管护理 (3) 其他	1. 进行治疗、处置

时间	住院第1日	住院第2日~手术前1日	手术当日	术后第1日~第3日	术后第4日~出院前1日	出院日
治疗处置检查	5. 进行治疗、处置 (1) 保肝治疗 (2) 静脉输液 (3) 维生素 K_1 肌内注射 6. 协助 (1) 清洁皮肤 (2) 更换病员服 (3) 修剪(勿染)指(趾)甲 (4) 剃胡须等 (5) **戒烟、戒酒** 7. 配餐员协助办理餐卡、订餐	5. 指导 (1) 掌握**深呼吸和有效咳嗽**的方法 (2) 练习床上排尿 6. 进行治疗、处置 (1) 备血(复查血型) (2) 药物过敏试验 (3) 静脉输液 (4) 维生素 K_1 肌内注射 (5) 术前晚灌肠 7. 医生交代手术事宜,家属签字 8. 麻醉师交代麻醉事宜,家属签字 9. 手术室护士术前访视	2. 术中 (1) 麻醉 (2) 深静脉置管 (3) 静脉输液 (4) 留置导尿 3. 术后 (1) 心电监测 (2) 血氧饱和度监测 (3) 氧气吸入 (4) 静脉输液 (5) 口腔护理 (6) 雾化吸入 (7) 会阴护理 (8) 告知 1) 有恶心等不适时,协助侧卧位,避免呕吐时发生窒息 2) 保持敷料清洁干燥 3) 妥善固定及保持引流管及尿管通畅,勿打折、扭曲、受压 4) 及时表达疼痛的感受,医生将酌情给予镇痛剂 5) 进行深呼吸和有效咳嗽,防止肺不张和肺部感染 (9) **并发症的观察与护理**	2. 指导 (1) 进行深呼吸、有效咳嗽,但避免剧烈咳嗽 (2) 漱口、刷牙 (3) 不要自行调节输液滴数,如有心慌、大汗等不适,应及时通知医护人员 3. 告知 (1) 离床活动时将引流袋别在上衣下角,低于切口平面,防止腹腔逆行感染 (2) 保持各引流管通畅,活动时注意导管不要扭曲、受压,防止脱管 (3) 手术后排气排便是肠蠕动恢复的表现	2. 指导 (1) 进行深呼吸、有效咳嗽,但避免剧烈咳嗽 (2) 漱口、刷牙 (3) 不要自行调节输液滴数,如有心慌、大汗等不适,应及时通知医护人员	2. 告知 (1) **出院指导** (2) **办理出院流程指导**
活动体位	1. 卧床休息 2. 病区内活动	1. 卧床休息 2. 病区内活动	1. 术后去枕平卧6h,头偏向一侧 2. 麻醉清醒,生命体征平稳取**半坐卧位** 3. 护士协助床上翻身、主动或被动活动双下肢	1. 卧床时应取半坐卧位 2. **术后早期床上活动**	1. 卧床时应取半坐卧位 2. 可病室内活动	1. 卧床时应取半坐卧位 2. 可病区内活动

续表

时间	住院第1日	住院第2日~手术前1日	手术当日	术后第1日~第3日	术后第4日~出院前1日	出院日
饮食	1. 半流食 2. 次日需空腹化验、检查,应0:00后禁食禁水	1. 做完各种空腹化验、检查后可进半流食 2. 肠道准备后遵医嘱流食 3. 术前1日晚20:00后禁食,0:00后禁饮水	禁食禁水	胃肠减压期间禁食禁水	停胃肠减压后,遵医嘱合理进食,从**不胀气流食**或**流食**逐渐过渡至**半流食**	半流食

实 施 指 导

一、什么样的环境利于普通外科病人的康复?(答案略)

二、为什么要戒烟?(答案略)

三、如何进行深呼吸和有效咳嗽?(答案略)

四、原发性肝癌术后的并发症有哪些?如何观察和护理?

1. 切口出血 术后24小时以内的出血多由于术中止血不彻底。密切观察病人生命体征变化,引流液的颜色、性状和量及切口敷料渗血情况,一旦发生出血,应立即通知医生做相应处理,如止血、输血、补液治疗,必要时紧急手术止血。

2. 肝性脑病 密切观察病人有无出现性格行为变化,如出现欣快感、表情淡漠或扑翼样震颤等肝性脑病前驱症状时,及时通知医生。

3. 再出血 妥善固定腹腔引流管及导尿管,防止扭曲打折,密切观察引流液及尿液的颜色、性状、量等情况。手术当日可从肝旁引流管引流出血性液体100~300ml,若血性液体增多,应警惕腹腔内出血。若明确为凝血机制障碍性出血,可遵医嘱给予凝血酶原复合物、凝血因子I或输注新鲜血;积极补液,纠正低蛋白血症。若短期内或持续引流较大量的血性液体,或经输血、输液后病人血压、脉搏仍不稳定,应做好再次手术止血的准备。

五、如何取半坐卧位?其有什么益处?(答案略)

六、术后早期活动的益处有哪些?如何进行早期活动?(答案略)

七、如何选择术后饮食种类并做到合理的术后饮食?(答案略)

八、出院后注意事项是什么?

1. 休息与活动 注意休息,保证充足的睡眠。如体力许可,可适量活动或参加部分工作。

2. 饮食指导 注意营养,多进食高热量、含蛋白质和维生素丰富的食物,多食新鲜蔬菜和水果。食物以清淡、易消化为宜。若有腹水、水肿,应控制食盐的摄入量。

3. 用药指导

(1)保持大便通畅,防止便秘,可遵医嘱适当应用缓泻剂,预防血氨升高。

（2）坚持后续治疗，肝癌虽然是严重疾病，但不是无法治疗的疾病，目前已有不少病人被治愈，应树立战胜疾病的信心，根据医嘱坚持化疗或其他治疗。

4. 提高自护能力

（1）注意防治肝炎，不吃霉变食物。如果有肝炎肝硬化病史或是肝癌高发区的人群，应定期体格检查，做甲胎蛋白（AFP）测定及腹部超声检查，以便早期发现，及时治疗。

（2）注意自我观察和定期复查。如出现水肿、体重减轻、出血倾向、黄疸和疲倦等症状，及时就诊。定期随访，每 2～3 个月复查 AFP、胸片和腹部 B 超。若发现临床复发或转移迹象而身体情况良好，可再次手术治疗。

（3）给予晚期病人精神上的支持，鼓励病人和家属共同面对疾病，互相扶持，尽可能平静舒适地度过生命的最后历程。

九、如何办理出院？（答案略）

（贾立红）

第十三节　胆囊结石病人的护理健康教育路径

护理健康教育路径表

时间	住院第 1 日	住院第 2 日～手术前 1 日	手术当日	术后第 1 日～出院前 1 日	出院日
治疗处置检查	1. 介绍 （1）病室环境 （2）住院须知 （3）负责医生 （4）责任护士 2. 测量 （1）体温 （2）脉搏 （3）呼吸 （4）血压 （5）体重 3. 询问病史、体格检查 4. 指导 （1）压疮、烫伤、跌倒或坠床的相关预防措施 （2）深呼吸、有效咳嗽的方法	1. 晨起采集血、尿、便等标本 2. 陪检员陪送去做胸部 X 线、心电图、腹部超声、腹部 CT 检查等 3. 检查时适当增添衣物，避免着凉 4. 协助 （1）修剪指（趾）甲 （2）剃胡须 5. 指导 （1）进行深呼吸、有效咳嗽训练 （2）练习床上排尿 6. 医生交代手术事宜，家属签字 7. 麻醉师交代麻醉事宜，家属签字	1. 术晨 （1）测量体温、脉搏、血压 （2）洗漱、勿化妆 （3）皮肤准备 （4）更换病员服，取下义齿、手表、首饰、眼镜等 （5）术前用药 （6）携带影像资料等 （7）平车护送入手术室 2. 术中 （1）麻醉 （2）静脉输液 （3）留置导尿	1. 进行治疗、处置 （1）腹腔引流 （2）静脉输液	1. 进行治疗、处置

续表

时间	住院第1日	住院第2日~手术前1日	手术当日	术后第1日~出院前1日	出院日
治疗处置检查	5. 协助 （1）清洁皮肤 （2）更换病员服 （3）修剪（勿染）指（趾）甲 （4）剃胡须等 6. 指导病人**戒烟**、戒酒 7. 配餐员协助办理餐卡、订餐	8. 手术室护士术前访视 9. 进行治疗处置 （1）术前日晚灌肠 （2）必要时用镇静催眠药	3. 术后 （1）氧气吸入 （2）心电、血氧饱和度监测 （3）腹腔引流 （4）静脉输液 （5）留置导尿 （6）告知 1）有恶心等不适时，侧卧位，避免呕吐时发生窒息 2）保持敷料清洁干燥 3）保持引流管通畅，勿打折、扭曲、受压 4）及时表达疼痛的感受，医生会酌情给予镇痛药 5）进行深呼吸和有效咳嗽，防止肺不张和肺部感染 6）**术后相关的注意事项** 7）**并发症的观察与护理**	2. 指导 （1）进行深呼吸和有效咳嗽，防止肺不张和肺部感染 （2）离床活动时将引流袋别在上衣下角，低于切口平面，防止腹腔逆行感染	2. 告知 （1）**出院指导** （2）**办理出院流程指导**
活动体位	病区内活动	病区内活动	1. 术后6h内去枕平卧，头偏向一侧 2. 6h后，生命体征平稳取**半坐卧位**，可以床上翻身、主动或被动活动双下肢 3. 无导尿者6h后，护士协助床上或离床排尿	病室内活动	病区内活动
饮食	1. **低脂肪饮食** 2. 次日需空腹化验及检查，应0:00以后禁食禁水	1. 做完各种需空腹化验、检查后可进低脂肪饮食 2. 术前1日晚20:00后禁食，0:00后禁饮水	禁食禁水	**半流食**	普食

实　施　指　导

一、如何进行深呼吸和有效咳嗽？（答案略）

二、为什么要戒烟？（答案略）

三、什么是低脂肪饮食？

1. 低脂肪饮食是指饮食清淡、少油，脂肪含量每日＜40g，尤其应限制动物脂肪的摄入。

2. 禁食肥肉、蛋黄、动物脑等。

四、术后相关的注意事项有哪些？

1. 术后需氧气吸入 24 小时，不可自行停止吸氧，原因是：

（1）由于腹腔镜手术在术中往腹腔内注入二氧化碳气体，术后易引起高碳酸血症，氧气能加速二氧化碳的代谢。

（2）全麻术后易引起低氧血症，吸氧能提高血氧浓度，纠正缺氧。

2. 医生根据术中情况可能放置腹腔引流管，术后在床上翻身或离床活动时注意动作应轻柔，防止引流管受压、打折或脱落。

3. 由于术中形成二氧化碳气腹，使下肢静脉回流受阻，故不可在下肢输液，术后早期在床上主动或被动活动双下肢，可促进下肢静脉的回流，防止下肢深静脉血栓的形成。具体方法如下：

（1）可以做深呼吸、间歇翻身、足趾和踝关节伸屈。

（2）每小时腿部自主伸、屈活动 10 次。

（3）被动按摩腿部肌肉、屈腿、伸腿等，每日 4 次，每次 10 分钟，以预防下肢深静脉血栓的形成。

五、胆囊结石术后的并发症有哪些？如何观察与护理？

1. 活动性出血　注意有无生命体征改变，如脉搏细数、血压下降、面色苍白、口渴、出冷汗、尿量变少等；观察有无切口敷料渗血；如腹腔引流管引出鲜红色液体，每小时＞100ml，连续 3～4 小时以上等，疑为活动性出血，应及时通知医生处理。

2. 胆漏　注意有无腹痛、腹胀、发热、黄疸、切口敷料渗出胆汁样液或腹腔引流管引出胆汁样液等，如出现上述症状疑为胆漏的发生，应及时通知医生处理。

六、如何取半坐卧位？其有什么益处？（答案略）

七、如何选择半流食？

半流食是指食物呈半流质状，无刺激性，易消化、咀嚼及吞咽，含纤维少，如稀粥、面条、蛋糕、各种汤、糊、羹等，宜少量多餐，每日 5～6 次。

八、出院后注意事项是什么？

1. 休息与活动　注意休息，保证足够的睡眠，适当锻炼，避免疲劳，做到劳逸结合。

2. 饮食指导　宜进高热量、高蛋白、高维生素、易消化富含营养的饮食，如鱼肉、肉松、蛋糕、各种汤（骨头汤、鸡汤等）、羹、新鲜蔬菜及水果等，以增强机体的抵抗力。避免进肉团、年糕等不易消化的食物，防止发生肠梗阻。

3. 用药指导　指导病人按医生要求正确服用出院带药。

4. 提高自护能力

（1）遵医嘱按时换药、拆线及随诊，若有腹痛、腹胀、肛门停止排气排便等不适，应及时到医院就诊。

（2）伤口拆线后 1 周可淋浴，避免局部用力搓洗。

九、如何办理出院？（答案略）

（王春敏）

第十四节　胆管结石病人的护理健康教育路径

护理健康教育路径表

时间	住院第 1 日	住院第 2 日~手术前 1 日	手术当日	术后第 1 日~第 3 日	术后第 4 日~出院前 1 日	出院日
治疗处置检查	1. 介绍 （1）病室环境 （2）住院须知 （3）负责医生 （4）责任护士 2. 测量 （1）体温 （2）脉搏 （3）呼吸 （4）血压 （5）体重 3. 询问病史、体格检查 4. 指导 （1）压疮、烫伤、跌倒或坠床的相关预防措施 （2）**深呼吸和有效咳嗽** 5. 协助 （1）清洁皮肤 （2）更换病员服 （3）**戒烟** （4）戒酒	1. 晨起采集血、尿、便等标本 2. 陪检员陪送去做胸部 X 线、心电图、腹部超声、腹部 CT 或 MRI、心脏超声、肺功能等检查，护士指导**各种检查的具体要求**、时间和安排 3. 检查时适当增添衣服，避免着凉 4. 协助 （1）修剪指（趾）甲 （2）剃胡须 5. 指导 （1）练习深呼吸、有效咳嗽 （2）练习床上排尿	1. 术晨 （1）测体温、脉搏、血压 （2）洗漱，勿化妆 （3）皮肤准备 （4）更换病员服，取下义齿、手表、首饰、眼镜等 （5）胃肠减压 （6）术前用药 （7）携带影像资料等 （8）平车护送入手术室 2. 术中 （1）麻醉 （2）深静脉置管 （3）静脉输液 （4）留置导尿	1. 进行治疗、处置 （1）氧气吸入 （2）必要时心电、血氧饱和度监测 （3）胃肠减压 （4）深静脉置管 （5）引流管 （6）静脉输液 （7）经**空肠造瘘管肠内营养治疗** （8）口腔护理 （9）雾化吸入 （10）酌情给予镇痛药	1. 进行治疗、处置 （1）测量生命体征 （2）深静脉置管 （3）**T 管引流护理** （4）静脉输液 （5）肠内营养治疗	1. 进行治疗、处置：T 管夹闭等

续表

时间	住院第1日	住院第2日~手术前1日	手术当日	术后第1日~第3日	术后第4日~出院前1日	出院日
治疗处置检查	6. 进行治疗、处置 （1）药物过敏试验 （2）静脉输液 7. 配餐员协助办理餐卡、订餐	6. 进行治疗、处置 （1）碘过敏试验 （2）胆总管下段结石行ERCP+EST （3）ENBD引流 （4）静脉输液 （5）备血（复查血型） （6）药物过敏试验 （7）必要时术前肠道准备 （8）术前晚灌肠（必要时清洁灌肠） （9）必要时用镇静催眠药 7. 医生交代手术事宜，家属签字 8. 麻醉师交代麻醉事宜，家属签字 9. 手术室护士术前访视	3. 术后 （1）氧气吸入 （2）心电、血氧饱和度监测 （3）胃肠减压 （4）深静脉置管 （5）引流管 （6）静脉输液 （7）留置导尿 （8）口腔护理 （9）雾化吸入 （10）会阴护理 （11）告知 1）有恶心等不适时，侧卧位，避免呕吐时发生窒息 2）保持敷料清洁干燥 3）保持引流管通畅 4）及时表达疼痛的感受 5）进行深呼吸和有效咳嗽 6）术后相关知识 7）并发症的观察和护理	2. 指导 （1）离床活动时将引流袋固定在上衣下角，低于切口平面 （2）保持各引流管通畅、防止脱管 （3）进行深呼吸和有效咳嗽 （4）经常漱口，保持口腔清洁	2. 进行深呼吸和有效咳嗽	2. 告知 （1）出院指导 （2）办理出院流程指导
活动体位	病区内活动	1. 病区内活动 2. ERCP+EST术后病室内活动	1. 术后去枕平卧6h，头偏向一侧 2. 麻醉清醒6h后，生命体征平稳取半坐卧位 3. 护士协助床上翻身、早期床上活动（主动或被动活动双下肢）	1. 平卧位或半坐卧位：床上翻身、主动或被动活动双下肢 2. 病室内活动	病室内活动	病区内活动

88

续表

时间	住院第1日	住院第2日～手术前1日	手术当日	术后第1日～第3日	术后第4日～出院前1日	出院日
饮食	1. **低脂肪饮食** 2. 次日需空腹化验、检查,应0:00以后禁食禁水	1. 做完各种需空腹化验、检查后可进低脂肪饮食 2. ERCP+EST 术后当日禁食禁水 3. ENBD 引流期间禁食禁水 4. 术前 1 日晚20:00 后禁食,0:00 后禁饮水	禁食禁水	胃肠减压期间禁食禁水	停胃肠减压后,遵医嘱**合理进食**,从不胀气流食或流食逐渐过渡至半流食	半流食

实 施 指 导

一、如何进行深呼吸和有效咳嗽?（答案略）

二、为什么要戒烟?（答案略）

三、什么是低脂肪饮食?（答案略）

四、各项术前检查的具体要求分别有哪些?

1. 腹部超声检查　检查前 4～6 小时需禁食禁水。

2. 腹部 CT 检查　检查前 4～6 小时需禁食禁水。

3. MRI(磁共振) 或 MRCP(磁共振胆胰管造影)检查。

(1) 检查前 4～6 小时需禁食禁水。

(2) 做检查时身体上不可带有任何金属类物品,如钥匙、手表、硬币、手机等物品均不可带入,需交给家属保管。

4. 肺功能检查　检查前需饱食。

五、何谓 ERCP+EST 术?

1. ERCP　即经内镜逆行胰胆管造影(Endoscopic Retrograde Cholangio-Pancreatography),是经内镜在十二指肠乳头处注入造影剂至胰管、胆管内,在 X 线下能显示胆管、胰管近壶腹侧的影像及胰胆管扩张的影像;同时还可经内镜放置鼻胆管或内支架引流,以引流胆汁、减轻胆道压力。

2. EST　即内镜下十二指肠乳头括约肌切开术(Endoscopic Sphincerotomy),是经内镜将十二指肠乳头括约肌切开的检查技术。

3. ERCP+EST　是在经内镜逆行胰胆管造影基础上切开十二指肠乳头括约肌,以便将胆总管下段结石取出至肠道内,从而随粪便排出的治疗方法。

六、何谓 ENBD?

ENBD,即经内镜鼻胆管引流术(Endoscopic Nasobiliary Drainage),是经内镜在 ERCP 基础上放置胆管内引流,以引流胆汁,解除胆道内压力的技术。

七、何谓清洁灌肠?

1. 清洁灌肠是指为了达到清洁肠道的目的,反复进行灌肠,直至排出的液体无渣、无味为止。

2. 由于反复灌肠,清除肠内大量粪便及液体,容易发生虚脱,应注意安全,防止跌倒或坠床发生。

八、术后相关的注意事项有哪些?（答案略）

九、胆管结石术后的并发症有哪些?如何观察和护理?

1. 活动性出血　注意有无生命体征改变,如脉搏细数、血压下降、面色苍白、口渴、出冷汗、尿量变少等;观察有无切口敷料渗血;腹腔引流管引出鲜红色液体,每小时 > 100ml,连续 3～4 小时不止;中心静脉压 < 5cmH₂O 等,疑为活动性出血,应及时通知医生处理。

2. 胆漏　注意切口敷料有无黄绿色胆汁样液渗出;如腹腔引流管有胆汁样液流出,病人伴有腹痛、腹胀、发热及腹膜炎体征等,疑为胆汁漏,应及时通知医生处理。

3. 肠漏　注意切口敷料有无粪汁样液渗出;如腹腔引流管有粪汁样液流出伴有气体或肠内营养液流出;病人伴有腹痛、腹胀及腹膜炎体征等,疑为肠漏,应及时通知医生处理。

4. 腹腔内感染　术后 1 周左右,病人有高热、腹痛、腹胀伴白细胞升高;腹腔引流管引出混浊样液等,疑为腹腔内感染,应及时通知医生处理。

5. 切口感染　术后第 3 日以后,切口疼痛再次出现加重,呈波动性疼痛,伴有体温升高、切口敷料有渗出,可能为切口感染,通知医生换药处理。

十、如何取半坐卧位?其有什么益处?（答案略）

十一、术后早期活动的益处有哪些?如何进行早期活动?（答案略）

十二、何谓经空肠造瘘管肠内营养治疗?如何护理?

1. 经空肠造瘘管肠内营养是通过手术将导管经空肠造瘘口插入空肠内,营养液不经过口腔、食管和胃而直接进入空肠被吸收。胃肠手术后早期在胃肠吻合口尚未愈合的情况下可以经肠内补充营养,从而提高病人的抵抗力、促进康复。

2. 护理措施

(1) 严格执行无菌操作原则,所有配制用具均需消毒灭菌后使用。

(2) 注意营养液输注的容量、浓度、速度、温度,遵循容量从少到多、浓度从低到高、速度由慢到快(输注速度,每小时 20～25ml,以间歇性滴注为佳),先增高容量后提高浓度的原则。

(3) 配制好的溶液应放在 4℃以下的冰箱内保存,防止被细菌污染,应保证于 24 小时内用完,防止放置时间过长而变质。

(4) 营养液温度一般为 41～42℃,输注过程中应用加热器保持温度,防止发生腹泻、腹痛及腹胀,滴注前后均需用温开水或生理盐水冲净管腔,以防食物积滞管腔而腐败变质。如为连续输注应每 4 小时冲管 1 次,防止管腔堵塞。

(5) 滴注过程中经常巡视病人,如出现恶心、呕吐、腹痛、腹胀等症状,应及时查明原因,按需要调整速度、温度及量等,反应严重者可暂停滴入。

(6) 肠内营养期间需定期测量体重、观察尿量、大便次数及性状、血糖、尿糖、血尿素氮、电解质、肝功能等指标,做好营养评估。

(7) 停止肠内营养时应逐渐减量,骤停易引起低血糖反应。

十三、如何进行 T 管引流护理?

1. 引流目的是引流胆汁,解除胆道梗阻,防止术后胆道狭窄。

2. 正常胆汁呈黄绿色,澄清、透明,由肝细胞每日分泌 600~1000ml。开始引流量为每日 300~500ml,以后随胃肠道功能的恢复而引流量渐减少,观察引流液的颜色、性状、量等情况并记录。

3. 引流管应妥善固定于腹壁,不可固定于床单上,以防翻身、活动时牵拉造成引流管脱出;卧位时固定于床旁,离床活动时应固定在上衣下角。

4. 保持引流的通畅,定时挤压引流管,活动时注意导管不要扭曲、受压或打折。

5. 预防感染,每日更换引流袋,严格无菌操作。

十四、如何选择饮食的种类并做到合理的术后饮食? (答案略)

十五、出院后注意事项是什么?

1. **休息与活动**　告知病人注意休息,保证足够的睡眠,适当锻炼,避免疲劳,戒烟酒。

2. **饮食指导**　进高热量、高蛋白、高维生素、易消化的营养丰富的半流质饮食,如鱼、肉、蛋、牛奶、各种汤(骨头汤、鸡汤等)、羹等,以增强机体的抵抗力,宜少食多餐,每日 5~6 次,避免进肉团、年糕及生、冷、硬等不易消化的食物,预防肠梗阻的发生。

3. **用药指导**　指导病人按医生要求正确服用出院带药。

4. **提高自护能力**

(1)伤口拆线后 1 周可淋浴,避免用力搓洗,如带有 T 管局部应用塑料薄膜保护,防止浸湿敷料。

(2)遵医嘱按时换药、拆线、服药及随诊,如出现发热、腹痛、黄疸、厌油及腹胀、肛门停止排气排便等不适,应及时到医院就诊。

(3)手术后抵抗力较弱,天气变化时应及时增添衣物,防止着凉。

(4)带 T 管出院病人:①穿清洁、宽松柔软的内衣,保持局部敷料清洁,防止脱衣服时引流管脱落。②避免提举重物或过度活动,避免牵拉 T 管导致脱出。出现管道脱出,应及时就诊。③如出现腹痛、发热、寒战等表现,应及时到医院就诊。④遵医嘱按时到医院拔管。

十六、如何办理出院? (答案略)

(王春敏)

第十五节 胰腺癌病人的护理健康教育路径

护理健康教育路径表

时间	住院第1日	住院第2日~手术前1日	手术当日	术后第1日~第3日	术后第4日~第7日	术后第8日~出院前1日	出院日
治疗处置检查 指导	1. 介绍 (1) 病室环境 (2) 住院须知 (3) 负责医生 (4) 责任护士 2. 测量 (1) 体温 (2) 脉搏 (3) 呼吸 (4) 血压 (5) 体重 3. 配合医护人员询问病史、体格检查 4. 指导 (1) 压疮、烫伤、跌倒或坠床的相关预防措施 (2) 皮肤瘙痒的护理 (3) 深呼吸和有效咳嗽 (4) 低血糖的表现及应急处理方法	1. 晨起采集血、尿、便等标本 2. 陪检员陪送去做胸部X线、心电图、腹部超声,CT、MRI或MRCP,心脏超声及肺功能等检查 3. 检查时适当增添衣服,避免着凉 4. 进行治疗、处置 (1) 碘剂试验 (2) PTC检查+PTCD引流 (3) ERCP检查+ENBD引流 (4) 药物过敏试验 (5) 备血(复查血型) (6) 静脉输液 (7) 监测血糖及降血糖治疗 (8) 术前晚灌肠(必要时清洁灌肠) (9) 必要时用镇静催眠药	1. 术晨 (1) 测体温、脉搏、血压 (2) 洗漱,勿化妆 (3) 皮肤准备 (4) 更换病员服,取下义齿、手表、首饰,眼镜等 (5) 胃肠减压 (6) 术前用药 (7) 携带影像资料等 (8) 平车护士送入手术室 2. 术中 (1) 麻醉 (2) 深静脉置管 (3) 静脉输液 (4) 留置导尿	1. 进行治疗、处置 (1) 氧气吸入 (2) 心电、血氧饱和度监测 (3) 胃肠减压 (4) 深静脉置管护理 (5) 引流管 (6) 空肠造瘘管内营养治疗 (7) 静脉输液 (8) 监测血糖 (9) 留置导尿 (10) 适时给予镇痛药 (11) 口腔护理 (12) 雾化吸入 (13) 会阴护理 (14) 胸部叩击	1. 进行治疗、处置 (1) 深静脉置管护理 (2) 引流管 (3) 空肠造瘘管内营养治疗 (4) 静脉输液 (5) 监测血糖 (6) 胸部叩击	1. 进行治疗、处置 (1) 深静脉置管 (2) T管引流(或夹闭)护理 (3) 腹管引流护理 (4) 静脉输液 (5) 监测血糖 (6) 胸部叩击	1. 进行治疗、处置 (1) 胆管夹闭 (2) 腹管引流

续表

时间	住院第 1 日	住院第 2 日~手术前 1 日	手术当日	术后第 1 日~第 3 日	术后第 4 日~第 7 日	术后第 8 日~出院前 1 日	出院日
治疗处置 检查	5. 协助 (1) 清洁皮肤 (2) 更换病员服 (3) 修剪(勿染)指(趾)甲 (4) 剃胡须等 (5) 戒烟 (6) 戒酒 6. 进行治疗、处置 (1) 静脉输液 (2) 监测血糖及降血糖治疗 7. 配餐员协助办理餐卡、订餐	5. 指导 (1) 掌握深呼吸和有效咳嗽的方法 (2) 练习床上排尿 6. 协助 (1) 修剪指(趾)甲 (2) 剃胡须 7. 医生交代手术事宜,家属签字 8. 麻醉师交代麻醉事宜,家属签字 9. 手术室护士术前访视	3. 术后 (1) 氧气吸入 (2) 心电、血氧饱和度监测 (3) 胃肠减压 (4) 深静脉置管护理 (5) 静脉输液 (6) 引流管 (7) 留置导尿 (8) 监测血糖 (9) 口腔护理 (10) 雾化吸入 (11) 会阴护理 (12) 告知 1) 有恶心等不适时,侧卧位,避免呕吐时发生窒息 2) 保持敷料清洁干燥 3) 保持引流管通畅,勿打折、扭曲、受压 4) 及时表达疼痛的感受,医生会酌情给予镇痛药 5) 进行深呼吸和有效咳嗽,防止肺不张和肺部感染 (13) 并发症的观察与护理	2. 指导 (1) 深呼吸和有效咳嗽 (2) 每日多次漱口,以保持口腔清洁湿润	2. 指导 (1) 保持口腔清洁 (2) 深呼吸和有效咳嗽	2. 进行深呼吸和有效咳嗽	2. 告知 (1) 出院指导 (2) 办理出院流程指导

续表

时间	住院第1日	住院第2日~手术前1日	手术当日	术后第1日~第3日	术后第4日~第7日	术后第8日~出院前1日	出院日
活动体位	病区内活动	1. 病区内活动 2. PTCD或ERCP检查当日平卧位,可床上活动	1. 术后去枕平卧6h,头偏向一侧 2. 6h后半坐卧位,可床上翻身,早期活动(主动或被动活动双下肢),防止下肢血栓性静脉炎的发生	1. 半坐卧位 2. 护士协助可床上坐起,床上主动或被动活动双下肢	1. 半坐卧位 2. 护士协助可离床病室内活动,离床活动时将上流袋别在上衣下角,低于切口平面	病室内活动	病区内活动
饮食	1. 低脂肪饮食 2. 次日需空腹化验、检查,应0:00以后禁食禁水	1. 各种需空腹化验、检查后可进低脂肪饮食 2. 行ERCP或PTCD检查当日禁食禁水 3. ENBD引流后禁食禁水 4. 术前1日晚20:00后禁食,0:00后禁饮水	禁食禁水	禁食禁水	1. 禁食禁水 2. 停胃肠减压后进不胀气流食 3. 逐渐过渡至流食	半流食	半流食

实 施 指 导

一、为什么会出现皮肤瘙痒？该如何护理？

1. 皮肤瘙痒原因 是由于胆汁不能进入肠内参与消化,而进入了血液,胆汁中的胆盐刺激皮肤的感觉神经末梢引起皮肤瘙痒。

2. 护理方法 可用新鲜芦荟涂擦、炉甘石洗剂外涂、亦可用温水擦洗,但是不可用手抓挠,防止皮肤破溃而引起术后切口的感染。

二、如何进行深呼吸和有效咳嗽？（答案略）

三、为什么会出现低血糖？有哪些临床表现？应急处理方法有哪些？

1. 低血糖的原因 由于胰腺肿瘤可致胰岛功能障碍而胰岛素分泌过少,导致血糖升高,用胰岛素治疗极易引起低血糖。

2. 低血糖的临床表现 心慌、手抖、面色苍白、出汗、心动过速和饥饿等。

3. 应急处理方法 床头随时备好糖块、甜点等,当出现上述表现时及时服用可缓解症状。

四、为什么要戒烟？（答案略）

五、为什么要进低脂肪饮食？如何选择？

1. 由于胆道梗阻,胆汁不能进入肠道,从而不能消化脂类食物,导致厌油腻,甚至出现恶心、呕吐。

2. 低脂肪饮食 是指饮食清淡、少油,脂肪含量每日 < 40g,尤其应限制动物脂肪的摄入,禁食肥肉、蛋黄、动物脑等。

3. 由于病人及家属掌握不好脂肪的摄入量,又要保证营养的摄入,建议在医院订餐,由营养师配制合理的膳食。

六、何谓 PTC+PTCD？

PTC,即经皮肝穿刺胆管造影（Percutaneous Transhepatic Cholangiography）,PTCD 是经皮肝穿刺胆道引流（Percutaneous Transhepatic Cholangial Drainage）。PTC+PTCD,可在胆管内置管引流,对判定胆道梗阻部位、胆管扩张程度有重要价值;同时,有减轻黄疸和防止胆漏的作用。

七、何谓 ERCP 检查 +ENBD 引流？

ERCP,即经内镜逆行胰胆管造影（Endoscopic Retrograde Cholangio-Pancreatography）;ENBD,即经内镜鼻胆管引流术（Endoscopic Nasobiliary Drainage）,通过 ERCP 能显示胆管、胰管近壶腹侧的影像及胰胆管扩张的影像,在 ERCP 基础上进行 ENBD,放置胆管内引流,以引流胆汁,解除胆道内压力和减轻黄疸的作用。

八、何谓清洁灌肠？（答案略）

九、胰腺癌术后的并发症有哪些？如何观察与护理？

1. 活动性出血 注意有无生命体征改变,如脉搏细数、血压下降、面色苍白、口渴、出冷汗、尿量变少等;观察有无切口敷料渗血;腹腔引流管引出鲜红色液体,每小时 > 100ml,连续 3 ~ 4 小时不止;中心静脉压 < 5cmH$_2$O 等,疑为活动性出血,应及时通知医生处理。

2. 胆漏 观察如果切口敷料有黄绿色胆汁样液渗出;腹腔引流管有胆汁样液流出;病

人有发热、腹痛、腹胀及腹膜炎体征等,疑为胆漏,应及时通知医生处理。

3. 肠漏 观察如果切口敷料有粪汁样液渗出;腹腔引流管有粪汁样液流出伴有气体或有肠内营养液流出;病人有发热、腹痛、腹胀及腹膜炎体征等,疑为肠漏,应及时通知医生处理。

4. 胰漏 观察如果切口敷料有透明水样液渗出;腹腔引流有透明水样液流出;病人有持续腹痛、腹胀、发热及腹膜炎体征等,疑为胰漏,应及时通知医生处理。

5. 腹腔内感染 术后1周左右,病人有高热、腹痛、腹胀伴白细胞升高;腹腔引流管引出混浊样液等,疑为腹腔内感染,应及时通知医生处理。

6. 切口感染 术后第3日以后,切口疼痛再次出现加重、呈波动性疼痛,伴有体温升高、切口敷料有渗出,可能为切口感染,通知医生换药处理。

十、如何取半坐卧位?其有什么益处?(答案略)

十一、术后早期活动的益处有哪些?如何进行早期活动?(答案略)

十二、何谓经空肠造瘘管肠内营养治疗?如何护理?(答案略)

十三、如何选择术后饮食的种类并做到合理饮食?(答案略)

十四、如何进行T管引流护理?(答案略)

十五、如何进行胰管引流护理?

1. 引流目的是引流胰液,解除胰管内压力,防止术后胰漏的发生。

2. 正常胰液呈无色、清亮、透明水样,由胰腺每日分泌750～1500ml,术后引流量为每日200～500ml。

3. 观察引流液的颜色、性状、量等情况并记录。

4. 引流管应妥善固定于腹壁,不可固定于床单上,以防翻身、活动时牵拉造成引流管脱出;卧位时固定于床旁,离床活动时应别在上衣下角。

5. 保持引流的通畅,活动时注意导管不要扭曲、受压或打折。

6. 预防感染,每日更换引流袋,严格无菌操作。

十六、出院后注意事项是什么?

1. 休息与活动 注意休息,保证足够的睡眠,适当锻炼,避免疲劳,劳逸结合,戒烟酒。

2. 饮食指导 进高热量、高蛋白、高维生素、易消化富含营养的半流质饮食,如鱼肉、肉松、蛋糕、牛奶、各种汤(骨头汤、鸡汤等)、羹等,以增强机体的抵抗力,宜少食多餐,每日5～6次,避免进食肉团、年糕等黏食及生、冷、硬等不易消化的食物,防止发生肠梗阻。

3. 用药指导 指导病人按医生要求正确服用出院带药。

4. 提高自护能力

(1) 出院时如带有引流管,注意观察:①引流的颜色、性状、量、有无混浊等。②穿着清洁、宽松柔软的内衣,保持局部敷料清洁干燥,防止脱衣时引流管脱落。③避免提举重物或过度活动,避免引流管脱出,出现管道脱出,应及时就诊。④胆管、胰管引流一般在术后3～4周拔除,遵医嘱按时拔管。

(2) 遵医嘱按时换药、拆线、服药、放化疗及随诊,若有腹痛、腹胀、发热、黄疸、肛门停止排气排便等不适,应及时到医院就诊。

（3）伤口拆线后1周可淋浴,避免用力搓洗,如带有引流管,局部用塑料薄膜保护,防止浸湿敷料。

（4）由于手术后抵抗力较弱,天气变化时应及时增添衣物,防止着凉。

十七、如何办理出院?（答案略）

（王春敏）

第十六节　原发性下肢静脉曲张病人的护理健康教育路径

护理健康教育路径表

时间	住院第1日	住院第2日	手术前1日	手术当日	术后第1日~出院前1日	出院日
治疗处置检查	1. 介绍 （1）**病室环境** （2）住院须知 （3）负责医生 （4）责任护士 2. 测量 （1）体温 （2）脉搏 （3）血压 （4）呼吸 （5）体重 3. 询问病史、体格检查 4. 指导压疮、烫伤、跌倒或坠床的相关预防措施 5. 指导**避免增高腹内压和静脉压的相**关知识	1. 晨起采集血、尿、便等标本 2. 陪检员陪送去做心电图、静脉超声、胸部X线等检查	1. 协助 （1）修剪指（趾）甲 （2）剃胡须 2. 指导练习**床上排尿** 3. 进行治疗、处置 （1）术前晚灌肠 （2）必要时用镇静催眠药 4. 医生交代手术事宜,家属签字 5. 麻醉师交代麻醉事宜,家属签字	1. 术晨 （1）测量体温、脉搏、血压 （2）洗漱、勿化妆 （3）皮肤准备 （4）更换病员服,取下义齿、手表、首饰、眼镜等 （5）术前用药 （6）平车护送入手术室 2. 术中 （1）麻醉 （2）静脉输液 （3）留置导尿	1. 进行治疗、处置 （1）静脉输液 （2）其他	1. 进行治疗、处置

续表

时间	住院第1日	住院第2日	手术前1日	手术当日	术后第1日～出院前1日	出院日
治疗处置检查	6. 协助 （1）清洁皮肤 （2）更换病员服 （3）修剪（勿染）指（趾）甲 （4）剃胡须等 （5）**戒烟** 7. 配餐员协助办理餐卡、订餐	3. 检查时适当增添衣物，避免着凉	6. 手术室护士术前访视	3. 术后 （1）进行治疗、处置 1）氧气吸入 2）静脉输液 3）其他 （2）告知 1）患肢敷料会有少量渗血 2）如感觉患肢不适，告知病人不要自行松解绷带，注意及时予以调整绷带的松紧	2. 告知 （1）皮肤黏膜、齿龈、口腔黏膜等**出血的原因** （2）患肢足踝部肿胀及**皮下瘀血的原因**	2. 告知 （1）**出院指导** （2）**办理出院流程指导**
活动体位	1. 休息或卧床时抬高患肢30°～40° 2. 病区内活动时，注意保护患肢，行走时应穿弹力袜或使用弹力绷带	1. 休息或卧床时抬高患肢30°～40° 2. 病区内活动时，注意保护患肢，行走时应穿弹力袜或使用弹力绷带	1. 休息或卧床时抬高患肢30°～40° 2. 病区内活动时，注意保护患肢，行走时应**穿弹力袜或使用弹力绷带**	1. 术后回病房去枕平卧6h后垫枕头，可床上翻身、活动肢体、排尿等 2. 无导尿管者6h后可在护士指导下离床排尿 3. 床上可做足部伸屈和旋转运动，促进下肢静脉回流	1. 卧床时抬高患肢30°～40° 2. 病区内**活动**	1. 卧床时抬高患肢30°～40° 2. 病区内活动
饮食	1. 普食 2. 次日需空腹化验，0:00后禁食禁水	做完各项需空腹化验、检查后可进普食	1. 普食 2. 术前1日晚20:00后禁食，0:00后禁饮水	1. 术后6h内禁食禁水 2. 遵医嘱进**合理的饮食**	1. 普食 2. 充足饮水，2000ml～2500ml/d	1. 普食 2. 充足饮水

实 施 指 导

一、什么样的环境利于普通外科病人的康复？（答案略）

二、如何避免增高腹内压和静脉压？

1. 应保持大便通畅，避免长时间站立和行走，以不出现肢体酸胀和疼痛为宜。

2. 肥胖者应有计划地减轻体重，以降低下肢静脉压。

3. 避免使用过紧腰带和穿紧身衣物。

三、为什么要戒烟?（答案略）

四、如何正确使用弹力袜或弹力绷带?

1. 使用弹力袜或弹力绷带,远侧的压力应高于近侧,促进静脉回流。

2. 弹力袜的使用应该在专业医生指导下选择,弹力袜的薄厚、压力及长短应符合病人腿部情况。

3. 穿弹力袜时先抬高患肢,排空曲张静脉内的血液后再穿,弹力绷带应自下而上包扎,包扎不应妨碍关节活动,并注意保持合适的松紧度,以能扪及足背动脉搏动和保持足部正常皮肤温度为宜。

五、如何帮助病人练习床上排尿?

1. 术后 6 小时内因为手术麻醉的影响,不能离床排尿,为病人创造一个相对私密的环境,指导练习床上排尿。

2. 平卧于床上,身体放松。必要时,按摩腹部或听流水声,以协助病人顺利排尿。

六、术后如何保证合理的饮食?

1. 避免进油腻、辛辣等刺激性食物。

2. 多进粗纤维食物,如玉米、高粱、芹菜、青椒等,避免引起便秘,增加腹压。

3. 保证充足的饮水量,每日 2000～2500ml,,以降低血液黏稠度,防止术后血栓的形成。

七、术后出血有哪些原因?

1. 术后切口敷料会有渗血现象,除因手术损伤外,也会由于应用抗凝药物而引起,一般不用特殊处理,绷带继续包扎即可。

2. 术后抗凝药物治疗期间,因药物作用还会引起皮肤黏膜、齿龈、口腔黏膜出血,尿血,便血等现象,指导病人如有出现上述情况及时告知医护人员。

3. 如有出血,应安抚病人不要紧张,医生会监测血小板计数、凝血时间,并及时调整药量。

八、为什么会出现患肢足踝部肿胀和皮下瘀血的现象?

1. 术后患肢足部略有肿胀是由于手术剥脱曲张静脉后,患肢血液循环代偿恢复需要一段时间。卧床时抬高患肢,有利于缓解肿胀,这种情况一般 3～4 日逐渐好转。

2. 皮下瘀血是由于术中剥脱血管时少量出血引起的,约 1 周之后会逐渐吸收。

九、术后如何正确活动?

1. 建议早期离床活动,以有效促进静脉回流,避免深静脉血栓的形成。

2. 不要长时间站立或行走,每次 ＜10 分钟,避免加重患肢的肿胀。

十、出院后注意事项是什么?

1. 休息与活动

（1）休息或卧床时,患肢抬高 30°～40°,继续做足部的伸屈和旋转运动,以利于静脉回流;坐位时双膝勿交叉过久,避免压迫腘窝,影响静脉回流。

（2）术后,患肢会有一些轻度肿胀或肢体麻木,这些现象都可以逐渐恢复,注意不要长时间站立或行走,以不疲劳为宜,避免从事重体力劳动。

（3）2 周以后可以逐渐恢复正常工作,伤口结痂后方可淋浴,避免用力擦洗伤口。

（4）适当运动,不仅可以增强血管弹性,同时预防深静脉血栓的发生。

2. 饮食指导

（1）注意戒烟、戒酒,忌辛辣刺激性食物,进高维生素、高蛋白、粗纤维食物。

（2）保证充足的饮水量,每日 2000～2500ml,适当运动,能预防深静脉血栓形成。

3. 用药指导　指导病人按照医生要求按时服药,如患肢突发肿胀或出血,应及时就医。

4. 提高病人的自护能力

（1）建议术后 2 周,伤口完全愈合后,继续使用弹力袜或弹力绷带 1～3 个月。

（2）避免使用过紧腰带或穿紧身衣物,肥胖者要有计划减肥,防止影响静脉回流。

（3）积极治疗便秘,以防便秘时腹压增加,加重下肢静脉的压力。

十一、如何办理出院?（答案略）

（沈　莹）

第四章

胸外科常见疾病护理健康教育路径

第一节　肋骨骨折合并血气胸病人的护理健康教育路径

护理健康教育路径表

时间	住院第1日	住院第2日～手术前1日	手术当日	术后第1日～第3日	术后第4日～出院前1日	出院日
治疗处置检查	1. 测量 (1) 体温 (2) 脉搏 (3) 血压 (4) 呼吸 (5) 体重 2. 询问病史、体格检查等 3. 进行治疗、处置 (1) 备血 (2) 药物过敏试验 (3) 静脉输液 (4) 胸腔穿刺术 4. 介绍 (1) **病室环境** (2) 住院须知 (3) 负责医生 (4) 责任护士 5. 指导压疮、烫伤、跌倒或坠床的相关预防措施	1. 晨起采集血、尿、便等标本 2. 陪检员陪送做心电图、腹部超声等检查 3. 检查时适当增添衣服，避免着凉 4. 协助 (1) 修剪（趾）指甲 (2) 剃胡须等 5. 指导 (1) 指导**深呼吸、有效咳嗽的方法** (2) 练习床上排尿 6. 治疗、处置 (1) 静脉输液 (2) **呼吸道管理和胸部叩击** (3) 其他	1. 术晨 (1) 测体温、脉搏、血压 (2) 洗漱、勿化妆 (3) 皮肤准备 (4) 更换病员服，取下义齿、手表、首饰、眼镜等 (5) 术前用药 (6) 携带影像学资料 (7) 平车护送入手术室 2. 术中 (1) 麻醉 (2) 置胸腔闭式引流管 (3) 留置导尿	1. 进行治疗、处置 (1) 静脉输液 (2) 氧气吸入 (3) 雾化吸入 (4) 其他 2. 进行深呼吸和有效咳嗽，防止肺不张和肺部感染的发生	1. 进行治疗、处置 (1) 静脉输液 (2) 拆线、换药等	1. 进行治疗、处置 2. 指导肺部术后康复训练的方法

续表

时间	住院第1日	住院第2日~手术前1日	手术当日	术后第1日~第3日	术后第4日~出院前1日	出院日
治疗处置检查	6. 协助 (1) 清洁皮肤 (2) 更换病员服 (3) 修剪(勿染)指(趾)甲 (4) 剃胡须等 (5) 戒烟 7. 必要时由医护人员陪同做检查 (1) 胸部X线 (2) 胸部CT等 8. 检查时适当增减衣服,避免着凉 9. 配餐员协助办理餐卡、订餐	7. 医生交代手术事宜,家属签字 8. 麻醉师交代麻醉事宜,家属签字 9. 手术室护士术前访视	3. 术后 (1) 心电监测 (2) 血氧饱和度监测 (3) 氧气吸入 (4) 静脉输液 (5) 其他 (6) 告知 1) **胸腔闭式引流护理** 2) 进行深呼吸及有效咳嗽	3. 指导**术侧肢体功能锻炼的方法**	2. 进行深呼吸和有效咳嗽,防止肺内感染的发生	3. 告知 (1) **出院指导** (2) **办理出院流程指导**
活动体位	病室内活动	病室内活动	术后去枕平卧6h后半卧位	1. 床上活动 2. 病室内活动	病区内活动	病区内活动
饮食	1. 普食 2. 次日需空腹化验、检查,应0:00以后禁食禁水	1. 做完各种需空腹化验、检查后可进普食 2. 术前1日晚20:00后禁食,0:00后禁饮水	术后6h后进**流食**	**半流食**	普食	普食

实 施 指 导

一、什么样的环境利于胸外科病人的康复?

1. 病室的温度保持在18~22℃,湿度在50%~60%,适宜的温度和湿度有利于休息和术后的康复。

2. 根据季节和气候的变化,病室开窗换气每日1~2次,通风时间为每次30分钟左右,从而达到置换室内空气的目的,保证病室空气清新,以减少肺部感染的机会。

3. 肺部手术后吸烟会引起呼吸道不适,甚至会增加呼吸道感染发生的可能,为了早日康复,应戒烟。

4. 为了得到充分的休息,减少探视人员的探视,避免交叉感染,以减少术后并发症。在交谈时,降低音量,避免环境嘈杂,影响其他人的休息。

5. 病室内不要摆放鲜花,家属或探访人员不要使用香水,刺鼻的鲜花或香水会使病人出现呼吸道症状,如咳嗽、呼吸困难等。

二、如何进行深呼吸和有效咳嗽？

1. 坐位,身体稍前倾,双手环抱一个枕头,有助于膈肌上升。

2. 进行 5～6 次深而缓慢的腹式呼吸,深吸气末屏气 3～5 秒,然后缩唇(吹口哨样),缓慢地经口将肺内气体呼出。

3. 再深吸一口气后屏气 3～5 秒,身体前倾,进行短促有力的咳嗽 2～3 次,咳嗽时同时收缩腹肌,也可用手按压上腹部,帮助痰液咳出。

4. 呼吸动作应尽量深、慢,呼吸时全身应尽量放松。

5. 咳痰后及时漱口,去除痰液异味。

三、如何对病人进行呼吸道管理及胸部叩击？

1. 鼓励病人深呼吸、有效咳嗽,促进肺部复张和痰液排出。

2. 口腔护理每日 2 次,保持口腔清洁,预防并发症的发生。

3. 胸部叩击时间　应在餐前 30 分钟或餐后 2 小时以后进行,每次叩击 5～15 分钟为宜。

4. 胸部叩击体位　侧卧位或坐位,用单层的薄布覆盖叩击部位,避免引起皮肤发红,但覆盖物不宜太厚,以免影响叩击效果。

5. 胸部叩击方法　叩击者手指弯曲并拢,掌侧呈杯状,以手腕的力量,从肺底自下而上、由外向内叩击,叩击时发出深而空的声音表明手法正确,叩击时力量适中,以病人不感到疼痛为宜。应避开乳房、心脏、骨突处(如肩胛骨、胸骨、脊椎),避开拉链、纽扣部位。

四、如何对胸腔闭式引流的病人进行护理？

1. 保持管道密闭性

(1) 使用油纱布包盖引流管周围;检查引流装置的密闭性及引流管是否脱落;引流管一旦从胸腔脱出,应立即用手捏闭伤口处皮肤,消毒后用凡士林纱布封闭伤口;引流瓶连接处脱落,应立即用止血钳双向夹闭引流管,更换引流装置。

(2) 水封瓶长玻璃管置于液平面下 3～4cm,保持直立位。

(3) 更换引流瓶及搬运病人时,用止血钳双向夹闭引流管,防止空气进入胸膜腔。

2. 严格进行无菌技术操作,防止逆行感染

(1) 保持引流装置无菌,严格遵守无菌技术操作原则定时更换引流装置。

(2) 引流瓶低于胸壁引流口平面 60～100cm。

3. 观察引流,保持通畅

(1) 每 1～2 小时挤压引流管,防止扭曲、受压和阻塞,注意观察引流液的颜色、性质和量。

(2) 观察水封瓶长玻璃管中的水柱是否随呼吸上下波动,必要时在病人深呼吸或咳嗽时观察,其波动范围为 4～6cm。若水柱波动幅度过大,提示可能存在肺不张;若水柱无波动,提示引流管不通畅或肺已完全扩张;若病人出现胸闷、气促、气管向健侧偏移等肺受压的症状,应疑为引流管被血块堵塞,需挤捏或使用负压间断抽吸引流瓶中的短玻璃管,使其通畅,并通知医生。

(3) 协助病人取半坐卧位,鼓励病人深呼吸和咳嗽,促进肺复张。

4. 拔管

(1) 拔管指征:在置管 48～72 小时后,观察引流量明显减少且颜色变浅,24 小时引流液量 <50ml、脓液 <10ml,胸部 X 线显示肺复张良好、无漏气,病人无呼吸困难,即可考虑

拔管。

（2）拔管:协助医生拔管,嘱病人先深吸一口气,于吸气末迅速拔管,并立即用凡士林纱布封闭胸壁伤口,包扎固定。

（3）观察:拔管后24小时内要密切观察病人有无胸闷、憋气、呼吸困难、发绀、切口漏气、渗液、出血及皮下气肿等,如有异常,及时通知医生处理。

五、术后如何正确饮食?

1. 半流食　食物必须制成半流质状,如泥、汁、粥、汤、羹,易咀嚼和吞咽,易消化吸收,每日 5~6 餐。

（1）主食:可食米粥、碎烂面条、馄饨等。

（2）副食:肉类宜选瘦肉,制成肉泥;鱼、虾等海产品可制成泥状;蛋类如蒸蛋羹、蛋花等均可;乳类及豆类,如牛奶、豆浆、豆腐等;水果蔬菜应制成果汁、菜汁等;可食少量碎嫩菜叶等。

（3）禁食:油炸食品,刺激性调味品,硬而不易消化的食物,如豆类、大块蔬菜、蒸米饭和烙饼等。

2. 全流食　一切食物制成流体,少食多餐,每日 6~7 餐,可食米汤、牛奶、菜汁。

3. 高热量、高蛋白饮食　如鱼、肉、蛋、牛奶、鸡汤、骨头汤、大枣及桂圆等。

六、如何进行术侧肢体功能锻炼?

1. 术后第 1 日开始,在护士的指导下进行手术侧前臂的屈伸运动。

2. 方法　①用健侧手臂带动术侧手臂屈伸运动,活动自如后要进行前臂的抬举运动。②抬举前臂举过头部,以促进血液循环,防止患侧瘢痕形成,影响肢体功能。

七、如何进行肺部术后康复训练?

1. 每日在 3 餐前进行深呼吸运动,深吸气 2 次,然后慢慢呼出 1 次,每次做 5 分钟以上。

2. 饭后进行平地快走,10 分钟以上,改善肺活量,有利于术后减轻呼吸困难、气短等症状。

3. 每日根据自己的身体状况,进行上楼梯运动,要求 4 层楼以上,以增加氧气的吸入,提高肺组织的顺应性。

八、出院后注意事项是什么?

1. 休息与活动

（1）回家以后要多注意休息,参加适合自身情况的体育锻炼(如散步、打太极拳等),增强体质,劳逸结合,防止过度疲劳。

（2）避免受凉、淋雨、吸烟、酗酒等,养成良好的生活习惯。

2. 饮食指导　食用清淡并且富含营养的食物,如蔬菜、水果、豆腐、鱼肉等;忌食刺激性、油腻的食物;保持大便通畅。

3. 用药指导　遵医嘱按时服用药物,服药时缓慢咽下,防止剧烈呛咳、呕吐,影响伤口的愈合。

4. 提高自护能力

（1）如果术前吸烟,手术后一定要戒烟。

（2）保持口腔清洁,预防感染的发生。

（3）遵医嘱定期复查。

九、如何办理出院？（答案略）

（谷春梅）

第二节 自发性气胸病人的护理健康教育路径

护理健康教育路径表

时间	住院第1日	住院第2日～手术前1日	手术当日	术后第1日～第3日	术后第4日～出院前1日	出院日
治疗处置检查	1. 介绍 （1）**病室环境** （2）住院须知 （3）负责医生 （4）责任护士 2. 测量 （1）体温 （2）脉搏 （3）血压 （4）呼吸 （5）体重 3. 询问病史、体格检查等 4. 指导压疮、烫伤、跌倒或坠床的相关预防措施 5. 协助 （1）清洁皮肤 （2）更换病员服 （3）修剪（勿染）指（趾）甲 （4）剃胡须等 （5）戒烟 6. 配餐员协助办理餐卡、订餐	1. 晨起采集血、尿、便等标本 2. 陪检员陪送做心电图、腹部超声、胸部X线、胸部CT等检查 3. 检查时适当增添衣服，避免着凉 4. 协助 （1）修剪指（趾）甲 （2）剃胡须等 5. 指导 （1）**深呼吸及有效咳嗽的方法** （2）练习床上排尿 6. 进行治疗、处置 （1）备血（复查血型） （2）药物过敏试验 （3）必要时行胸腔穿刺术 （4）灌肠 （5）其他 7. 医生交代手术事宜，家属签字 8. 麻醉师交代麻醉事宜家属签字 9. 手术室护士术前访视	1. 术晨 （1）测体温、脉搏、血压 （2）洗漱、勿化妆 （3）皮肤准备 （4）更换病员服，取下义齿、手表、首饰、眼镜等 （5）术前用药 （6）携带影像学资料 （7）平车护送入手术室 2. 术中 （1）麻醉 （2）置胸腔闭式引流管 （3）留置导尿 3. 术后 （1）心电监测 （2）血氧饱和度监测 （3）氧气吸入 （4）静脉输液 （5）其他 （6）告知 1）**胸腔闭式引流的护理** 2）进行深呼吸及有效咳嗽	1. 进行治疗、处置 （1）静脉输液 （2）氧气吸入 （3）雾化吸入 （4）其他 2. 进行深呼吸和有效咳嗽，防止肺不张和肺部感染的发生	1. 进行治疗、处置 （1）雾化吸入 （2）拆线、换药等 2. 进行深呼吸和有效咳嗽，防止肺内感染的发生 3. 指导**术侧肢体功能锻炼的方法**	1. 进行治疗、处置 2. 告知 （1）**出院指导** （2）**办理出院流程指导**

续表

时间	住院第1日	住院第2日～手术前1日	手术当日	术后第1日～第3日	术后第4日～出院前1日	出院日
活动体位	病区内活动	病区内活动	术后去枕平卧6h后半卧位	床上活动,病室内活动	病区内活动	病区内活动
饮食	1. 普食 2. 次日需空腹化验、检查,应0:00以后禁食禁水	1. 做完各种需空腹化验、检查后可进普食 2. 术前1日晚20:00后禁食,0:00禁饮水	术后6h后进**半流食**	普食	普食	普食

实 施 指 导

一、什么样的环境利于胸外科病人的康复？（答案略）

二、如何进行深呼吸和有效咳嗽？（答案略）

三、如何对胸腔闭式引流的病人进行护理？（答案略）

四、术后如何正确饮食？（答案略）

五、如何进行术侧肢体功能锻炼？（答案略）

六、出院后注意事项是什么？

1. 休息与活动

（1）恢复期胸部仍会有轻微不适及疼痛,但不会影响患侧肩关节的活动,早期活动应循序渐进。

（2）在气胸痊愈的1个月内,不宜参加剧烈的体育活动,如打球、跑步、抬举重物,防止加重病情;避免受凉、淋雨、吸烟、酗酒等,养成良好的生活习惯。

2. 饮食指导　食用清淡并且富含营养的食物,如蔬菜、水果、豆腐、鱼肉等;忌食刺激性、油腻的食物;保持大便通畅。

3. 用药指导　遵医嘱按时服用药物,服药时缓慢咽下,防止剧烈呛咳、呕吐,影响伤口的愈合;观察药物的不良反应。

4. 提高自护能力　定期复查,如发现异常情况及时就诊。

七、如何办理出院？（答案略）

（谷春梅）

第三节　支气管扩张症病人的护理健康教育路径

护理健康教育路径表

时间	住院第1日	住院第2日～手术前1日	手术当日	术后第1日～第3日	术后第4日～出院前1日	出院日
治疗处置检查	1. 介绍 (1) **病室环境** (2) 住院须知 (3) 负责医生 (4) 责任护士 2. 测量 (1) 体温 (2) 脉搏 (3) 血压 (4) 呼吸 (5) 体重 3. 询问病史、体格检查等 4. 指导压疮、烫伤、跌倒或坠床的相关预防措施 5. 协助 (1) 清洁皮肤 (2) 更换病员服 (3) 修剪(勿染)指(趾)甲 (4) 剃胡须等 (5) 戒烟 6. 配餐员协助办理餐卡、订餐	1. 晨起采集血、尿、便等标本 2. 陪检员陪送做心电图、腹部超声、胸部X线、支气管造影、胸部CT等检查 3. 检查时适当增添衣服,避免着凉 4. 协助 (1) 修剪指(趾)甲 (2) 剃胡须等 5. 指导 (1) **深呼吸及有效咳嗽的方法** (2) **练习床上排尿** 6. 进行治疗、处置 (1) 痰液的留取 (2) 备血(复查血型) (3) 药物过敏试验 (4) **呼吸道管理及胸部叩击** (5) 术前晚灌肠 7. 医生交代手术事宜,家属签字 8. 麻醉师交代麻醉事宜,家属签字 9. 手术室护士术前访视	1. 术晨 (1) 测体温、脉搏、血压 (2) 洗漱、勿化妆 (3) 皮肤准备 (4) 更换病员服,取下义齿、手表、首饰、眼镜等 (5) 术前用药 (6) 携带影像学资料 (7) 平车护送入手术室 2. 术中 (1) 麻醉 (2) 胸腔闭式引流 (3) 留置导尿 3. 术后 (1) 心电监测 (2) 血氧饱和度监测 (3) 氧气吸入 (4) 静脉输液 (5) 其他 (6) 告知 1) **胸腔闭式引流的护理** 2) 进行深呼吸及有效咳嗽 3) 指导**体位引流的方法**	1. 进行治疗、处置 (1) 氧气吸入 (2) 雾化吸入 (3) 静脉输液 (4) 其他 2. 进行深呼吸和有效咳嗽,防止肺不张和肺部感染的发生	1. 进行治疗、处置 (1) 雾化吸入 (2) 拆线、换药 (3) 其他 2. 进行深呼吸和有效咳嗽,防止肺内感染的发生 3. 指导**术侧肢体、肩关节功能锻炼的方法**	1. 进行治疗、处置 2. 指导进行肺部**术后康复训练的方法** 3. 告知 (1) 出院指导 (2) 办理出院流程指导
活动体位	病区内活动	病区内活动	术后去枕平卧6h后半卧位	床上活动病室内活动	病区内活动	病区内活动

续表

时间	住院第1日	住院第2日~手术前1日	手术当日	术后第1日~第3日	术后第4日~出院前1日	出院日
饮食	1. 普食 2. 次日需空腹化验、检查,应0:00以后禁食禁水	1. 做完各种需空腹化验检查后可进普食 2. 术前1日晚20:00后禁食,0:00后禁饮水	术后6h后进流食	半流食	普食	普食

实 施 指 导

一、什么样的环境利于胸外科病人的康复?（答案略）

二、如何进行深呼吸和有效咳嗽?（答案略）

三、如何练习床上排尿?

1. 术后6小时内因为手术麻醉的影响,病人不能离床排尿。因此术前要指导病人练习床上排尿。

2. 提供一个相对私密的环境空间。平卧于床上,身体放松,妥善放置便器后,指导病人稍加腹压即可排尿。

3. 必要时,按摩腹部或听流水声,以协助顺利排尿。

四、如何对病人进行呼吸道管理及胸部叩击?（答案略）

五、如何对胸腔闭式引流的病人进行护理?

六、如何进行体位引流?

每2小时翻身更换体位时,根据胸部平片及病人的耐受情况进行各种形式的体位引流,如侧卧位、俯卧位、头低足高位等,持续时间在15~30分钟,可配合胸部叩击来进行。

七、如何进行术侧肢体功能锻炼?（答案略）

八、如何进行肩关节的功能锻炼?

首先活动患侧手臂,进行术侧手臂抬起运动;可耐受后第2日慢慢用患侧的手去触摸同侧耳朵;适应后,用患侧手臂做梳头动作;最后用患侧的手去触摸对侧耳朵。

九、如何进行肺部术后康复训练?（答案略）

十、出院后注意事项是什么?

1. 休息与活动

（1）注意加强体育锻炼（如散步、打太极拳等）,增强体质。

（2）保持规律的生活起居,防止过度疲劳。

（3）避免受凉、淋雨、吸烟、酗酒等,养成良好的生活习惯。

2. 饮食指导 食用清淡并且富含营养的食物,如蔬菜、水果、豆腐、鱼肉等;忌食刺激性、油腻的食物;保持大便通畅。

3. 用药指导 遵医嘱按时服用药物,定期复查。

4. 提高自护能力 注意保暖和保持口腔卫生,忌烟酒及辛辣等食物,避免烟雾、灰尘及不良情绪的刺激;坚持进行有效深呼吸,预防呼吸道感染,防止支气管扩张的复发。

十一、如何办理出院？（答案略）

（谷春梅）

第四节　支气管肺癌病人的护理健康教育路径

护理健康教育路径表

时间	住院第1日	住院第2日～手术前1日	手术当日	术后第1日～第3日	术后第4日～出院日
治疗处置检查	1. 介绍 （1）**病室环境** （2）住院须知 （3）负责医生 （4）责任护士 2. 测量 （1）体温 （2）脉搏 （3）血压 （4）呼吸 （5）体重 3. 询问病史、体格检查 4. 指导压疮、烫伤、跌倒或坠床的相关预防措施 5. **指导呼吸功能锻炼的方法** 6. **了解吸烟的危害** 7. 协助 （1）清洁皮肤 （2）更换病员服 （3）修剪（勿染）指（趾）甲 （4）剃胡须等 （5）戒烟 8. 配餐员协助办理餐卡、订餐	1. 晨起采集血、尿、便等标本 2. 陪检员陪送做检查：心电图、心脏超声、胸部CT、ECT、肺功能等 3. 检查时适当增添衣物，避免着凉 4. 协助 （1）修剪指（趾）甲 （2）剃胡须等 5. 指导 （1）练习床上排尿 （2）指导**深呼吸及有效咳嗽的方法** 6. 进行治疗、处置 （1）备血（复查血型） （2）药物过敏试验 （3）术前晚灌肠 （4）其他 7. 医生交代手术事宜，家属签字 8. 麻醉师交代麻醉事宜，家属签字 9. 手术室护士术前访视	1. 术晨 （1）测量体温、脉搏、血压 （2）洗漱、勿化妆 （3）皮肤准备 （4）更换病员服，取下义齿、手表、首饰、眼镜等 （5）术前用药 （6）携带影像学资料 （7）平车护送入手术室 2. 术中 （1）麻醉 （2）静脉输液 （3）心电监测 （4）胸腔闭式引流 （5）留置导尿 3. 术后 （1）心电监测 （2）血氧饱和度监测 （3）氧气吸入 （4）静脉输液 （5）其他 （6）告知 1) **胸腔闭式引流的护理** 2) 进行深呼吸及有效咳嗽 3) 如感觉呼吸困难，深呼吸并及时通知医生进行处置	1. 进行治疗、处置 （1）静脉输液 （2）雾化吸入 （3）适时给予镇痛药 （4）胸部叩击 （5）其他 2. 指导 （1）进行深呼吸、有效咳嗽 （2）保持口腔清洁 （3）开窗通风每日1～2次，防止交叉感染 3. 告知 （1）**术侧肢体功能锻炼的方法** （2）离床活动时防脱管、预防跌倒 （3）保证充足的睡眠 （4）保持大小便通畅	1. 进行治疗、处置 2. 告知 （1）**出院指导** （2）**办理出院流程指导**
活动体位	病区内活动	病区内活动	1. 术后回病房6h内去枕平卧位，有恶心症状时头偏向一侧 2. 6h后垫枕头，可床上翻身、活动双下肢，病情允许可取半坐卧位 3. 床上活动	1. 卧床休息时，半坐卧位与平卧位交替进行 2. 病室内活动	病区内活动

续表

时间	住院第1日	住院第2日~手术前1日	手术当日	术后第1日~第3日	术后第4日~出院日
饮食	1. 普食 2. 次日需空腹化验、检查0:00后禁食禁水	1. 做完各种化验、检查后可进普食 2. 术前1日晚20:00后禁食，0:00后禁饮水	术后6h内禁食禁水后遵医嘱进合理的饮食	普食	普食

实 施 指 导

一、什么样的环境利于胸外科病人的康复？ （答案略）

二、如何进行呼吸功能锻炼？

1. 缩唇呼吸　闭嘴经鼻吸气，然后通过缩唇（吹口哨样），缓慢地经口将肺内气体呼出，同时收缩腹部，吸气与呼气时间比为1:2或1:3。

2. 膈式或腹式呼吸　取立位、平卧位或半坐位，双手分别放于前胸部和上腹部，用鼻子缓慢吸气时，膈肌最大程度下降，腹肌松弛，腹部凸起，手感到腹部向上抬起；呼气时用口呼出，腹肌收缩，膈肌松弛，膈肌随腹腔内压增加而上抬，推动肺部气体排出，手感到腹部下降。

3. 缩唇呼吸和腹式呼吸，每日训练3~4次，每次重复8~10次。

三、吸烟对肺部康复有何危害？

1. 吸烟会刺激支气管引起慢性咳嗽，香烟的尼古丁会引起支气管平滑肌收缩痉挛，影响肺部组织的气体交换，导致缺氧。

2. 吸烟还会造成血压升高、心跳加快、甚至心律不齐并诱发心脏病。

3. 已经公认吸烟是肺癌的重要危险因素，烟草中含有各种致癌物质，其中苯并芘为致癌的主要物质，为了健康，请远离烟草。

四、如何进行深呼吸和有效咳嗽？ （答案略）

五、如何对胸腔闭式引流的病人进行护理？ （答案略）

六、如何保证合理的饮食？

1. 手术后需要摄入含有充足热量、蛋白质和丰富维生素的流质、半流质饮食，以保证手术引起的营养物质消耗，如稀粥、牛奶、蛋汤、蛋羹、龙须面、菜泥粥、小馄饨等。

2. 手术后第1日，在肠道功能未完全恢复前，不宜多饮水，食物必须制成半流质状，易咀嚼和吞咽，如米粥、碎烂面条、馄饨、肉末、菜末等易消化吸收，少食多餐，每日5~6餐，以不引起腹胀为宜。

3. 避免油腻、辛辣等刺激性及不易消化的食物。

七、如何进行术侧肢体功能锻炼？ （答案略）

八、出院后注意事项是什么？

1. 休息与活动

（1）出院后要多注意休息，劳逸结合，防止过度疲劳，保证足够的睡眠。

（2）尽量不到公共场所活动，防止呼吸道交叉感染。

2. 饮食指导

（1）进高热量、高维生素、高蛋白饮食如瘦肉、牛奶、鸡蛋、豆制品等,少食多餐,食量不可过饱,以免加重心肺负担。

（2）饮食要新鲜,以防腹泻加重病情。

（3）合并糖尿病者要控制含糖较高饮食,禁止喝饮料。

3. 用药指导　根据医嘱正确用药。

4. 提高自护能力

（1）调整日常生活和工作量,增强体质,养成良好的生活习惯。

（2）要经常做深呼吸,增加肺活量。

（3）注意保暖,避免着凉。

（4）保持室内空气新鲜,开窗通风换气每日 1～2 次,每次 30 分钟左右,避免接触动物及花粉。

（5）术前吸烟者,手术后一定要戒烟,并避免吸入二手烟;保持口腔清洁,注意口腔卫生。

（6）定期门诊复诊,术后 8～9 日左右手术切口部位拆线,拔出引流管部位 2～3 周后拆线。

九、如何办理出院?（答案略）

（李　伟　张秀杰）

第五节　食管癌病人的护理健康教育路径

护理健康教育路径表

时间	住院第 1 日	住院第 2 日～手术前 1 日	手术当日	术后第 1 日～第 3 日	术后第 4 日～出院前 1 日	出院日
治疗处置检查	1. 介绍 （1）**病室环境** （2）住院须知 （3）负责医生 （4）责任护士	1. 晨起采集血、尿、便等标本 2. 陪检员陪送做检查:心电图、腹部超声、胸部X线、胃镜、胸部CT等	1. 术晨 （1）测量体温、脉搏、血压 （2）洗漱、勿化妆 （3）皮肤准备 （4）更换病员服,取下义齿、手表、首饰、眼镜等 （5）留置胃管 （6）术前用药 （7）携带影像学资料 （8）平车护送入手术室	1. 进行治疗、处置 （1）氧气吸入 （2）心电监测 （3）血氧饱和度监测 （4）肠外营养治疗 （5）静脉输液 （6）胃肠减压 （7）口腔护理 （8）雾化吸入 （9）其他	1. 进行治疗、处置 （1）静脉输液 （2）雾化吸入 （3）口腔护理 （4）其他	1. 进行治疗、处置 （1）术后 8～10d 拆线 （2）其他

续表

时间	住院第1日	住院第2日~手术前1日	手术当日	术后第1日~第3日	术后第4日~出院前1日	出院日
治疗处置检查	2. 测量 （1）体温 （2）脉搏 （3）血压 （4）呼吸 （5）体重 3. 询问病史、体格检查等 4. 指导压疮、烫伤、跌倒或坠床的相关预防措施 5. 协助 （1）清洁皮肤 （2）更换病员服 （3）修剪（勿染）指（趾）甲 （4）剃胡须等 （5）戒烟 6. 配餐员协助办理餐卡、订餐	3. 检查时适当增添衣服，避免着凉 4. 协助 （1）修剪指（趾）甲 （2）剃胡须等 5. 指导 （1）**深呼吸及有效咳嗽的方法** （2）**练习床上排尿** （3）**肠道准备** 6. 进行治疗、处置 （1）备血（复查血型） （2）药物过敏试验 （3）静脉输液 （4）**呼吸道管理及胸部叩击** （5）术前晚灌肠 （6）其他 7. 医生交代手术事宜，家属签字 8. 麻醉师交代麻醉事宜，家属签字 9. 手术室护士术前访视	2. 术中 （1）麻醉 （2）深静脉置管 （3）胸腔闭式引流 （4）留置导尿 3. 术后 （1）心电监测 （2）血氧饱和度监测 （3）胃肠减压 （4）深静脉置管 （5）氧气吸入 （6）留置导尿 （7）静脉输液 （8）其他 （9）告知胸腔闭式引流的护理 （10）进行深呼吸及有效咳嗽 （11）及时评估病人疼痛的程度，医生将酌情给予镇痛药	2. 进行深呼吸和有效咳嗽，防止肺不张和肺部感染的发生 3. **并发症的观察与护理**	2. 进行深呼吸和有效咳嗽，防止肺不张和肺部感染的发生 3. 指导促进消化道功能恢复的方法	2. 告知 （1）出院指导 （2）办理出院流程指导
活动体位	病区内活动	病区内活动	术后去枕平卧6h后半卧位	1. 床上活动 2. 病室内活动	病区内活动	病区内活动
饮食	1. 半流食 2. 次日需空腹化验、检查，应0:00以后禁食禁水	1. 做完各种需空腹化验检查后可进普食或半流食 2. 术前1日晚20:00后禁食，0:00后禁饮水	禁食禁水	禁食禁水	**不胀气流食**	1. 半流食 2. 软食

实施指导

一、什么样的环境利于胸外科病人的康复？（答案略）

二、如何进行深呼吸和有效咳嗽？（答案略）

三、如何练习床上排尿？（答案略）

四、如何进行术前肠道准备？

1. 术前 3 日改流质饮食，如米汤、藕粉等。

2. 术前 1 日禁食，并遵医嘱口服肠道抗生素。

3. 根据术式，术前晚清洁灌肠。

五、如何对病人进行呼吸道管理及胸部叩击？（答案略）

六、如何对胸腔闭式引流的病人进行护理？（答案略）

七、食管癌术后并发症有哪些？如何观察及护理？

1. 出血　观察并记录引流液的颜色、性状、量，若引流量每小时 > 100ml，持续 2 小时，并伴有血压下降、出冷汗等，应立即通知医生，做好再次开胸的准备。

2. 吻合口瘘　多发生在术后 5～10 日，如病人出现高热、寒战、呼吸困难、胸腔积液甚至休克，应立即通知医生给予处理：

（1）病人禁食。

（2）协助行胸腔闭式引流。

（3）抗感染及营养支持，并密切观察生命体征。

（4）需再次手术的，配合医生行术前准备。

3. 乳糜胸　多发生在术后 2～10 日，术后早期胸腔闭式引流液可为淡血性或淡黄色，量多。进食后，乳糜样液增多，严重的可造成病人衰竭而死亡。处理措施如下：

（1）加强生命体征的观察，注意呼吸的变化。

（2）放置胸腔闭式引流，及时引流胸腔内乳糜液，使肺膨胀。

（3）给予肠外营养，保证病人营养的摄入，促进疾病的恢复。

八、如何促进消化道功能恢复？

1. 腹部环式按摩，每日顺时针按摩腹部 30 次，逆时针按摩腹部 30 次。

2. 腹式呼吸

（1）取立位、平卧位或半坐位，双手分别放于前胸部和上腹部。

（2）用鼻子缓慢吸气时，膈肌最大程度下降，腹肌松弛，腹部凸起，手感到腹部向上抬起。

（3）呼气时用口呼出，腹肌收缩，膈肌松弛，膈肌随腹腔内压增加而上抬，推动肺部气体排出，手感到腹部下降。

3. 尽早离床活动。

4. 腹部热敷。

5. 取脐孔左右两横指处皮肤，提起与放松交替进行，每次 20 组，每日 3 次。

九、如何正确进食？

1. 少食多餐，细嚼慢咽。

2. 多食用一些新鲜的水果、蔬菜，以保证维生素和微量元素的摄入。进高蛋白、高热量、高维生素、易消化的食物补充能量。在日常生活中,不吃腌制品及发霉的食物,饭菜不要过咸,切忌吃辛辣、油腻及过凉、过热的食物,避免影响消化道功能。

3. 术前晚 0:00 之前多饮水,以冲洗食管。

4. 拔胃管 2 小时后试饮 20ml 温开水,如饮水无呛咳、吞咽困难、腹胀、呕吐等不适后,循序渐进,进食不胀气流食→流食→半流食→软食。拔管初期宜进食藕粉、米汤等不胀气流食,忌牛奶、豆浆、糖水、果汁等,食用各种汤类时注意避免油腻。常见半流质饮食,如米粥、烂面条、豆腐脑、果泥、肉汤等。蛋羹、馒头、软饭、炖菜等软食,易消化吸收,每日 5 ~ 6 餐。

5. 每餐不宜过饱,餐后避免立即平卧,进食后半卧位或站立 30 分钟后平卧。

十、出院后注意事项是什么?

1. 休息与活动

(1)保证足够的睡眠,建议出院 3 个月内不到公共场所活动。

(2)调整好日常生活和工作量:①可以根据情况适当做些力所能及的体力活动,活动量以不感到疲劳为宜。②活动范围应先室内后室外。③上班时,如感到劳累、心慌、胸闷、气短,应停止工作,继续休息。

2. 饮食指导

(1)饮食方面进高热量、高维生素、高蛋白饮食,如牛奶、豆浆、豆腐、瘦肉等,少食多餐,进食不可过饱,避免加重胸腔内胃对心肺的挤压。

(2)进食后应适当活动,不应立即卧床,避免食物反流引起不适。长期食物反流会导致反流性食管炎,误吸会引起吸入性肺炎,大量反流物误吸会导致窒息。

(3)饮食要新鲜,以防腹泻。

3. 用药指导　根据医嘱正确用药,为病人讲解药物的作用及不良反应。

4. 提高自护能力

(1)术前吸烟的病人,手术后一定要戒烟,并保持口腔清洁,注意口腔卫生。

(2)经常做深呼吸,保持有效肺活量。

(3)定期门诊随访。

十一、如何办理出院?（答案略）

（谷春梅）

第六节 食管平滑肌瘤病人的护理健康教育路径

护理健康教育路径表

时间	住院第1日	住院第2日~手术前1日	手术当日	术后第1日~第3日	术后第4日~出院日
治疗处置检查	1. 介绍 (1) **病室环境** (2) 住院须知 (3) 负责医生 (4) 责任护士 2. 测量 (1) 体温 (2) 脉搏 (3) 血压 (4) 呼吸 (5) 体重 3. 询问病史、体格检查 4. 指导压疮、烫伤、跌倒或坠床的相关预防措施 5. 协助 (1) 清洁皮肤 (2) 更换病员服 (3) 修剪(勿染)指(趾)甲 (4) 剃胡须等 (5) 戒烟、戒酒 6. 指导**深呼吸及有效咳嗽的方法** 7. 配餐员协助办理餐卡、订餐	1. 晨起采集血、尿、便等标本 2. 陪检员陪送做胸部X线、心电图、CT、胃镜等检查 3. 检查时适当增添衣物,避免着凉 4. 协助 (1) 修剪指(趾)甲 (2) 剃胡须等 5. 指导 (1) 保持口腔清洁 (2) 练习床上排尿 6. 进行治疗、处置 (1) 备血(复查血型) (2) 药物过敏试验 (3) 术前晚灌肠 (4) 其他 7. 医生交代手术事宜,家属签字 8. 麻醉师交代麻醉事宜,家属签字 9. 手术室护士术前访视	1. 术晨 (1) 测量体温、脉搏、血压 (2) 洗漱、勿化妆 (3) 皮肤准备 (4) 更换清洁的病员服,取下义齿、手表、首饰、眼镜等 (5) 术前用药 (6) 留置胃管 (7) 携带影像学资料 (8) 平车护送入手术室 2. 术中 (1) 麻醉 (2) 留置导尿 (3) 静脉输液 (4) 胸腔闭式引流 3. 术后 (1) 静脉输液 (2) 氧气吸入 (3) 心电监测 (4) 血氧饱和度监测 (5) 胃肠减压 (6) 留置导尿 (7) 胸腔引流管 (8) 其他 (9) 告知 1) 如感觉切口疼痛难忍,医生会酌情给予镇痛药 2) 进行深呼吸及有效咳嗽 3) **胸腔闭式引流的护理** 4) **术后初期饮食**	1. 进行治疗、处置 (1) 静脉输液 (2) 雾化吸入 (3) 适时给予镇痛药 (4) 其他 2. 进行深呼吸、有效咳嗽 3. 指导 (1) **促进消化道功能恢复的方法** (2) 离床活动时脱管、跌倒预防 (3) **术侧肢体功能锻炼的方法** (4) 保持大小便通畅	1. 进行治疗、处置 2. 告知 (1) **出院指导** (2) **办理出院流程指导**

续表

时间	住院第 1 日	住院第 2 日 ~ 手术前 1 日	手术当日	术后第 1 日 ~ 第 3 日	术后第 4 日 ~ 出院日
活动体位	病区内活动	病区内活动	1. 术后回病房 6h 内去枕平卧位,有恶心症状时头偏向一侧 2. 去枕平卧 6h 后垫枕头,可床上翻身、活动双下肢,病情允许可取半卧位 3. 床上活动	1. 卧床休息时,半卧位与平卧位交替进行 2. 病室内活动 3. 病区内活动	病区内活动
饮食	1. 软食、正确进食 2. 次日需空腹化验、检查,0:00 后禁食禁水	1. 做完各种需空腹化验检查后可进软食 2. 术前 1 日晚 20:00 后禁食,0:00 后禁饮水	禁食禁水	1. 禁食禁水 2. 拔除胃管后,可进流食 3. 进流食 1 天后无不适,进半流食	1. 半流食 2. 流食 3. 软食

实 施 指 导

一、什么样的环境利于胸外科病人的康复?（答案略）

二、如何进行深呼吸和有效咳嗽?（答案略）

三、如何正确进食?（答案略）

四、如何对胸腔闭式引流的病人进行护理?（答案略）

五、如何进行食管术后初期的饮食指导?

1. 拔胃管前了解病人有无恶心、呕吐、腹胀等情况。

2. 拔胃管 2 小时后指导病人饮水 20ml,4 小时无不适后指导进高热量、高维生素、高蛋白易消化流食,少食多餐,细嚼慢咽,避免过饱。

3. 进食流食 1 日无不适后,指导进食半流食。

4. 了解病人的排气排便情况,指导进食香蕉、蜂蜜水等保持大便通畅,避免用力。

六、如何促进消化道功能恢复?（答案略）

七、如何进行术侧肢体功能锻炼?（答案略）

八、出院后注意事项是什么?

1. 休息与活动,出院后要多注意休息,劳逸结合,防止过度疲劳,保证充足的睡眠。

2. 饮食指导

（1）出院 3 周内饮食以软食为主,进高热量、高维生素、高蛋白易消化饮食,少食多餐,细嚼慢咽,避免生冷热辣等刺激性食物。

（2）多进食新鲜蔬菜、水果,饮食要新鲜,以防腹泻加重病情。

（3）合并糖尿病者要限制含糖较高食物的摄入。

3. 用药指导　根据医嘱正确用药。

4. 提高自护能力

（1）术前吸烟饮酒者,手术后一定要戒烟、戒酒。

（2）保持口腔清洁,注意口腔卫生。

（3）定期门诊随诊,术后 8 ~ 9 日左右手术切口部位拆线,拔出引流管部位 2 ~ 3 周拆线。

九、如何办理出院?（答案略）

（李　伟）

第七节　纵隔肿瘤病人的护理健康教育路径

护理健康教育路径表

时间	住院第 1 日	住院第 2 日 ~ 手术前 1 日	手术当日	术后第 1 日 ~ 第 3 日	术后第 4 日 ~ 出院前 1 日	出院日
治疗处置检查	1. 介绍 （1）**病室环境** （2）住院须知 （3）负责医生 （4）责任护士 2. 测量 （1）体温 （2）脉搏 （3）血压 （4）呼吸 （5）体重 3. 询问病史、体格检查等 4. 指导压疮、烫伤、跌倒或坠床的相关预防措施 5. 协助 （1）清洁皮肤 （2）更换病员服 （3）修剪（勿染）指（趾）甲 （4）剃胡须等 （5）戒烟、戒酒	1. 晨起采集血、尿、便等标本 2. 陪检员陪送做心电图、腹部超声、胸部 X 线、肺功能、胸部 CT 等检查 3. 检查时适当增添衣服,避免着凉 4. 协助 （1）修剪指（趾）甲 （2）剃胡须等 5. 指导 （1）**深呼吸及有效咳嗽的方法** （2）**练习床上排尿** 6. 进行治疗、处置 （1）备血（复查血型） （2）药物过敏试验 （3）术前晚灌肠 （4）其他	1. 术晨 （1）测体温、脉搏、血压 （2）洗漱、勿化妆 （3）皮肤准备 （4）更换病员服,取下义齿、手表、首饰、眼镜等 （5）术前用药 （6）携带影像学资料 （7）平车护送入手术室 2. 术中 （1）麻醉 （2）胸腔闭式引流 （3）留置导尿	1. 进行治疗、处置 （1）氧气吸入 （2）静脉输液 （3）雾化吸入 （4）其他	1. 进行治疗、处置 （1）拆线、换药 （2）其他 2. 进行深呼吸和有效咳嗽	1. 进行治疗、处置

续表

时间	住院第1日	住院第2日～手术前1日	手术当日	术后第1日～第3日	术后第4日～出院前1日	出院日
治疗处置检查	6. 配餐员协助办理餐卡、订餐	7. 医生交代手术事宜,家属签字 8. 麻醉师交代麻醉事宜,家属签字 9. 手术室护士术前访视	3. 术后 (1) 心电监测 (2) 血氧饱和度监测 (3) 氧气吸入 (4) 静脉输液 (5) 其他 (6) 告知 1) 胸腔闭式引流的护理 2) 进行深呼吸及有效咳嗽方法 3) 如感觉不适,不要紧张,做深呼吸,医生会及时处置	2. 进行深呼吸和有效咳嗽,防止肺不张和肺部感染的发生	3. 指导 (1) 术侧肢体功能锻炼的方法 (2) 预防压疮、深静脉血栓的形成 (3) 正确饮食	2. 告知 (1) 出院指导 (2) 办理出院流程指导
活动体位	病区内活动	病区内活动	术后去枕平卧6h后半卧位	1. 床上活动 2. 病室内活动	1. 病室内活动 2. 病区内活动	病区内活动
饮食	1. 普食 2. 次日需空腹化验、检查,0:00后禁食禁水	1. 做完各种需空腹化验、检查后可进普食 2. 术前1日晚20:00后禁食,0:00后禁饮水	术后6h后可进流食	半流食	普食	普食

实 施 指 导

一、什么样的环境利于胸外科病人的康复?(答案略)

二、如何进行深呼吸和有效咳嗽?(答案略)

三、如何练习床上排尿?(答案略)

四、如何对胸腔闭式引流的病人进行护理?(答案略)

五、如何进行术侧肢体功能锻炼?(答案略)

六、如何预防压疮及深静脉血栓?

1. 结合个体情况,每1～2小时协助病人翻身,保护受压部位皮肤。

2. 如局部受压部位发红,应缩短翻身的间隔时间,防止压疮的发生。

3. 可指导病人自行进行双下肢的屈伸活动,指导家属按摩病人的双下肢,预防下肢深静脉血栓的形成。

七、术后如何正确饮食?(答案略)

八、出院后注意事项是什么?

1. 休息与活动

(1)保证充分的休息和睡眠,调整日常生活和工作量,适当参加体力劳动,活动量以不感到疲劳为宜。

(2)建议上班后如果感到劳累或心慌、胸闷、气短应停止工作,继续休息。

2. 饮食指导

(1)饮食方面根据自身的情况制订饮食,建议少食多餐,进食容易消化的食物。

(2)鼓励进食高蛋白、高纤维、富有营养的饮食,如牛肉、羊肉、豆腐、鱼肉、骨头汤、蔬菜、水果等。

(3)保证充足的饮水量,每日 2000～2500ml。

3. 用药指导　遵医嘱按时服用药物,如胸腺瘤合并重症肌无力的病人,在服用溴吡斯的明时,医生会根据病人肌无力的情况调整药量,注意观察有无药物的不良反应,例如腹泻、恶心、呕吐、唾液分泌增多,如有以上情况及时就诊,由医生调整药量。

4. 提高自护能力

(1)注意保暖和保持口腔卫生,忌烟酒、辛辣食物,避免烟雾、灰尘及不良的情绪刺激。

(2)坚持进行有效的深呼吸,预防呼吸道感染。

九、如何办理出院?（答案略）

（谷春梅）

第五章

心脏外科常见疾病护理健康教育路径

第一节　介入治疗动脉导管未闭病人的护理健康教育路径

护理健康教育路径表

时间	住院第 1 日	住院第 2 日~手术前 1 日	手术当日	术后第 1 日~出院前 1 日	出院日
治疗处置检查	1. 介绍 (1) 病室环境 (2) 住院须知 (3) 负责医生 (4) 责任护士 2. 测量 (1) 体温 (2) 脉搏 (3) 呼吸 (4) 血压 (5) 体重 3. 询问病史、体格检查 4. 进行治疗、处置 (1) 心电图 (2) 其他 5. **指导压疮、烫伤、跌倒或坠床的相关预防措施** 6. 协助 (1) 清洁皮肤 (2) 更换病员服 (3) 修剪（勿染）指（趾）甲 (4) 剃胡须等 (5) 戒烟、戒酒 7. 配餐员协助办理餐卡、订餐	1. 晨起采集血、尿、便等标本 2. 陪检员陪送做检查 (1) 心电图 (2) 腹部超声 (3) 心脏超声 (4) 胸部 X 线 3. 检查时适当增添衣服，避免着凉 4. 协助 (1) 修剪指（趾）甲 (2) 剃胡须 5. 指导练习床上大小便 6. 进行治疗、处置 (1) 药物过敏试验 (2) 心电图 (3) 其他 7. 医生交代手术事宜，家属签字 8. 导管室护士术前访视	1. 术晨 (1) 测体温、脉搏、呼吸、血压 (2) 洗漱，勿化妆 (3) 皮肤准备 (4) 取下义齿、首饰、发夹、手表等 (5) 更换病员服 (6) 术前用药 (7) 平车护送入导管室 2. 术中 (1) 局部麻醉 (2) 静脉输液 3. 术后 (1) 静脉输液 (2) 心电图 (3) 其他 (4) 预防压疮 (5) **勿自行松解穿刺处动脉加压止血带**	1. 进行治疗、处置 (1) 静脉输液 (2) 其他 2. 指导压疮、烫伤、跌倒或坠床的相关预防措施 3. 陪检员陪送做检查：心脏超声 4. **保持大便通畅**	1. 进行治疗、处置 2. 告知 (1) 出院指导 (2) 办理出院流程指导

续表

时间	住院第1日	住院第2日～手术前1日	手术当日	术后第1日～出院前1日	出院日
活动体位	病区内活动	病区内活动	平卧休息,穿刺手术的肢体制动10～12h后可床上活动	病区内活动	病区内活动
饮食	1. 普食 2. 次日需空腹化验、检查,应0:00以后禁食禁水	做完各种需空腹化验、检查后可进普食	1. 术晨禁食禁水 2. 术后分次匀速饮水,可进普食	普食	普食

实 施 指 导

一、如何防止压疮、烫伤、跌倒或坠床的发生?

1. 因活动不便或长期卧床不能自行翻身时,每1～2小时协助翻身,同时也鼓励病人和家属积极配合,共同预防压疮的发生。

2. 对于意识障碍、高龄、幼儿、智力障碍、步态不稳、活动受限、贫血、感觉异常、听力下降者,不要使用电热毯、电炉、暖宝等电热用品;不要随意使用热水袋,如有需要应由护士操作;远离暖瓶、沸水炉,由护士协助打水、倒水。

3. 高龄、活动不便、使用镇静剂病人,在床尾挂上"小心跌倒"的标识,穿防滑鞋,离床活动时避开湿滑处,地面有水渍处设立防滑标牌;卧床时加用床档;加强生活照顾,协助打饭及如厕等。

二、为什么不能自行松解动脉加压止血带?

手术后需要在手术部位并环绕腰部,绑一根宽带子以压迫动脉止血,为了防止带子移位,引起穿刺处出血,不要自行松解,如果感到不适,及时通知医生。

三、术后患肢为什么要制动?

手术部位的穿刺点在大腿根部的血管,如果活动不当会引起穿刺部位的出血,所以配合保持患肢伸直位,膝盖不要弯曲。

四、术后为什么要匀速多饮水?

1. 术中需要注射足量的造影剂,而造影剂可能会对肾脏造成损害,匀速大量饮水有助于造影剂的排出。

2. 匀速饮水避免造成心脏负担,预防发生心力衰竭的可能。

3. 饮水的方法　600ml水分3次匀速口服,分别为即刻、1小时、2小时。

五、如何保持大便通畅?

1. 适量饮水,避免加重心脏负担(摄入量为维持量的1/2～2/3,维持量按每日20～25ml/kg体重计算),少量多次。

2. 多进粗纤维食物,如芹菜、韭菜、小白菜、粗粮等。

3. 沿脐周顺时针按摩腹部,促进肠蠕动。

六、出院后注意事项是什么?

1. 休息与活动

(1) 术后3个月内避免剧烈活动及撞击,预防封堵器移位或脱落。

（2）生活要有规律,保证足够的睡眠。

（3）调整日常生活和工作量,适当参加体力劳动,活动量以不引起疲劳为宜。

2. 饮食指导　少食多餐,每餐不要过饱;可进鸡蛋、牛奶、瘦肉、新鲜鱼肉、水果、蔬菜等食物,增强免疫力。

3. 用药指导　遵医嘱口服用药。服用降压药物请定期监测血压变化,及时调整用药,降低因药物产生的不良反应的发生率。学会监测血压,可采用电子血压计。测量的正确方法:手臂位置与心脏水平平齐(卧位平腋中线,坐位平第 4 肋)卷袖,露臂,手掌向上,肘部伸直,打开血压计,驱尽袖带内空气,平整置于上臂中部,下缘距肘窝 2～3 厘米,松紧以能伸入 1 指为宜,按血压计开始键。尽量每日同一时间、在同一侧上肢测量血压。进食、活动后要休息 30 分钟后再测量,并做好记录。

4. 提高自护能力

（1）注意预防着凉,出现发热等不适时应及时就医,以排除发生感染性心内膜炎的可能。

（2）于术后的第 1 个月、第 3 个月、第 6 个月或根据医嘱及时到门诊复诊。

七、如何办理出院?（答案略）

（张轶姝　孙　莉）

第二节　房间隔缺损病人的护理健康教育路径

护理健康教育路径表

时间	住院第 1 日	住院第 2 日～手术前 1 日	手术当日	术后第 1 日	术后第 2 日～第 3 日	术后第 4 日～出院日
治疗处置检查	1. 介绍 （1）病室环境 （2）住院须知 （3）负责医生 （4）责任护士 2. 测量 （1）体温 （2）脉搏 （3）呼吸 （4）血压 （5）体重 3. 询问病史、体格检查 4. 进行治疗、处置 （1）动脉采血 （2）其他	1. 晨起采集血、尿、便等标本 2. 陪检员陪送做检查 （1）心电图 （2）腹部超声 （3）心脏超声 （4）胸部 X 线 3. 检查时适当增添衣服,避免着凉 4. 协助 （1）修剪指（趾）甲 （2）剃胡须等	1. 术晨 （1）测量体温、脉搏、呼吸、血压、体重、身高 （2）洗漱,勿化妆 （3）皮肤准备 （4）更换病员服 （5）取下眼镜、义齿、首饰、发夹、手表等 （6）术前用药 （7）携带影像学等资料 （8）平车护送入手术室	1. 进行治疗、处置 （1）氧气吸入 （2）心电、血氧饱和度监测 （3）有创血压、CVP监测 （4）深静脉置管 （5）静脉输液 （6）动脉穿刺置管 （7）心包及纵隔引流 （8）留置导尿 （9）其他	1. 进行治疗、处置 （1）氧气吸入 （2）静脉输液 （3）其他 2. 进行深呼吸、有效咳嗽	1. 进行治疗、处置 2. 陪检员陪送做检查 （1）心电图 （2）心脏超声 （3）胸部 X 线 3. 检查时适当增添衣服,避免着凉

时间	住院第1日	住院第2日~手术前1日	手术当日	术后第1日	术后第2日~第3日	术后第4日~出院日
治疗处置检查	5. 指导压疮、烫伤、跌倒或坠床的相关预防措施 6. 协助 (1) 清洁皮肤 (2) 更换病员服 (3) 修剪(勿染)指(趾)甲 (4) 剃胡须等 (5) **戒烟、戒酒** 7. 配餐员协助办理餐卡、订餐	5. 指导 (1) 指导**深呼吸及有效咳嗽** (2) 练习床上大小便 6. 进行治疗、处置 (1) **备血**(复查血型) (2) 药物过敏试验 (3) 术前晚**灌肠** 7. 医生、麻醉师、体外循环师交代手术及麻醉事宜,家属签字 8. 手术室护士、监护室护士术前访视	2. 术中 (1) 麻醉 (2) 气管插管 (3) 深静脉置管 (4) 动脉穿刺置管 (5) 心包及纵隔引流置管 (6) **留置导尿** 3. 术后转入监护室后 (1) 人工呼吸机辅助通气 (2) 心电、血氧饱和度监测 (3) 有创血压、CVP监测 (4) 深静脉置管 (5) 静脉输液 (6) 动脉穿刺置管 (7) 心包及纵隔引流 (8) 留置导尿 (9) 拔除气管插管后进行深呼吸、有效咳嗽 (10) 其他	2. 进行深呼吸、有效咳嗽 3. 压疮预防	3. 保持大便通畅 4. 跌倒或坠床的预防	4. 告知 (1) **出院指导** (2) **办理出院流程指导**
活动体位	病区内活动	病区内活动	1. 术后去枕平卧6h 2. 麻醉清醒予半卧位 3. 床上活动	1. 半卧位 2. 床上活动	病区内活动	病区内活动
饮食	1. 普食 2. 次日需空腹化验、检查,应0:00以后禁食禁水	1. 做完各种需空腹化验、检查后可进普食 2. 术前1日晚20:00后**禁食**,0:00后**禁饮水**	1. **术晨禁食水** 2. 术后禁食水,拔气管插管后2~4h试饮少量水,无呛咳进**半流食**	**普食,少食多餐,控制摄入量**	普食	普食

实 施 指 导

一、如何防止压疮、烫伤、跌倒或坠床的发生?（答案略）

二、术前为什么要戒烟、戒酒?

1. 因为吸烟可刺激呼吸道,引起支气管炎,使呼吸道分泌物增多,尤其是开胸手术,呼吸道感染的概率会大大增加;行胸部手术者,咳嗽会加重伤口疼痛而不敢咳嗽,疼痛会引起咳痰费力,这样就容易导致肺炎、肺不张等并发症发生,因此术前要配合戒烟。

2. 酒精对循环系统和麻醉有一定影响,也会增加手术的风险,因此术前戒酒也非常必要。

三、如何进行深呼吸和有效咳嗽?

深呼吸做得适当、彻底,能防止严重威胁生命的并发症,如术后肺炎、肺不张等。胸部手术的病人可着重练习腹式呼吸,方法如下:

1. 坐位,身体稍前倾,双手环抱一个枕头,有助于膈肌上升。

2. 进行数次深而缓慢的腹式呼吸,深吸气末屏气,然后缩唇(吹口哨样),缓慢地经口将肺内气体呼出。

3. 进行呼吸动作应深、慢,10 次 / 分。

4. 呼吸时全身应尽量放松。

5. 深吸一口气后屏气 3 ~ 5 秒,身体前倾,进行 2 ~ 3 次短促有力的咳嗽,咳嗽时可采用双手或软枕从两侧按压伤口,起固定或扶持作用,以减轻切口疼痛。

6. 经常翻身,改变姿势,早期离床活动,可以防止分泌物堆积。

四、术前为什么要备血(复查血型)?

1. 做手术就可能会出血,如果出血量过多就需要输血。为保证安全,在术前就要进行备血(复查血型)和配血。

2. 输血时输入的是其他人的血,这样血型之间可能会存在差异,一旦出现两者间不相配就会出现溶血反应,产生严重后果。这就需要用血标本提前进行配型试验,以确保输血安全。

五、术前晚为什么要灌肠?

灌肠是将一定量的液体由肛门经直肠灌入结肠,以起到帮助病人清洁肠道、排便、排气的作用,既可以预防术后腹胀,也可以防止因麻醉作用而引起肛门括约肌松弛导致粪便污染手术台及手术切口。

六、术前晚及术晨为什么要禁食禁水?

因为在麻醉过程中可能会引起恶心、呕吐,禁食禁水可避免滞留在胃内的食物误入气管,导致窒息或引发术后肺部感染。而食物在胃内停留时间大约为 6 小时,水在胃内停留时间很短。但为保证胃内无内容物,需在术前 12 小时开始禁食,术前 8 小时禁止饮水。

七、术中为什么要留置导尿?

因为手术过程中需要通过尿量来判断补液量;麻醉过程中没有主动排尿的能力,长时间手术可能导致尿液大量潴留于膀胱内,从而损害膀胱功能;有的病人麻醉后一段时间内排尿功能仍不能恢复,这就需要借助导尿管来引出尿液;术后同样需要通过每小时的尿量判断病情变化、补液等治疗;也可避免因术后疼痛、身体虚弱、不习惯床上小便带来的不适。

八、什么是半流食?

1. 食物制成半流质状,如泥、汁、粥、汤羹,易咀嚼和吞咽,易消化吸收,每日 5～6 餐。

2. 可食米粥、碎烂面条、馄饨、面片、肉末、菜末、鸡蛋糕等。

九、为什么要少食多餐,控制摄入量?

1. 少食多餐是心脏病的饮食原则之一,不宜吃得过多、过饱,以减少餐后胃肠过度充盈及横膈抬高而出现胸腔内压力增大,避免增加心脏负担。

2. 水的摄入是要控制的,摄入量为维持量的 1/2～2/3,维持量按每日 20～25ml/kg 体重计算。因为当水分进入人体后,被大肠大量吸收,血液被稀释,血液总量大大增加,从而增加心脏的工作量,这样对于正常的心脏是可以承受的,但病变的心脏是无法承受这种超负荷的工作,进而加重病情。

十、出院后注意事项是什么?

1. 休息活动

(1) 养成良好的起居习惯,出院 3 个月内不宜到人流密集的公共场所活动,以预防交叉感染。

(2) 调整日常的生活和工作量,适当参加体力活动,活动量以不引起疲劳为宜。

(3) 术后 3 个月或根据病情而定,可上学或上班,如感到劳累、心慌、气短等不适,应继续休息,或在此期间病情无好转,及时就医。

2. 用药指导

(1) 如果心功能正常,一般不需要使用强心利尿剂。

(2) 如果为复杂畸形、重度肺高压或心功能较差者要根据畸形矫正情况,在医生指导下使用强心利尿药或血管扩张药。

3. 饮食指导 进高热量、高维生素、高蛋白饮食,如鸡蛋、牛奶、瘦肉、蔬菜、水果等,少食多餐,进食不可过饱,避免加重心脏负担;饮食要新鲜,以防腹泻加重病情;小儿要控制零食和饮料。

4. 提高自护能力

(1) 注意个人卫生和家庭卫生,减少细菌和病毒的入侵,预防感染;也注意防寒保暖,避免呼吸道感染。

(2) 保持正确的姿势,3 个月内勿搬抬重物、抱小孩等,预防胸骨愈合不良;尽量保持上半身的挺直,两肩向后展;每日做上肢上抬练习,避免肩部僵硬。

(3) 小儿 3 个月内尽量勿侧卧位时间过久,切口愈合后,做扩臂运动,预防鸡胸。

(4) 定期门诊复查,如出现烦躁、恶心、呕吐、心率增快、呼吸困难、胸闷、喘憋等症状,及时就医。

十一、如何办理出院? (答案略)

(张轶姝)

第三节　室间隔缺损病人的护理健康教育路径

护理健康教育路径表

时间	住院第1日	住院第2日~手术前1日	手术当日	术后第1日	术后第2日~第3日	术后第4日~出院日
治疗处置检查	1. 介绍 （1）病室环境 （2）住院须知 （3）负责医生 （4）责任护士 2. 测量 （1）体温 （2）脉搏 （3）呼吸 （4）血压 （5）体重 3. 询问病史、体格检查 4. 进行治疗、处置 （1）动脉采血 （2）其他 5. 指导压疮、烫伤、跌倒或坠床的相关预防措施 6. 协助 （1）清洁皮肤 （2）更换病员服 （3）修剪（勿染）指（趾）甲 （4）剃胡须等 （5）戒烟、戒酒	1. 晨起采集血、尿、便等标本 2. 陪检员陪送做检查 （1）心电图 （2）腹部超声 （3）心脏超声 （4）胸部X线 3. 检查时适当增添衣服，避免着凉 4. 协助 （1）修剪指（趾）甲 （2）剃胡须等 5. 指导 （1）指导**正确的深呼吸及有效咳嗽** （2）练习床上大小便 6. 进行治疗、处置 （1）**备血**（复查血型） （2）药物过敏试验 （3）术前晚**灌肠** 7. 医生、麻醉师、体外循环师分别交代手术和麻醉事宜，家属签字	1. 术晨 （1）测体温、脉搏、呼吸、血压、体重、身高 （2）洗漱，勿化妆 （3）皮肤准备 （4）更换病员服 （5）取下眼镜、义齿、首饰、发夹、手表等 （6）术前用药 （7）携带病志、影像学资料、术中用物等 （8）平车护送入手术室 2. 术中 （1）麻醉 （2）深静脉置管 （3）动脉穿刺置管 （4）心包及纵隔引流置管 （5）留置导尿	1. 进行治疗、处置 （1）氧气吸入 （2）心电、血氧饱和度监测 （3）有创血压、CVP监测 （4）深静脉置管 （5）静脉输液 （6）动脉穿刺置管 （7）心包及纵隔引流 （8）留置导尿 （9）其他	1. 进行治疗、处置 （1）氧气吸入 （2）静脉输液 （3）其他 2. 进行深呼吸、有效咳嗽	1. 进行治疗、处置 2. 陪检员陪送做检查 （1）心电图 （2）心脏超声 （3）胸部X线 3. 检查时适当增添衣服，避免着凉

时间	住院第1日	住院第2日~手术前1日	手术当日	术后第1日	术后第2日~第3日	术后第4日~出院日
治疗处置检查	7. 配餐员协助办理餐卡、订餐	8. 手术室护士、监护室护士术前访视	3. 术后转入监护室 (1) 人工呼吸机辅助通气 (2) 心电、血氧饱和度监测 (3) 有创血压、CVP监测 (4) 深静脉置管 (5) 静脉输液 (6) 动脉穿刺置管 (7) 心包及纵隔引流 (8) 留置导尿 (9) 拔除气管插管后进行深呼吸、有效咳嗽 (10) 其他	2. 进行深呼吸、有效咳嗽 3. 压疮预防	3. 保持大便通畅 4. 跌倒或坠床预防	4. 告知 (1) 出院指导 (2) 办理出院流程指导
活动体位	病区内活动	病区内活动	1. 术后去枕平卧6h 2. 麻醉清醒予半卧位 3. 床上活动	1. 半卧位 2. 床上活动	病区内活动	病区内活动
饮食	1. 普食 2. 次日需空腹化验、检查,应0:00以后禁食禁水	1. 做完各种需空腹化验、检查后可进普食 2. 术前1日晚20:00后禁食,0:00后**禁饮水**	1. **术晨禁食水** 2. 术后禁食水,拔除气管插管后2~4h试饮少量水,无呛咳进半**流食**	**普食,少食多餐,控制摄入量**	普食	普食

实　施　指　导

一、如何防止压疮、烫伤、跌倒或坠床的发生？（答案略）

二、术前为什么要戒烟、戒酒？（答案略）

三、如何进行深呼吸和有效咳嗽？（答案略）

四、术前为什么要备血（复查血型）？（答案略）

五、术前晚为什么要灌肠？（答案略）

六、术前晚及术晨为什么要禁食禁水？（答案略）

七、术中为什么要留置导尿？（答案略）

八、什么是半流食？（答案略）

九、为什么要少食多餐,控制摄入量？（答案略）

十、出院后注意事项是什么？

1. 休息活动

（1）生活规律,保证充足的睡眠,出院3个月内不宜到人群密集的公共场所活动,以预防交叉感染。

（2）术后3个月或根据病情而定,可上学或上班,如感到劳累、心慌、气短等不适,应继续休息,或在此期间病情无好转,请及时就医。

（3）心功能在Ⅰ、Ⅱ级,可根据情况适当做些力所能及的体力活动,活动量以不感到疲劳为宜,活动范围应先室内后室外。

（4）术前心功能在Ⅲ级及以上、心脏重度扩大、重症肺高压等,术后心脏恢复正常或基本正常需较长的时间,出院后不要急于活动,要注意休息,保持体力,随病情适当调整活动量,以不感到疲劳为宜,避免加重心脏负担。

2. 用药指导

（1）心功能正常,一般不需要使用强心利尿剂。

（2）复杂畸形、重度肺高压或心功能较差的病人要根据畸形矫正情况,在医生指导下使用强心利尿药或血管扩张药。

3. 饮食指导 进食高热量、高维生素、高蛋白饮食,如鸡蛋、牛奶、瘦肉、蔬菜、水果等,少食多餐,食量不可过饱,避免加重心脏负担;饮食要新鲜,以防腹泻加重病情;小儿要控制零食和饮料。

4. 提高自护能力

（1）注意个人卫生和家庭卫生,减少细菌和病毒的入侵,预防感染;注意防寒保暖,避免呼吸道感染。

（2）保持正确的姿势,3个月内勿搬抬重物、抱小孩等,预防胸骨愈合不良。尽量保持上半身的挺直,两肩向后展。每日做上肢上抬练习,避免肩部僵硬。小儿3个月内尽量勿侧卧位时间过久,切口愈合后,做扩臂运动,预防鸡胸。

（3）定期门诊复查,如出现烦躁、恶心、呕吐、心率增快、呼吸困难、胸闷、喘憋等症状,及时就医。

十一、如何办理出院？（答案略）

（张轶姝）

第四节　风湿性心脏病二尖瓣病变病人的护理健康教育路径

护理健康教育路径表

时间	住院第1日	住院第2日~手术前1日	手术当日	术后第1日~第2日	术后第3日	术后第4日~出院日
治疗处置检查	1. 介绍 (1) 病室环境 (2) 住院须知 (3) 负责医生 (4) 责任护士 2. 测量 (1) 体温 (2) 脉搏 (3) 呼吸 (4) 血压 (5) 体重 3. 询问病史、体格检查 4. 进行治疗、处置 (1) 口服给药 (2) 动脉采血 (3) 其他 5. 指导压疮、烫伤、跌倒或坠床的相关预防措施 6. 配合 (1) 清洁皮肤 (2) 更换病员服 (3) 修剪(勿染)指(趾)甲 (4) 剃胡须等 (5) 戒烟、戒酒	1. 晨起采集血、尿、便等标本 2. 陪检员陪送做检查 (1) 心电图 (2) 腹部超声 (3) 心脏超声 (4) 胸部X线 3. 检查时适当增添衣服,避免着凉 4. 配合 (1) 修剪指(趾)甲 (2) 剃胡须等 (3) 指导正确的深呼吸及有效咳嗽 (4) 练习床上大小便 5. 进行治疗、处置 (1) 备血(复查血型) (2) 药物过敏试验 (3) 术前晚灌肠	1. 术晨配合 (1) 测体温、脉搏、呼吸、血压、体重、身高 (2) 洗漱,勿化妆 (3) 皮肤准备 (4) 更换病员服 (5) 取下眼镜、义齿、首饰、发夹、手表等 (6) 术前用药 (7) 携带病志、影像学资料、术中用物等 (8) 平车护送入手术室 2. 术中配合 (1) 麻醉 (2) 深静脉置管 (3) 动脉穿刺置管 (4) 临时起搏器 (5) 心包及纵隔引流置管 (6) 留置导尿	1. 进行治疗、处置 (1) 氧气吸入 (2) 心电、血氧饱和度监测 (3) CVP、有创血压监测 (4) 深静脉置管 (5) 静脉输液 (6) 动脉穿刺置管 (7) 临时起搏器应用 (8) 心包及纵隔引流 (9) 留置导尿 (10) 其他 2. 定时、准确口服抗凝药物华法林	1. 进行治疗、处置 (1) 氧气吸入 (2) 临时起搏器应用 (3) 口服药物 (4) 其他 2. 定时、准确口服抗凝药 3. 进行深呼吸、有效咳嗽	1. 进行治疗、处置 (1) 口服药物 (2) 其他 (3) 晨起采集血标本 2. 定时、准确口服抗凝药 3. 进行深呼吸,有效咳嗽 4. 陪检员陪送做检查 (1) 心电图 (2) 心脏超声 (3) 胸部X线

续表

时间	住院第1日	住院第2日～ 手术前1日	手术当日	术后第1日～ 第2日	术后第3日	术后第4日～ 出院日
治疗处置检查	7. 配餐员协助办理餐卡、订餐	6. 医生、麻醉师、体外循环师分别交待手术和麻醉事宜，家属签字 7. 手术室护士、监护室护士术前访视	3. 术后转入监护室后配合 (1) 人工呼吸机辅助通气 (2) 心电、血氧饱和度监测 (3) 有创血压、CVP监测 (4) 深静脉置管 (5) 静脉输液 (6) 动脉穿刺置管 (7) 临时起搏器应用 (8) 心包及纵隔引流 (9) 留置导尿 (10) 拔除气管插管后进行深呼吸、有效咳嗽 (11) 其他	3. 进行深呼吸、有效咳嗽 4. 压疮预防	4. 保持大便通畅 5. 跌倒或坠床预防	5. 检查时适当增添衣服，避免着凉 6. 跌倒或坠床预防 7. 告知 (1) **出院指导** (2) **办理出院流程指导**
活动体位	病区内活动	病区内活动	1. 术后去枕平卧6h 2. 麻醉清醒予半卧位 3. 床上活动	1. 半卧位 2. 床上活动	病室内活动	病区内活动
饮食	1. 普食 2. 次日需空腹化验、检查，应0:00以后禁食禁水	1. 做完各种需空腹化验、检查后可进普食 2. 术前1日晚20:00后**禁食**，0:00后**禁饮水**	1. **术晨禁食禁水** 2. 术后禁食禁水，拔除气管插管后2～4h试饮少量水，无呛咳进半**流食**	普食 **少食多餐,控制摄入量**	普食	普食

实 施 指 导

一、如何防止压疮、烫伤、跌倒或坠床的发生？（答案略）

二、术前为什么要戒烟、戒酒？（答案略）

三、如何进行深呼吸和有效咳嗽？（答案略）

四、术前为什么要备血（复查血型）？（答案略）

五、术前晚为什么要灌肠？（答案略）

六、术前晚及术晨为什么要禁食禁水？（答案略）

七、术中为什么要留置导尿？（答案略）

八、什么是半流食？（答案略）

九、术后口服华法林应注意什么？

1. 换机械瓣膜者，需终生服用华法林抗凝治疗；换生物瓣膜者，需抗凝治疗3~6个月。

2. 口服华法林应定时，准确，不可随意增减药量。

3. 服药期间注意观察有无牙周出血、鼻出血、皮下出血点或瘀斑、月经量增多、柏油样便、血尿等抗凝过量情况发生；有无头痛、下肢厥冷、皮肤苍白等抗凝不足的情况发生，如有应及时通知医生。

4. 避免碰撞、跌倒等状况的发生，避免出现流血不止或脏器出血、血肿等。

十、为什么要少食多餐，控制摄入量？（答案略）

十一、出院后注意事项是什么？

1. 休息活动

（1）尽可能改善居住环境中潮湿、阴暗等不良条件；保持室内空气流通、温暖、干燥，阳光充足，防止风湿活动。

（2）术后一般休息3~6个月，适当锻炼，以不引起胸闷、气急为宜，避免重体力劳动和剧烈运动。

2. 饮食指导　进高热量、高维生素、高蛋白的食物，如鸡蛋、牛奶、瘦肉、蔬菜、水果等，提高机体抵抗力，少食多餐，食量不可过饱，避免加重心脏负担。

3. 用药指导

（1）遵医嘱按时服药。口服地高辛者每日服药前要自测脉搏，脉搏<60次/分或出现节律不规则（原来的规律变为不规律或不规律变为规律），均应停药。如出现头晕、头痛、疲倦、视物模糊、黄绿视、恶心、呕吐等症状，也应立即停药并及时就医。

（2）口服利尿剂应监测体重，准确记录尿量，定期采集血标本监测电解质的变化，如有腹胀、食欲缺乏、恶心、乏力等症状应及时就医，以防发生低钾血症。

（3）按医嘱口服华法林，并自我监测药物不良反应：①换机械瓣膜者，需终生抗凝治疗；换生物瓣膜者，需抗凝治疗3~6个月。②口服华法林应定时，准确。不可随意增减药物。③应少用或禁用：维生素K、阿司匹林类解热镇痛剂、水合氯醛、吲哚美辛、苯妥英钠等。④注意观察有无牙周出血不止、鼻出血、皮下出血点或瘀斑、月经量增多、柏油样便、血尿等抗凝过量；或头痛、下肢厥冷、皮肤苍白等抗凝不足情况，若出现上述情况应及时就医。⑤避免碰撞、跌倒等状况的发生，避免出现流血不止或脏器出血、血肿等，如有意外请及时就医。⑥定期复查：术后半年内，每个月采血复查PT（凝血酶原时间）和INR（国际标准比值），根据医嘱调整华法林剂量。半年后根据PT和INR达标情况可1个半月~2个月复查1次。

（4）服用美托洛尔等β受体阻滞剂应监测心率，心率<50次/分，或出现低血糖症状应咨询医生，调整用药。

（5）服用卡托普利、贝那普利和福辛普利等ACEI类药物，如出现头痛、频繁干咳等症状应告知医护人员。

4. 提高自护能力

（1）保持切口周围清洁干燥，切口拆线完全愈合后 1 周后可以洗澡，但要轻柔擦洗。

（2）保持正确的姿势，3 个月内勿搬抬重物、抱小孩等，预防胸骨愈合不良。尽量保持上半身的挺直，两肩向后展。每日做上肢上抬练习，避免肩部僵硬。

（3）学会自测脉搏，用示指、中指、无名指的指端按压在桡动脉搏动最强处（掌心向上，前臂外侧，腕关节上 1 横指处），按压力量适中，以能清楚测得脉搏搏动为宜，测量 1 分钟。

（4）保持大便通畅，避免用力排便，如排便困难可在医生指导下口服酚酞片（果导片）、液状石蜡或使用开塞露，以促进排便。

（5）注意防寒保暖，避免呼吸道感染，一旦发生感染，立即就医。

（6）在拔牙、内镜检查、导尿、分娩、人工流产等手术操作前应告诉医生曾行瓣膜置换术，防止意外发生。

（7）术后 3 个月或根据个人心脏功能情况进行性生活，避免劳累及时间过长，15 分钟以内为宜。育龄妇女应采取避孕措施，如要生育需在医生指导下控制好妊娠与分娩时机。

（8）定期门诊复诊。观察肢体动脉搏动、肤色、温度，若出现胸闷、心悸、呼吸困难等异常应及时就医。

十二、如何办理出院？（答案略）

（张轶姝）

第五节　冠状动脉粥样硬化性心脏病病人的护理健康教育路径

护理健康教育路径表

时间	住院第 1 日	住院第 2 日~ 手术前 1 日	手术当日	术后第 1 日~ 第 2 日	术后 第 3 日	术后第 4 日~ 出院日
治疗处置检查	1. 介绍 （1）病室环境 （2）住院须知 （3）负责医生 （4）责任护士 2. 测量 （1）体温 （2）脉搏 （3）呼吸 （4）血压 （5）体重 3. 询问病史、体格检查	1. 晨起采集血、尿、便标本 2. 陪检员陪送做检查 （1）心电图 （2）腹部超声 （3）心脏超声 （4）CT 3. 检查时适当增添衣服，避免着凉	1. 术晨 （1）测体温、脉搏、呼吸、血压、体重、身高 （2）洗漱，勿化妆 （3）皮肤准备 （4）更换病员服 （5）取下眼镜、义齿、首饰、发夹、手表等 （6）术前用药 （7）携带病志、影像学资料、术中用物等 （8）平车护送入手术室	1. 进行治疗、处置 （1）氧气吸入 （2）心电、血氧饱和度监测 （3）有创血压、CVP 监测 （4）深静脉置管 （5）静脉输液 （6）动脉穿刺置管 （7）心包及纵隔引流 （8）留置导尿 （9）口服给药 （10）其他	1. 进行治疗、处置 （1）氧气吸入 （2）口服给药 （3）其他 2. 进行深呼吸、有效咳嗽	1. 进行治疗、处置 （1）口服给药 （2）其他 2. 陪检员陪送做检查 （1）心电图 （2）心脏超声 （3）CT

时间	住院第 1 日	住院第 2 日～ 手术前 1 日	手术当日	术后第 1 日～ 第 2 日	术后 第 3 日	术后第 4 日～ 出院日
治疗 处置 检查	4. 进行治疗、处置 (1) 皮下注射 (2) 动脉采血 (3) 口服给药 (4) 其他 5. 指导**压疮、烫伤、跌倒或坠床的相关预防措施** 6. 协助 (1) 清洁皮肤 (2) 更换病员服 (3) 修剪(勿染)指(趾)甲 (4) 剃胡须等 (5) **戒烟、戒酒** 7. 配餐员协助办理餐卡、订餐	4. 协助 (1) 修剪指(趾)甲 (2) 剃胡须等 5. 指导 (1) **正确的深呼吸及有效咳嗽** (2) 练习床上大小便 6. 进行治疗、处置 (1) **备血**(复查血型) (2) 药物过敏试验 (3) 术前晚**灌肠** 7. 医生、麻醉师、体外循环师分别交代手术和麻醉事宜,家属签字 8. 手术室护士、监护室护士术前访视	2. 术中 (1) 麻醉 (2) 深静脉置管 (3) 动脉穿刺置管 (4) 心包及纵隔引流置管 (5) **留置导尿** 3. 术后转入监护室 (1) 人工呼吸机辅助通气 (2) 心电、血氧饱和度监测 (3) 有创血压、CVP 监测 (4) 深静脉置管 (5) 静脉输液 (6) 动脉穿刺置管 (7) 心包及纵隔引流 (8) 患肢抬高 (9) 留置导尿 (10) 拔除气管插管后进行深呼吸、有效咳嗽 (11) 其他 (12) 压疮预防	2. 进行深呼吸、有效咳嗽 3. 患肢抬高 4. **患肢功能锻炼** 5. 压疮预防	3. 患肢抬高 4. **保持大便通畅** 5. 患肢功能锻炼	3. 检查时适当增添衣服,避免着凉 4. 患肢功能锻炼 5. 告知 (1) **出院指导** (2) **办理出院流程指导**
活动 体位	病区内活动	病区内活动	1. 术后去枕平卧 6h 2. 麻醉清醒予床头抬高 30° 3. 床上活动	1. 麻醉清醒予半卧位 2. 床上活动	病室内活动	病区内活动
饮食	1. 普食 2. 次日需空腹化验、检查,应 0:00 以后禁食禁水	1. 做完各种需空腹化验、检查后可进普食 2. 术前 1 日晚 20:00 后**禁食**,0:00 后**禁饮水**	禁食禁水	拔除气管插管后 2～4h 试饮少量水,无呛咳进半**流食,少食多餐,控制摄入量**	普食	普食

实 施 指 导

一、如何防止压疮、烫伤、跌倒或坠床的发生？（答案略）

二、术前为什么要戒烟、戒酒？（答案略）

三、如何进行深呼吸和有效咳嗽？（答案略）

四、术前为什么要备血（复查血型）？（答案略）

五、术前晚为什么要灌肠？（答案略）

六、术前晚及术晨为什么要禁食禁水？（答案略）

七、术中为什么要留置导尿？（答案略）

八、如何进行患肢功能锻炼？

1. 如果取的是上肢血管，行患肢松拳、握拳运动每次 10 组，每日 8～10 次，循序渐进，以不引起疼痛、疲劳为宜。

2. 如果取了下肢血管，行患肢足趾屈、伸运动每次 10 组，每日 8～10 次，循序渐进，以不引起疼痛、疲劳为宜。如果锻炼中出现严重疼痛不适，或伴有心悸、心前区不适应停止锻炼。

九、什么是半流食？（答案略）

十、为什么要少食多餐，控制摄入量（答案略）？

十一、如何保持大便通畅？（答案略）

十二、出院后注意事项是什么？

1. 休息活动

（1）保证充足的睡眠，适度运动。术后 3 个月内限制活动量，6 个月后可从事正常工作，避免重体力劳动，工作量以不引起胸闷、气短及胸痛为原则。阴雨及寒冷天气减少户外活动。

（2）推荐的活动计划：①第 1 周：每日散步 2 次，每次 5 分钟。②第 2 周：散步每日 2 次，每次 10 分钟。③第 3 周：散步每日 2 次，每次 20 分钟。④第 4 周：散步增加到每日 1 公里。活动过程中出现胸闷、气短、胸痛应立即停止运动，活动时脉搏应 < 120 次 / 分。

2. 饮食指导　进高蛋白、高纤维素、低脂、低胆固醇的清淡易消化饮食，如多进食谷物、豆类、肉类、新鲜蔬菜水果，禁食肥肉、动物内脏、鱼子、蛋黄、油炸食品、方便面。心衰病人限制钠盐的摄入量，每日食盐 < 2 克，禁食咸菜、皮蛋、火腿、腊肠、咸肉等腌制食品。

3. 用药指导

（1）服用美托洛尔等 β 受体阻滞剂应监测心率，心率 < 50 次 / 分，或出现低血糖症状，应及时咨询医生。

（2）服用抗凝剂如阿司匹林、氢氯吡格雷，服药期间出现出血表现，如齿龈出血、皮下瘀斑瘀点、血尿等应及时就医。

（3）服用降脂类药物应遵医嘱定期复查肝、肾功能。

（4）服用降压药和扩血管药应定期测量血压，如出现头痛、目眩、脉搏次数下降、颜面潮红、心悸、刺激性干咳等症状，应及时咨询医生，调整药物。

4. 提高自护能力

（1）保持切口周围清洁干燥，切口拆线完全愈合后 1 周后可以洗澡，但要轻柔擦洗。

（2）保持正确的姿势，3 个月内勿搬抬重物、抱小孩等，预防胸骨愈合不良。尽量保持上半身的挺直,两肩向后展。每日做上肢上抬练习,避免肩部僵硬。

（3）卧床休息时将患肢抬高,离床活动时穿弹力袜,以减轻肢体肿胀。

（4）保持大便通畅,排便勿用力,便秘者遵医嘱应用缓泻剂。如果血糖正常可每日空腹饮一杯蜂蜜水,以促进肠蠕动。

（5）保持情绪稳定;戒烟、戒酒;肥胖者控制体重。

（6）如果心前区的疼痛比以往频繁、程度加重、服用硝酸甘油不易缓解,伴出冷汗,应立即就诊,警惕心肌梗死的发生。

（7）冠状动脉旁路移植术术后3～6个月视自身恢复情况进行性生活,但应注意,性生活要控制频次,一般以1～4次/月为宜;要避免过度延长时间,应当慢慢逐步进行,尤其在术后刚开始恢复性生活时更需这样;应采取舒适的姿势进行性交;不要在饱餐、酒后、紧张、焦虑、疲劳、寒冷、不适、情绪激动等情况下进行性生活;若在性交时发生胸痛、胸部紧束感或呼吸困难,应当减慢或终止性交,若含服硝酸甘油不缓解,应及时就医。

（8）定期门诊复诊,若出现胸痛、胸闷、胸部紧束感或呼吸困难加重,应及时就医。

十三、如何办理出院?（答案略）

（张轶姝）

第六节 升主动脉夹层动脉瘤病人的护理健康教育路径

护理健康教育路径表

时间	住院第1日	住院第2日～手术前1日	手术当日	术后第1日～2日	术后第3日	术后第4日～出院日
治疗处置检查	1. 测量 （1）血压 （2）心电、血氧饱和度监测 （3）体温 2. 询问病史、体格检查 3. 进行治疗、处置 （1）**绝对卧床** （2）氧气吸入 （3）静脉使用微量泵 （4）肌内注射 （5）采集血标本 （6）口服给药 （7）口腔护理 （8）心电图 （9）其他	1. 晨起采集血、尿、便等标本 2. 医护人员陪送做检查 （1）心脏超声 （2）CT	1. 术晨 （1）测体温、脉搏、呼吸、血压 （2）洗漱,勿化妆 （3）皮肤准备 （4）更换病员服 （5）取下眼镜、义齿、首饰、发夹、手表等 （6）术前用药 （7）携带病志、影像学资料、术中用物等 （8）推床护送入手术室	1. 进行治疗、处置 （1）氧气吸入 （2）心电、血氧饱和度监测 （3）有创血压、CVP监测 （4）深静脉置管 （5）静脉输液 （6）动脉穿刺置管 （7）心包及纵隔引流 （8）留置导尿 （9）口服给药 （10）其他	1. 进行治疗、处置 （1）氧气吸入 （2）口服给药 （3）血压监测 （4）其他	1. 进行治疗、处置 （1）口服给药 （2）血压监测 （3）其他 2. 进行深呼吸、有效咳嗽

续表

时间	住院第1日	住院第2日~手术前1日	手术当日	术后第1日~2日	术后第3日	术后第4日~出院日
治疗处置检查	4. 介绍 (1) 监护室环境 (2) 住院须知 (3) 负责医生 (4) 责任护士 (5) **监护室探视制度** 5. 指导**压疮、烫伤、跌倒或坠床的相关预防措施** 6. 协助 (1) 更换病员服，取下手表、发夹、首饰、眼镜等 (2) 修剪(勿染)指(趾)甲 (3) 剃胡须等 (4) **保持情绪稳定** (5) 床上大小便 7. 配餐员协助办理餐卡、订餐	3. 进行治疗、处置 (1) 绝对卧床 (2) 氧气吸入 (3) 静脉使用微量泵 (4) 心电、血压、血氧饱和度监测 (5) 口服给药 (6) 口腔护理 (7) **备血**(复查血型) (8) 药物过敏试验 (9) 其他 4. 协助 (1) 修剪指(趾)甲 (2) 剃胡须等 5. 指导正确的深呼吸 6. 保持大便通畅 7. 医生、麻醉师、体外循环师分别交代手术和麻醉事宜，家属签字 8. 手术室护士术前访视	2. 术中 (1) 麻醉 (2) 深静脉置管 (3) 动脉穿刺置管 (4) 心包及纵隔引流置管 (5) **留置导尿** 3. 术后转入监护室 (1) 人工呼吸机辅助通气 (2) 心电、血氧饱和度监测 (3) 有创血压、CVP监测 (4) 深静脉置管 (5) 静脉输液 (6) 动脉穿刺置管 (7) 心包及纵隔引流 (8) 留置导尿 (9) 其他 (10) 压疮预防	2. 进行**深呼吸、有效咳嗽** 3. 压疮预防	2. 进行深呼吸、有效咳嗽 3. **保持大便通畅** 4. 跌倒或坠床预防	3. 陪检员陪送做检查 (1) 心电图 (2) 心脏超声 (3) CT 4. 跌倒或坠床预防 5. 告知 (1) **出院指导** (2) **办理出院流程指导**
活动体位	绝对卧床	绝对卧床	1. 术后去枕平卧6h 2. 麻醉未清醒予床头抬高30°	1. 麻醉清醒予半卧位 2. 床上活动	病室内活动	病区内活动
饮食	1. **软食、少食多餐** 2. 次日需空腹化验、检查,应0:00以后禁食禁水	1. 做完各种需空腹化验、检查后可进软食 2. 术前1日晚20:00后**禁食**,0:00后**禁饮水**	术后禁食禁水	拔除气管插管后2~4h试饮少量水,无呛咳进**半流食**	普食	普食

实 施 指 导

一、绝对卧床的概念及意义是什么？

1. 绝对卧床是指一切活动均在床上进行，包括大小便。可以在床上翻身，但是不能坐起；翻身时动作要缓慢；不可剧烈咳嗽、用力排尿、排便。

2. 要严格控制血压在正常范围内，如果活动幅度过大，如床上坐起、剧烈咳嗽、用力排尿、排便等都会导致血压升高，引起夹层动脉瘤破裂的可能。所以应避免引起血压升高的一切因素。

二、监护室探视制度是怎样的？

1. 监护室无家属陪护，每日下午探视。

2. 探视人员不宜过多，避免增加交叉感染的机会。

3. 探视时保持情绪稳定。

三、如何防止压疮、烫伤、跌倒或坠床的发生？（答案略）

四、为什么要保持情绪稳定？

剧烈的情绪波动会导致心率增快，血压升高。

五、哪些食物属于软食？为什么要进食软食？

1. 软食是指易消化，易咀嚼，碎烂软，少油炸，少油腻，少强烈刺激性调料的食物，每日3~4餐，可食软饭、面条、切碎煮熟的菜和肉。

2. 软食易消化，有利于保持大便通畅。

六、为什么要少食多餐？（答案略）

七、术前为什么要备血（复查血型）**？**（答案略）

八、术前晚及术晨为什么要禁食禁水？（答案略）

九、术中为什么要留置导尿？（答案略）

十、如何进行正确的深呼吸和有效咳嗽？

1. 坐位，身体稍前倾，双手环抱一个枕头，有助于膈肌上升。

2. 进行数次深而缓慢的腹式呼吸，深吸气末屏气，然后缩唇（吹口哨样），缓慢地经口将肺内气体呼出。

3. 呼吸动作应尽量深、慢，10次/分。

4. 呼吸时全身应尽量放松。

十一、什么是半流食？（答案略）

十二、如何保持大便通畅？（答案略）

十三、出院后注意事项是什么？

1. 休息与活动

（1）逐渐增加活动量，以不引起心悸、气促为原则；出院3个月后如无不适，可适当进行锻炼，如散步、打太极拳等温和的活动项目，避免剧烈劳动或竞赛性活动，不宜走急路、快速赶车、爬山等消耗体力较大的活动，提重物＜2.5kg。

（2）避免过度劳累、精神紧张和过长时间工作。

（3）建立规律的生活习惯，保持情绪稳定，不看刺激性的电影，保证充分休息和充足的睡眠，必要时可遵医嘱服用镇静催眠药物。

2. 饮食指导　进高蛋白、易消化吸收、富含维生素的清淡食品,如瘦肉、蛋类、豆制品等,多吃新鲜蔬菜、水果。少食多餐,每餐不宜过饱,进餐速度不宜过快,忌暴饮暴食,避免进食辛辣刺激性食物,如浓茶、咖啡等。

3. 用药指导

(1)遵医嘱按时服药。服用美托洛尔等β受体阻滞剂应监测心率,脉搏＜50次/分,或出现低血糖症状应告知医生。

(2)服用福辛普利等 ACEI 类药物,如出现头痛、频繁干咳等症状应及时咨询医生。

(3)服用硝苯地平缓释片等钙离子通道阻滞剂类药物,应定期监测肝功能,如出现齿龈增生应及时咨询医生。

4. 提高自护能力

(1)学会自测脉搏,用示指、中指、无名指的指端按压在桡动脉搏动最强处(掌心向上,前臂外侧,腕关节上1横指处),按压力量适中,以能清楚测得脉搏搏动为宜,测量1分钟。

(2)学会监测血压:可采用电子血压计,正确的测量方法:手臂位置与心脏水平平齐(卧位平腋中线,坐位平第4肋),卷袖,露臂,手掌向上,肘部伸直,打开血压计,驱尽袖带内空气,平整置于上臂中部,下缘距肘窝2～3cm,松紧以能伸入1指为宜,按血压计开始键。尽量每日同一时间、在同一侧上肢测量血压。进食、活动后要休息30分钟后再测量,并做好记录。

(3)保持大便通畅,避免用力排便。排便困难可在医生指导下口服酚酞片(果导片)、液状石蜡或使用开塞露,以促进排便。如果血糖正常可每日空腹饮一杯蜂蜜水,以促进肠蠕动。

(4)注意防寒保暖,寒冷天气出门戴口罩,防止着凉引起呼吸道感染,尽量少去公共场所,避免和流感病人接触,防止交叉感染;室内每日通风换气,保持空气新鲜。

(5)避免长时间站立或由蹲位突然站立、突然转头,洗澡时间＜30分钟,忌洗桑拿浴、蒸汽浴。

(6)戒烟、戒酒及控制体重。

(7)保持切口周围清洁干燥,切口拆线完全愈后1周后可以洗澡,但要轻柔擦洗。

(8)保持正确的姿势,3个月内勿搬抬重物、抱小孩等,预防胸骨愈合不良,尽量保持上半身的挺直,两肩向后展。每日做上肢上抬练习,避免肩部僵硬。

(9)遵医嘱按时门诊复诊,如突然出现胸背部、心前区剧痛、胸闷、喘憋等症状,请及时就医。

十四、如何办理出院?（答案略）

(张轶姝)

第六章

泌尿外科常见疾病护理健康教育路径

第一节　肾结石病人的护理健康教育路径

护理健康教育路径表

时间	住院第1日	住院第2日~手术前1日	手术当日	术后第1日~第3日	手术第4日~出院日
治疗处置检查	1. 介绍 (1) **病室环境** (2) 住院须知 (3) 负责医生 (4) 责任护士 2. 测量 (1) 体温 (2) 脉搏 (3) 呼吸 (4) 血压 (5) 体重 3. 询问病史、体格检查 4. 指导压疮、烫伤、跌倒或坠床的相关预防措施 5. 协助 (1) 清洁皮肤 (2) 更换病员服 (3) 修剪(勿染)指(趾) (4) 剃胡须等 6. 指导**戒烟**、戒酒 7. 进行治疗、处置 (1) 药物过敏试验 (2) 口服药物 (3) 静脉输液等 8. 配餐员协助办理餐卡、订餐	1. 晨起采集血、尿、便及**尿细菌学检查**等标本 2. 陪检员陪送去做心电图、泌尿系超声、胸部X线、CT、泌尿系X线等检查 3. 检查时适当增添衣服,避免着凉 4. 进行治疗、处置 (1) 备血(复查血型) (2) 药物过敏试验 (3) 术前晚灌肠 (4) 其他 5. 指导**深呼吸、有效咳嗽的方法** 6. 医生交代手术事宜,家属签字 7. 麻醉师交代麻醉事宜,家属签字 8. 手术室护士术前访视 9. 指导病人保证**充足的睡眠**	1. 术晨 (1) 测量体温、脉搏、呼吸、血压 (2) 协助洗漱,勿化妆 (3) 皮肤准备 (4) 协助更换病员服,取下义齿、首饰、手表、眼镜等 (5) 术前用药 (6) 携带影像学资料 (7) 平车护送入手术室 2. 术中进行 (1) 麻醉 (2) 静脉输液 (3) 留置导尿 3. 术后进行治疗、处置 (1) 心电监测 (2) 血氧饱和度监测 (3) 氧气吸入 (4) 静脉输液 (5) 留置导尿 (6) 告知 1) 保持切口外敷料清洁干燥 2) 保持引流管通畅,勿打折、扭曲、受压 3) 听取病人主诉及疼痛的感受,及时与医生沟通,酌情给予镇痛药	1. 进行治疗、处置 (1) 静脉输液 (2) 留置导尿 (3) 其他 2. 进行深呼吸和有效咳嗽 3. 告知**放置输尿管支架管的注意事项**	1. 进行治疗、处置:复查泌尿系X线等 2. 告知 (1) **出院指导** (2) **办理出院流程指导**

139

续表

时间	住院第1日	住院第2日~手术前1日	手术当日	术后第1日~第3日	手术第4日~出院日
活动体位	1. 发热或有血尿者需卧床休息 2. 协助年老体弱及卧床病人定时更换体位 3. 病区内活动	1. 发热或有血尿者，需卧床休息 2. 协助年老体弱及卧床病人定时更换体位 3. 病区内活动	术后去枕平卧6h后垫枕头，协助床上翻身、健侧卧位，活动双下肢	1. 床上活动，取半坐卧位 2. 可早期离床，病室内活动	病区内活动
饮食	1. 普食 2. 次日需空腹化验、检查，应0:00以后禁食禁水	1. 做完各种需空腹化验、检查后可进普食 2. 术前1日晚20:00后禁食，0:00后禁饮水	禁食禁水	半流食	普食

实 施 指 导

一、什么样的环境利于泌尿外科病人的康复？

1. 安静、清洁舒适，空气新鲜洁净、无异味，要保证通风每日1~2次，每次30分钟，以降低室内空气的污染和空气中微生物的密度，预防感染。

2. 室温应保持在18~22℃，湿度在50%~60%，这样可使病人感到舒适、安宁，能减少消耗，利于散热，并降低肾脏负担，利于休息，保证体力恢复。

3. 病室内不要摆放鲜花，家属或探访人员不要使用香水，刺鼻的鲜花或香水气味会使病人产生皮肤过敏等不良反应。

二、为什么要戒烟？

1. 吸烟会刺激支气管引起慢性咳嗽，香烟里的尼古丁等会引起血管痉挛收缩，影响血液循环。

2. 吸烟会造成血压升高、心跳加快、甚至心律不齐并诱发心脏病，为了病人的健康，远离烟草。

3. 手术后由于尼古丁刺激呼吸道黏膜，导致分泌物过多，病人可能会因为惧怕咳嗽引起的伤口疼痛而使分泌物无法排出，容易引发肺部感染，所以告知病人入院后立即停止吸烟。

三、如何留取尿细菌学检查标本？

1. 留取标本前，告知病人勿排尿，先清洁会阴部，如活动受限者，应协助病人清洁会阴部。

2. 指导病人取平卧位，并为其进行会阴护理，之后告知病人将尿液缓慢排出，用无菌容器留取中段尿液，及时送检。

四、如何进行正确的深呼吸和有效咳嗽？

1. 坐位，身体稍前倾，双手环抱一个枕头，有助于膈肌上升。

2. 进行5~6次深而缓慢的腹式呼吸，深吸气末屏气3~5秒，然后缩唇（吹口哨样），缓慢地经口将肺内气体呼出。

3. 再深吸一口气后屏气 3~5 秒,身体前倾,进行短促有力的咳嗽 2~3 次,咳嗽时同时收缩腹肌,也可用手按压上腹部,帮助痰液咳出。

4. 呼吸动作应尽量深、慢,呼吸时全身应尽量放松。

5. 经常翻身,改变姿势,早期离床活动,可以防止分泌物堆积。

6. 咳痰后及时漱口,去除痰液异味。

五、如何保证充足的睡眠?

1. 消除顾虑和恐惧,避免情绪激动而引起失眠。

2. 保持室内安静,减少活动,适当卧床休息,减少体力消耗。

3. 必要时可适当应用镇静剂或催眠药物。

六、术后内置输尿管支架管的注意事项有哪些?

1. 术后于输尿管内放置输尿管支架管,可起到内引流和内支架的作用,以扩张输尿管,有利于小结石的排出,防止输尿管内"石街"形成。

2. 指导病人于术后尽早取半坐位,大量饮水,饮水量每日 2500~4000ml,从而有利于残石排出并预防泌尿系感染发生;勤排尿,勿使膀胱过度充盈导致尿液反流。

3. 一般留置输尿管支架管时间为 4~6 周,应按医生的要求,定期及时地取出输尿管支架管。并复查泌尿系超声或泌尿系 X 线确定有无结石残留。

七、半坐卧位有什么好处?

1. 可使腹腔渗出液流入盆腔,促进感染局限,减少中毒反应,同时采取半坐卧位还可防止感染向上蔓延引起膈下脓肿。

2. 可减轻腹部切口缝合处的张力,缓解疼痛,有利于切口愈合。

3. 疾病恢复期、体质虚弱者,取半坐卧位,使病人逐渐适应体位改变,以利于向站位过渡。

八、为什么术后病人要早期离床活动?

1. 早期活动可以预防肺部并发症,防止下肢深静脉血栓形成,促进肠蠕动,尽早排气,防止压疮发生。

2. 根据医嘱及病人自身病情协助床上活动或离床活动,活动时避免活动不当(如活动过于剧烈、过度弯腰、突然下蹲等),防止内置输尿管支架管移位或脱落。

3. 离床活动时将引流袋别在衣襟下摆,低于切口平面。尿袋固定于裤子大腿中下段,应低于尿道口,以保持尿液引流通畅,预防逆行感染。活动顺序为半坐卧位→端坐卧位→沿床而坐→床边站立→室内慢行,预防体位性低血压发生。

九、什么是半流食?

食物应呈半流质状态,纤维少,营养丰富,易咀嚼、吞咽和消化。可选食物为泥、末、粥、面条、羹等。

十、结石病人应如何选择饮食?

根据结石成分调节饮食:

1. 含钙结石病人应合理摄入钙量,适当减少牛奶、豆制品、巧克力和坚果摄入。

2. 草酸盐结石病人应限制浓茶、菠菜、番茄、花生皮等食物。

3. 尿酸结石病人不宜食用含嘌呤高的食物如动物内脏、豆类、啤酒等。

4. 胱氨酸结石应限制蛋、奶、肉和小麦等食物。

十一、出院后注意事项是什么？

1. 休息与活动

（1）告知病人出院后注意劳逸结合,逐渐增加运动量。

（2）选择合适的体育锻炼如跳跃运动等,促进小残石排出;增强体质,养成良好的生活习惯。

2. 饮食指导

（1）根据结石成分调节饮食。含钙结石病人应合理摄入钙量,适当减少牛奶、豆制品、巧克力和坚果摄入;草酸盐结石病人应限制浓茶、菠菜、番茄、花生皮等食物;尿酸结石病人不宜食用含嘌呤高的食物如动物内脏、豆类、啤酒等;胱氨酸结石应限制蛋、奶、肉和小麦等食物。

（2）大量饮水,饮水量每日 2500～4000ml,有利于残石排出并预防泌尿系感染发生。

3. 用药指导　指导病人按医生的要求按时、正确服用出院带药,定期门诊随诊。

4. 提高自护能力　为了病人的健康,指导病人在日常生活、工作、休息时应注意以下几点：

（1）指导内置输尿管支架管的病人,避免活动不当（如活动过于剧烈、过度弯腰、突然下蹲等）防止内置输尿管支架管移位或脱落。

（2）如出现排尿疼痛、血尿、尿频时,勿过于紧张,这些症状是内置输尿管支架管对膀胱端的刺激所导致,告知病人在多饮水或对症处理后,症状会缓解,根据医生的要求,按时拔出输尿管支架管。定期复查泌尿系超声、泌尿系 X 线。如出现腰痛剧烈或血尿等,应及时门诊就诊。

十二、如何办理出院？（答案略）

（蔡　玮）

第二节　输尿管结石病人的护理健康教育路径

护理健康教育路径表

时间	住院第1日	住院第2日～手术前1日	手术当日	术后第1日～第3日	手术第4日～出院日
治疗处置检查	1. 介绍 （1）病室环境 （2）住院须知 （3）负责医生 （4）责任护士 2. 测量 （1）体温 （2）脉搏 （3）呼吸 （4）血压 （5）体重 3. 询问病史、体格检查	1. 晨起采集血、尿、便及尿细菌学检查等标本 2. 陪检员陪送去做心电图、泌尿系超声、胸部 X 线、CT、泌尿系 X 线等检查	1. 术晨 （1）测量体温、脉搏、呼吸、血压 （2）协助洗漱,勿化妆 （3）皮肤准备 （4）协助更换病员服,取下义齿、首饰、手表、眼镜等 （5）术前泌尿系 X 线复查 （6）术前用药 （7）携带影像学资料 （8）平车护送入手术室	1. 进行治疗、处置 （1）静脉输液 （2）留置导尿 （3）其他	1. 进行治疗、处置:复查泌尿系 X 线等

时间	住院第1日	住院第2日~手术前1日	手术当日	术后第1日~第3日	手术第4日~出院日
治疗处置检查	4. 指导压疮、烫伤、跌倒或坠床的相关预防措施 5. 协助 (1) 清洁皮肤 (2) 更换病员服 (3) 修剪(勿染)指(趾)甲 (4) 剃胡须等 6. **戒烟**、戒酒 7. 进行治疗、处置 (1) 药物过敏试验 (2) 口服药物 (3) 静脉输液等 8. 配餐员协助办理餐卡、订餐	3. 检查时适当增添衣服,避免着凉 4. 指导**深呼吸、有效咳嗽的方法** 5. 进行治疗、处置 (1) 备血(复查血型) (2) 药物过敏试验 (3) 术前晚灌肠 (4) 其他 6. 医生交代手术事宜,家属签字 7. 麻醉师交代麻醉事宜,家属签字 8. 手术室护士术前访视 9. 指导病人保证**充足的睡眠**	2. 术中进行 (1) 麻醉 (2) 静脉输液 (3) 留置导尿 3. 术后进行治疗、处置 (1) 心电监测 (2) 血氧饱和度监测 (3) 氧气吸入 (4) 静脉输液 (5) 留置导尿 (6) 告知 1) 保持切口外敷料清洁干燥 2) 保持引流管通畅,勿打折、扭曲、受压 3) 听取病人主诉及疼痛的感受,及时与医生沟通,酌情给予镇痛药	2. 进行深呼吸和有效咳嗽 3. 告知**放置输尿管支架管的注意事项**	2. 告知 (1) 出院指导 (2) 办理出院流程指导
活动体位	1. **肾绞痛**或有血尿时需卧床休息 2. 协助年老体弱及卧床病人定时更换体位 3. 可病区内活动	1. 肾绞痛或有血尿时需卧床休息 2. 协助年老体弱及卧床病人定时更换体位 3. 可病区内活动	术后去枕平卧6h后垫枕头,可以床上翻身、健侧卧位,活动双下肢	1. 床上活动,取半**坐卧位** 2. **可早期离床**,室内活动	病区内活动
饮食	1. 普食 2. 次日需空腹化验、检查,指导0:00以后禁食禁水	1. 做完各种需空腹化验、检查后进普食 2. 术前1日晚20:00后禁食,0:00后禁饮水	禁食禁水	**半流食**	普食

实 施 指 导

一、什么样的环境利于泌尿外科病人的康复?(答案略)

二、为什么要戒烟?(答案略)

三、何为肾绞痛?

1. 当结石在活动或输尿管被完全梗阻时可引起肾绞痛,典型表现为:突发性疼痛,疼痛剧烈难忍,多发生于深夜至凌晨,持续数分钟至数小时不等。

2. 疼痛位于腰部或上腹部,并放射至同侧下腹部和会阴部,也可放射至大腿内侧,还伴有膀胱刺激征及尿道和阴茎头部放射痛。

3. 疼痛性质为刀割样阵发性疼痛,发作时病人坐卧不安、面色苍白、冷汗,甚至休克,并伴有恶心、呕吐。

四、如何留取尿细菌学检查标本? （答案略）

五、如何进行正确的深呼吸和有效咳嗽? （答案略）

六、如何保证充足的睡眠? （答案略）

七、术前泌尿系 X 线复查需如何配合?

1. 术晨为病人行泌尿系 X 线复查,了解结石是否移位或排出。

2. 检查前,告知病人排空膀胱,平卧于平车上,送病人至检查科室进行复查,指导病人复查后仍平卧于平车上,由医护人员携带泌尿系 X 线复查结果将病人送至手术室。

八、术后内置输尿管支架管的注意事项有哪些? （答案略）

九、半坐卧位有什么好处? （答案略）

十、为什么术后病人要早期离床活动? （答案略）

十一、什么是半流食? （答案略）

十二、结石病人应如何选择饮食? （答案略）

十三、出院后注意事项是什么? （答案略）

十四、如何办理出院? （答案略）

（蔡　玮）

第三节　良性前列腺增生病人的护理健康教育路径

护理健康教育路径表

时间	住院第1日	住院第2日~手术前1日	手术当日	术后第1日~第3日	手术第4日~出院日
治疗处置检查	1. 介绍 （1）**病室环境** （2）住院须知 （3）负责医生 （4）责任护士 2. 测量 （1）体温 （2）脉搏 （3）呼吸 （4）血压 （5）体重 3. 询问病史、体格检查	1. 晨起采集血、尿、便及**尿脱落细胞学检查**等标本 2. 陪检员陪送去做心电图、泌尿系超声、胸部 X 线、CT、**尿动力学检查**等 3. 检查时适当增添衣服,避免着凉 4. 指导**深呼吸、有效咳嗽的方法**	1. 术晨 （1）测量体温、脉搏、血压 （2）协助洗漱 （3）皮肤准备 （4）协助更换病员服,取下义齿、首饰、手表、眼镜等 （5）术前用药 （6）携带影像学资料 （7）平车护送入手术室 2. 术中进行 （1）麻醉 （2）静脉输液 （3）留置导尿	1. 进行治疗、处置 （1）静脉输液 （2）留置导尿 （3）其他	1. 进行治疗、处置 2. 指导进行骨盆底肌功能锻炼

续表

时间	住院第1日	住院第2日~手术前1日	手术当日	术后第1日~第3日	手术第4日~出院日
治疗处置检查	4. 指导压疮、烫伤、跌倒或坠床的相关预防措施 5. 协助 (1) 清洁皮肤 (2) 更换病员服 (3) 修剪指(趾)甲 (4) 剃胡须等 6. 戒烟、戒酒 7. 进行治疗、处置 (1) 药物过敏试验 (2) 口服药物 (3) 静脉输液等 8. 配餐员协助办理餐卡、订餐 9. 行骨盆底肌功能锻炼指导	5. 进行治疗处置 (1) 备血(复查血型) (2) 药物过敏试验 (3) 术前晚灌肠 (4) 其他 6. 医生交代手术事宜,家属签字 7. 麻醉师交代麻醉事宜,家属签字 8. 手术室护士术前访视 9. 指导病人保证充足的睡眠	3. 术后治疗、处置 (1) 心电监测 (2) 血氧饱和度监测 (3) 氧气吸入 (4) 静脉输液 (5) 留置导尿 (6) 持续膀胱冲洗 (7) 告知 1) 膀胱痉挛性疼痛的症状 2) 听取病人主诉及疼痛的感受,及时与医生沟通,酌情给予镇痛药	2. 进行深呼吸和有效咳嗽 3. 告知如何保持大便通畅	3. 告知 (1) 出院指导 (2) 办理出院流程指导
活动体位	1. 有血尿时需卧床休息 2. 协助年老体弱及卧床病人定时更换体位 3. 病区内活动	1. 有血尿时需卧床休息 2. 协助年老体弱及卧床病人定时更换体位 3. 病区内活动	术后去枕平卧6h后垫枕头,可以床上活动	1. 床上活动,取半坐卧位 2. 可早期离床,病室内活动	病区内活动
饮食	1. 普食 2. 次日需空腹化验、检查,应0:00以后禁食禁水	1. 做完各种需空腹化验、检查后可进食普食 2. 术前1日晚20:00后禁食,0:00后禁饮水	禁食禁水	半流食	普食

实 施 指 导

一、什么样的环境利于泌尿外科病人的康复?（答案略）

二、为什么要戒烟?（答案略）

三、如何进行骨盆底肌功能锻炼?

1. 指导病人取立位、坐位或卧位,试作排尿(排便)动作,先慢慢收紧盆底肌肉,再缓缓放松,如此反复。

2. 每次10秒左右,连续10次,每日进行数次,以不觉疲乏为宜。

四、如何留取尿脱落细胞学检查标本?

1. 指导病人收集2小时以内的新鲜尿液100~200ml,放置于干净容器中,以提高所收集尿液的阳性率,更好保存脱落于尿中上皮细胞的结构,减少变性上皮细胞数量。

2. 连续留取 3 日以保证尿标本检验结果的准确性。

五、何为尿流动力学检查？

1. 借助流体动力学和电生理学方法，测定尿路输送、存储、排出尿液功能，为分析排尿障碍原因、选择治疗方法及评定疗效提供客观依据。

2. 主要用于确定有无下尿路梗阻及评估逼尿肌功能。

六、如何进行正确的深呼吸和有效咳嗽？（答案略）

七、如何保证充足的睡眠？（答案略）

八、持续膀胱冲洗相关知识有哪些？

1. 术后病人均留置一枚三腔气囊导尿管，应用 25～30℃生理盐水冲洗液进行持续膀胱冲洗，以减少膀胱痉挛性疼痛的发生几率。

2. 为保证病人的持续冲洗有效，在其翻身或变换体位时，动作要轻柔，防止冲洗管路打折、扭曲、脱落。

3. 根据病人冲出液的颜色调节好冲洗速度，病人不可自行调整冲洗速度。

4. 如果出现腹部胀痛，冲洗出液体的颜色突然加深、呈鲜红色，或发现冲入速度与冲出速度不符，均应及时与医生沟通，必要时采取相应措施。

九、何为膀胱痉挛性疼痛？

1. 术后病人可能因逼尿肌不稳定性、导尿管的刺激、血块堵塞冲洗管等，发生膀胱痉挛。

2. 膀胱痉挛性疼痛表现为：病人有强烈的尿意、肛门坠胀、下腹部痉挛，尿道及膀胱区疼痛难忍。

十、如何保持大便通畅？

1. 术后根据冲洗液的颜色逐渐增加活动度，以促进排气，及早进食，大量饮水，每日饮水量 2500~4000ml，保持大便通畅，防止用力排便时腹压增加引起出血。

2. 术后早期禁止灌肠或行肛管排气，避免引起前列腺窝出血。

3. 饮食忌辛辣刺激性食物，多摄入粗纤维食物，如瘦肉、蘑菇、木耳、鸡肉、香蕉、芹菜等，防止便秘。

4. 大便干燥时，在医生指导下使用缓泻药物。

十一、半坐卧位有什么好处？（答案略）

十二、为什么术后病人要早期离床活动？（答案略）

十三、什么是半流食？（答案略）

十四、前列腺术后宜进何种饮食？

1. 宜进高热量、高维生素、高蛋白并富含粗纤维食物，如瘦肉、蘑菇、木耳、鸡汤、香蕉、芹菜等。

2. 忌辛辣刺激性食物，如蒜、葱、辣椒、浓茶、咖啡、酒等。

3. 少食多餐，保持大便通畅，防止继发性出血。

4. 大量饮水，饮水量 2500～4000ml，勤排尿，勿憋尿，以利于冲洗尿道，预防泌尿系感染发生。

十五、出院后注意事项是什么？

1. 休息与活动

（1）注意劳逸结合，逐渐增加运动量，选择合适的体育锻炼。如太极拳等。避免骑自行车、跑步等。

（2）术后1~2个月内避免久坐、提重物。

2. 饮食指导

（1）宜进高热量、高维生素、高蛋白并富含粗纤维食物,如瘦肉、蘑菇、木耳、鸡汤、香蕉、芹菜等。

（2）忌辛辣刺激性食物,如蒜、葱、辣椒、浓茶、咖啡、饮酒等。

（3）少食多餐,保持大便通畅,防止继发性出血。

（4）多饮水,勤排尿,勿憋尿,饮水量每日2500~4000ml,有利于冲洗尿道,预防泌尿系感染发生。

3. 用药指导。

4. 提高自护能力　为了病人健康,指导病人在日常生活、工作、休息时应注意以下几点

（1）注意保暖,防止受凉,避免诱发尿潴留。

（2）继续行骨盆底肌功能锻炼,以尽快恢复尿道括约肌功能。

（3）定期做尿流动力学检查、泌尿系超声检查等,复查尿流率及残余尿量。

（4）如出现排尿时尿线变细,甚至出现排尿困难;出现阴囊肿大、疼痛等现象,及时就诊。

（5）3个月内避免洗热浴,防止继发性出血。

十六、如何办理出院?(答案略)

（蔡　玮）

第四节　肾癌病人的护理健康教育路径

护理健康教育路径表

时间	住院第1日	住院第2日~手术前1日	手术当日	术后第1日~第3日	手术第4日~出院日
治疗处置检查	1. 介绍 (1)**病室环境** (2)住院须知 (3)负责医生 (4)责任护士 2. 测量 (1)体温 (2)脉搏 (3)呼吸 (4)血压 (5)体重 3. 询问病史、体格检查	1. 晨起空腹采集血、尿、便及尿**脱落细胞学检查**等标本 2. 陪检员陪送去做心电图、泌尿系超声、胸部X线、CT等检查 3. 检查时适当增添衣服,避免着凉 4. **指导深呼吸及有效咳嗽的方法**	1. 术晨 (1)测量体温、脉搏、呼吸、血压 (2)协助洗漱,勿化妆 (3)皮肤准备 (4)协助更换病员服,取下义齿、首饰、手表、眼镜等 (5)术前用药 (6)携带影像学资料 (7)平车护送入手术室 2. 术中 (1)麻醉 (2)静脉输液 (3)留置导尿	1. 进行治疗、处置 (1)静脉输液 (2)留置导尿 (3)其他	1. 进行治疗、处置采集血、尿等标本复查

时间	住院第1日	住院第2日~ 手术前1日	手术当日	术后第1日~ 第3日	手术第4日~ 出院日
治疗处置检查	4. 指导压疮、烫伤、跌倒或坠床的相关预防措施 5. 协助 (1) 清洁皮肤 (2) 更换病员服 (3) 修剪(勿染)指(趾)甲 (4) 剃胡须等 6. 戒烟、戒酒 7. 进行治疗、处置 (1) 药物过敏试验 (2) 口服药物 (3) 静脉输液等 8. 配餐员协助办理餐卡、订餐	5. 进行治疗、处置 (1) 备血(复查血型) (2) 药物过敏试验 (3) 术前晚灌肠 (4) 其他 6. 医生交代手术事宜,家属签字 7. 麻醉师交代麻醉事宜,家属签字 8. 手术室护士术前访视 9. 指导保证充足的睡眠	3. 术后进行治疗、处置 (1) 心电监测 (2) 血氧饱和度监测 (3) 氧气吸入 (4) 静脉输液 (5) 留置导尿 (6) 告知 1) 如短时间内引流量突然增多,及时通知医生 2) 保持切口外敷料清洁干燥 3) 听取病人主诉及疼痛的感受,及时与医生沟通,酌情给予镇痛药	2. 进行深呼吸和有效咳嗽	2. 告知 (1) 出院指导 (2) 办理出院流程指导
活动体位	1. 发热或有血尿时需卧床休息 2. 协助年老体弱及卧床病人定时更换体位 3. 可病区内活动	1. 发热或有血尿时需卧床休息 2. 协助年老体弱及卧床病人定时更换体位 3. 可病区内活动	术后去枕平卧6h后垫枕头,可以床上翻身、健侧卧位,活动双下肢	1. 床上活动,取半坐卧位 2. 可早期离床,病室内活动 3. 肾部分切除病人,遵医嘱绝对卧床7~14d	病区内活动
饮食	1. 普食 2. 次日需空腹化验检查,应于0:00以后禁食禁水	1. 做完各种需空腹化验、检查后可进食普食 2. 术前1日晚20:00后禁食,0:00后禁饮水	禁食禁水	半流食	普食

实 施 指 导

一、什么样的环境利于泌尿外科病人的康复?（答案略）

二、为什么要戒烟?（答案略）

三、如何留取尿脱落细胞学检查标本?（答案略）

四、如何进行正确的深呼吸和有效咳嗽?（答案略）

五、如何保证充足睡眠?（答案略）

六、半坐卧位有什么好处?（答案略）

七、为什么术后病人要早期离床活动?（答案略）

八、肾部分切除病人绝对卧床时,应如何进行床上活动?

1. 为防止继发性出血,术后要绝对卧床休息 7～14 天。

2. 指导病人在床上行深呼吸,间断翻身,足趾和踝关节伸屈。

3. 腿部自主伸、屈活动,10 次 / 小时。

4. 被动按摩腿部肌肉,屈腿、伸腿等,每日 4 次,每次 10 分钟。

九、什么是半流食?（答案略）

十、如何选择饮食种类?

进食低盐、低脂、高热量、高维生素、富含粗纤维、易消化的食物,如海参、鸡蛋、瘦肉等,忌食豆制品及蒜、葱、烧烤、熏制类刺激性食物。戒烟、戒酒。

十一、出院后注意事项是什么?

1. 休息与活动

（1）指导病人出院后 3 个月内多休息,不宜从事重体力劳动或剧烈活动,根据自身情况,适当选择合适的体育锻炼如散步、打太极拳等。

（2）增强体质,养成良好的生活习惯。

2. 饮食指导 进食低盐、低脂、高热量、高维生素、富含粗纤维、易消化食物,如海参、鸡蛋、瘦肉等等,忌食动物内脏、豆制品及蒜、葱、烧烤、熏制类刺激性食物。戒烟、戒酒。

3. 用药指导 请您按医生的要求按时正确服用出院带药,禁用解热镇痛药、氨基糖苷类抗生素等对肾脏有损伤的药物。定期门诊随诊。

4. 提高自护能力 为了病人的健康,指导病人在日常生活、工作、休息时应注意保护健侧肾脏,防止外伤。定期复查泌尿系超声、CT 和血常规、尿常规、肾功能等。

十二、如何办理出院?（答案略）

（蔡 玮）

第五节 膀胱肿瘤病人的护理健康教育路径

护理健康教育路径表

时间	住院第1日	住院第2日～手术前1日	手术当日	术后第1日～第3日	术后第4日～出院日
治疗处置检查	1. 介绍 （1）**病室环境** （2）住院须知 （3）负责医生 （4）责任护士	1. 晨起空腹采集血、尿、便标本 2. **留取尿脱落细胞标本**	1. 术晨 （1）测量体温、脉搏、呼吸、血压 （2）洗漱,勿化妆 （3）皮肤准备 （4）更换病员服,取下义齿、首饰、手表、眼镜等 （5）术前用药 （6）携带影像学资料 （7）平车护送入手术室	1. 进行治疗、处置 （1）静脉输液 （2）留置导尿 （3）**膀胱灌药**	1. 进行治疗、处置

续表

时间	住院第1日	住院第2日～手术前1日	手术当日	术后第1日～第3日	术后第4日～出院日
治疗处置检查	2. 测量 (1) 体温 (2) 脉搏 (3) 血压 (4) 呼吸 (5) 体重 3. 询问病史、体格检查 4. 指导跌倒、坠床、压疮、烫伤的相关预防措施 5. 协助 (1) 清洁皮肤 (2) 更换病员服 (3) 修剪(勿染)指(趾)甲 (4) 剃胡须 6. 指导戒烟、戒酒 7. 配餐员协助办理餐卡、订餐	3. 陪检员陪送去做心电图、泌尿系超声、胸部X线、CT、膀胱镜等检查 4. 检查时适当增添衣服,避免着凉 5. 指导深呼吸及有效咳嗽的方法 6. 进行治疗、处置 (1) 备血(复查血型) (2) 药物过敏试验 (3) 术前晚灌肠 7. 医生交代手术事宜,家属签字 8. 麻醉师交代麻醉事宜,家属签字 9. 手术室护士术前访视 10. 指导保证充足的睡眠	2. 术中 (1) 麻醉 (2) 留置导尿 (3) 静脉输液 3. 术后进行治疗、处置 (1) 静脉输液 (2) 氧气吸入 (3) 心电监测及血氧饱和度监测 (4) 留置导尿 (5) 持续膀胱冲洗 (6) 告知 1) 膀胱痉挛性疼痛的症状 2) 保持导尿管引流通畅,勿打折、扭曲、受压 3) 听取病人主诉及疼痛的感受,及时与医生沟通,酌情给予镇痛药	2. 告知如何保持大便通畅	2. 告知 (1) 出院指导 (2) 办理出院流程指导
活动体位	1. 有血尿的病人需要卧床休息 2. 病区内活动	1. 有血尿的病人需要卧床休息 2. 病区内活动	术后去枕平卧位6h后垫枕头,可以床上翻身、活动双下肢	病室内活动	病区内活动
饮食	1. 普食 2. 次日需空腹化验、检查,应于0:00以后禁食禁水	1. 做完各种需空腹化验检查后可进普食 2. 术前日晚20:00后禁食,0:00后禁饮水	禁食禁水	半流食	普食

实 施 指 导

一、什么样的环境利于泌尿外科病人的康复?（答案略）

二、为什么要戒烟?（答案略）

三、如何留取尿脱落细胞学检查标本?（答案略）

四、膀胱镜检查需要注意什么?

1. 膀胱尿道镜是在表面麻醉下经尿道将膀胱镜插入膀胱的一种检查方法。

2. 检查前需要排空膀胱。

3. 检查时指导病人取仰卧位,托起双腿,但腿不能托得太高,否则会阴部出现紧张状况,易感到不适,应高低适度使会阴部放松。

4. 检查后可能会出现血尿,告知病人不必紧张,及时与医护人员沟通,无需特殊处置,多饮水后即可自愈。

五、如何进行正确的深呼吸和有效咳嗽?（答案略）

六、留置导尿的注意事项有哪些?

1. 导尿管有注水气囊固定于膀胱内,正常情况下不会脱出体外。

2. 床上卧位时,将导尿管从病人腘窝下经过,悬挂引流袋于床旁,需要注意翻身时保持尿管引流通畅,勿打折、扭曲、受压。

3. 离床活动时,尿袋应固定于裤子大腿中下段,低于膀胱高度,保持尿液引流通畅,预防逆行感染。

七、持续膀胱冲洗相关知识有哪些?

1. 根据冲出液的颜色调节好冲洗液速度。

2. 翻身时,动作轻柔,勿将冲洗管路挣脱。

3. 如果冲洗液颜色突然加深、呈鲜红色,应及时通知医护人员。

八、何为膀胱痉挛性疼痛?（答案略）

九、膀胱灌药的注意事项有哪些?

1. 在灌注前 4 小时开始停止饮水,排空膀胱。

2. 医生通过导尿管将药物注入膀胱,灌药后药物需保留在膀胱内 1~2 小时,需要每 15~30 分钟变换 1 次体位,分别取俯卧位、仰卧位、左侧卧位、右侧卧位。

3. 灌药后,建议大量饮水,每日 2500~4000ml,起到生理性膀胱冲洗的作用,减少化疗药物对尿道黏膜的刺激。

十、如何保持大便通畅?（答案略）

十一、出院后注意事项是什么?

1. 休息与活动

(1)告知病人回家以后要避免受凉、淋雨、吸烟、喝酒等,3 个月以内不宜做剧烈运动。

(2)注意休息,调整日常生活和工作量,保证足够的睡眠,防止过度疲劳。

2. 饮食指导

(1)宜进食高热量、高维生素、高蛋白及易消化食物,如瘦肉、蘑菇,木耳,鸡汤等。

(2)少食多餐,忌辛辣、刺激性食物。

3. 用药指导　手术后根据病理结果定期行膀胱灌注。

(1)在灌注前 4 小时,告知病人停止饮水,排空膀胱。

(2)医生会通过导尿管将药物注入膀胱,灌药后药物需保留在膀胱内 1~2 小时,告知病人每 15~30 分钟变换 1 次体位,分别取俯卧位、仰卧位、左侧卧位、右侧卧位。

(3)灌药后,建议病人多饮水,每日 2500~4000ml,起到生理性膀胱冲洗的作用,减少化疗药物对尿道黏膜的刺激。

4. 提高自护能力

(1)拔除尿管后,指导病人注意观察尿液的颜色、性质和量,有无凝血块。

（2）每日饮水量 2500~4000ml,以冲洗尿路,防止泌尿系感染,勿憋尿。

（3）每 3 个月行膀胱镜检查,若 2 年后无复发,改为半年 1 次。

（4）按照医生要求定期随诊。

十二、如何办理出院?（答案略）

（刘　卫　张秀杰）

第六节　前列腺癌病人的护理健康教育路径

护理健康教育路径表

时间	住院第1日	住院第2日~手术前1日	手术当日	术后第1日~第4日	术后第5日~第7日	术后第8日~出院日
治疗处置检查	1. 介绍 （1）**病室环境** （2）住院须知 （3）负责医生 （4）责任护士 2. 测量 （1）体温 （2）脉搏 （3）血压 （4）呼吸 （5）体重 3. 询问病史、体格检查 4. 指导压疮、烫伤、跌倒或坠床的相关预防措施 5. 协助 （1）清洁皮肤 （2）更换病员服 （3）修剪指（趾）甲 （4）剃胡须 6. 指导**戒烟**、戒酒	1. 晨起空腹采集血、尿、便标本 2. 陪检员陪送去做心电图、泌尿系超声、胸部 X 线、CT、ECT、**膀胱镜**等检查 3. 检查时适当增添衣服,避免着凉 4. 指导 （1）**深呼吸及有效咳嗽的方法** （2）**骨盆底肌功能锻炼方法** 5. 进行治疗、处置 （1）备血（复查血型） （2）药物过敏试验 （3）**肠道准备** 6. 医生交代手术事宜,家属签字	1. 术晨 （1）测量体温、脉搏、呼吸、血压 （2）清洁灌肠 （3）洗漱 （4）皮肤准备 （5）更换病员服,取下义齿、首饰、手表、眼镜等 （6）术前用药 （7）携带影像学资料 （8）平车护送入手术室 2. 术中 （1）麻醉 （2）留置导尿 （3）静脉输液	1. 进行治疗、处置 （1）静脉输液 （2）留置导尿 （3）雾化吸入 2. 保持切口外敷料清洁干燥 3. 进行深呼吸和有效咳嗽	1. 进行治疗、处置 （1）静脉输液 （2）留置导尿 2. 保持切口外敷料清洁干燥	1. 进行治疗、处置 （1）留置导尿 （2）复查血、尿常规、肾功能、电解质

续表

时间	住院第1日	住院第2日~ 手术前1日	手术当日	术后第1日~ 第4日	术后第5日~ 第7日	术后第8日~ 出院日
治疗处置检查	7. 配餐员协助办理餐卡、订餐	7. 麻醉师交代麻醉事宜,家属签字 8. 手术室护士术前访视 9. 指导保证充足的睡眠	3. 术后进行治疗、处置 (1) 静脉输液 (2) 氧气吸入 (3) 心电监测及血氧饱和度监测 (4) **留置导尿** (5) 引流管护理 (6) 雾化吸入 (7) 告知 1) 保持切口外敷料清洁干燥 2) **膀胱痉挛性疼痛的症状** 3) 听取病人主诉及疼痛的感受,及时与医生沟通,酌情给予镇痛药	4. 告知 (1) **如何保持大便通畅** (2) **并发症的观察和护理**	3. 保持大便通畅	2. 告知 (1) **出院指导** (2) **办理出院流程指导**
活动体位	1. 病区内活动 2. 有血尿的病人需要卧床休息	1. 病区内活动 2. 有血尿的病人需要卧床休息	术后去枕平卧位6h后垫枕头,可以床上翻身、活动双下肢	床上活动,可以床上翻身、活动双下肢	病区内活动	病区内活动
饮食	1. 普食 2. 次日需空腹化验、检查,应于0:00以后禁食禁水	1. 做完各种需空腹化验、检查后可进普食 2. 术前3日进低渣半流食,术前1日进无渣流食,术前晚20:00后禁食,0:00后禁饮水	禁食禁水	半流食	普食	普食

实 施 指 导

一、什么样的环境利于泌尿外科病人的康复?（答案略）

二、为什么要戒烟?（答案略）

三、膀胱镜检查需要注意什么?（答案略）

四、如何进行正确的深呼吸及有效咳嗽?（答案略）

五、怎样行骨盆底肌功能锻炼?（答案略）

六、如何进行肠道准备?

为避免术中损伤直肠,需作肠道准备,指导病人配合:

1. 术前3日进低渣半流食,如面条、面片等;术前1日进无渣流质饮食,如低脂肉汤、藕粉、米糊、酸牛奶、果菜汁等。

2. 遵医嘱口服肠道不吸收抗生素。

3. 术前 1 日晚、手术当日晨分别行肠道清洁。

七、留置导尿的注意事项有哪些？（答案略）

八、何为膀胱痉挛性疼痛？（答案略）

九、如何保持大便通畅？（答案略）

十、前列腺癌术后并发症有哪些？如何观察和护理？

1. 术后出血

（1）密切观察病人生命体征。

（2）观察切口敷料有无渗血及引流液的颜色、性状、量。若发现在 1 小时内引流量 >100ml，且呈鲜红色，应立即通知医生。

（3）观察尿液的颜色、性状和量，保持气囊导尿管牵引持续有效。

2. 感染

（1）密切观察病人体温变化，如体温 >38℃，应通知医生。

（2）观察切口敷料有无渗出，如有渗出及污染时，及时通知医生予以更换。

（3）遵医嘱准确应用抗生素。

3. 尿漏　观察切口敷料有无渗出及引流液的颜色、性状、量。

4. 尿失禁

（1）指导病人留置导尿期间进行渐进性盆底肌肉运动，对改善拔管后尿失禁有积极作用。

（2）拔除尿管后，观察病人有无尿失禁的发生。

（3）如病人出现尿失禁，给病人安慰和鼓励，向其解释尿失禁发生的暂时性。

（4）术后 14 天可进行骨盆底肌功能锻炼。锻炼时不限体位，并持之以恒。

5. 膀胱尿道吻合处狭窄

（1）留置导尿期间，保持尿管引流通畅，防止尿路感染。

（2）避免过早拔除尿管，以及避免反复插尿管。

（3）拔除尿管后，观察病人有无尿流变细和排尿困难的发生。

（4）如出现尿流变细、排尿困难等膀胱尿道吻合处狭窄症状，可指导病人定期到医院行尿道扩张术。

6. 勃起功能障碍

（1）向病人做好解释工作，消除病人的疑虑，减轻其心理负担。

（2）指导病人妻子多关心照顾病人，给予更多的精神支持。

（3）指导病人遵医嘱正确口服药物，必要时接受注射治疗。

十一、出院后注意事项是什么？

1. 休息与活动

（1）回家以后指导病人要多注意休息，避免受凉、淋雨、吸烟、酗酒等。

（2）3 个月以内不宜做剧烈运动及热浴。

2. 饮食指导

（1）宜进食高热量、高维生素、高蛋白及易消化吸收食物；豆类、谷物、蔬菜、水果等富含纤维素的食物以及维生素 E、雌激素等有预防前列腺癌的作用，可增加摄入；避免进食高脂肪饮食,特别是动物脂肪、红色肉类。

（2）少食多餐,忌辛辣、刺激性食物。保持大便通畅,可以多食用蔬菜、水果、粗粮等高纤维食物;餐前饮用开水、柠檬汁等热饮,促进肠蠕动,刺激排便反射;适当口服轻泻食物如梅子汁等促进排便。

3. 用药指导

（1）如大便干燥,可以在医生的指导下口服缓泻药物。

（2）如有勃起功能障碍,可遵医嘱口服药物治疗,用药期间应注意有无心血管并发症。

4. 提高自护能力

（1）术后常规需留置导尿管2~3周,指导病人遵医嘱按时就医,拔除留置导尿管。

（2）告知病人带管期间需要每日更换尿袋,妥善固定尿管,预防逆行感染;保持尿液引流通畅,观察尿液的颜色、性质和量。

（3）大量饮水,每日饮水量2500~4000ml,促进排尿反射,预防泌尿系统的感染。如出现尿液浑浊、沉淀、有结晶,体温升高等感染征象时,应及时就医。

（4）观察有无尿失禁的发生,坚持行骨盆底肌功能锻炼。

（5）按照医生要求定期随诊。术后每3个月行血清前列腺特异性抗原（PSA）检查和前列腺直肠指诊,2年后无复发者,改为半年1次。

十二、如何办理出院?（答案略）

（刘　卫）

第七节　睾丸鞘膜积液病人的护理健康教育路径

护理健康教育路径表

时间	住院第1日	住院第2日~手术前1日	手术当日	术后第1日~第2日	术后第3日~出院日
治疗处置检查	1. 介绍 （1）**病室环境** （2）住院须知 （3）负责医生 （4）责任护士 2. 测量 （1）体温 （2）脉搏 （3）血压 （4）呼吸 （5）体重 3. 询问病史、体格检查 4. 指导压疮、烫伤、跌倒或坠床的相关预防措施	1. 晨起空腹采集血、尿、便等标本 2. 陪检员陪送去做心电图、泌尿系超声、胸部X线等检查 3. 检查时适当增添衣服,避免着凉 4. 指导 （1）**深呼吸及有效咳嗽的方法** （2）彻底清洁阴囊皱褶内污垢	1. 术晨 （1）测量体温、脉搏、呼吸、血压 （2）洗漱 （3）皮肤准备 （4）更换病员服,取下义齿、首饰、手表、眼镜等 （5）术前用药 （6）平车护送入手术室 2. 术中 （1）麻醉 （2）静脉输液	1. 进行治疗、处置 2. 保持切口外敷料清洁干燥	1. 进行治疗、处置 2. 保持切口外敷料清洁干燥

时间	住院第1日	住院第2日~手术前1日	手术当日	术后第1日~第2日	术后第3日~出院日
治疗处置检查	5. 协助 (1) 清洁皮肤 (2) 更换病员服 (3) 修剪指(趾)甲 (4) 剃胡须 6. 指导戒烟、戒酒 7. 配餐员协助办理餐卡、订餐	5. 进行治疗、处置 (1) 药物过敏试验 (2) 术前晚灌肠 6. 医生交代手术事宜,家属签字 7. 麻醉师交代麻醉事宜,家属签字 8. 手术室护士术前访视 9. 指导保证充足的睡眠	3. 术后进行治疗、处置 (1) 静脉输液 (2) 氧气吸入 (3) 术区砂袋压迫6h (4) 告知 1) 保持切口外敷料清洁干燥 2) 听取病人主诉及疼痛的感受,及时与医生沟通,酌情给予镇痛药	3. 告知如何保持大便通畅	3. 告知 (1) 出院指导 (2) 办理出院流程指导
活动体位	病区内活动	病区内活动	术后去枕平卧位6h后垫枕头,可以床上翻身、活动双下肢	病室内活动	病区内活动
饮食	1. 普食 2. 次日需空腹化验、检查,应于0:00以后禁食禁水	1. 做完各种需空腹化验、检查后可进普食 2. 术前1日20:00后禁食,0:00后禁饮水	术后6h内禁食禁水后,可进普食	普食	普食

实 施 指 导

一、什么样的环境利于泌尿外科病人的康复? (答案略)

二、为什么要戒烟? (答案略)

三、如何进行正确的深呼吸及有效咳嗽? (答案略)

四、如何保持大便通畅? (答案略)

五、出院后注意事项是什么?

1. 休息与活动

(1) 告知病人回家以后要多注意休息,避免受凉、淋雨、吸烟、酗酒等。

(2) 术后2周内勿久站,3个月以内不宜做剧烈运动。

(3) 调整日常生活和工作量,适当参加体力劳动,保证足够的睡眠,防止过度疲劳。

2. 饮食指导

(1) 宜进食高热量、高维生素、高蛋白及易消化食物,如瘦肉、蘑菇、木耳、鸡汤等。

(2) 少食多餐,忌辛辣、刺激性食物。可以多食用蔬菜、水果、粗粮等高纤维食物。

(3) 餐前饮用开水、柠檬汁等热饮,促进肠蠕动,刺激排便反射。

(4) 适当口服轻泻食物如梅子汁等促进排便。

3. 用药指导

(1) 如大便干燥,可以在医生的指导下口服缓泻药物。

(2) 遵医嘱口服出院带药,按照医生要求定期随诊。

4. 提高自护能力

（1）术后 2 周内勿站立时间过长，劳逸结合。

（2）保持大便通畅，避免增加腹压。

六、如何办理出院？（答案略）

（刘　卫）

第八节　精索静脉曲张病人的护理健康教育路径

护理健康教育路径表

时间	住院第 1 日	住院第 2 日~手术前 1 日	手术当日	术后第 1 日~第 2 日	术后第 3 日~出院日
治疗处置检查	1. 介绍 （1）**病室环境** （2）住院须知 （3）负责医生 （4）责任护士 2. 测量 （1）体温 （2）脉搏 （3）血压 （4）呼吸 （5）体重 3. 询问病史、体格检查 4. 指导压疮、烫伤、跌倒或坠床的相关预防措施 5. 协助 （1）清洁皮肤 （2）更换病员服 （3）修剪指（趾）甲 （4）剃胡须 6. 指导**戒烟**、戒酒 7. 配餐员协助办理餐卡、订餐	1. 晨起空腹采集血、尿、便标本 2. 陪检员陪送去做心电图、腹部超声、胸部 X 线、**精液分析**等检查 3. 检查时适当增添衣服，避免着凉 4. 指导**深呼吸及有效咳嗽的方法** 5. 进行治疗、处置 （1）药物过敏试验 （2）术前晚灌肠 6. 医生交代手术事宜，家属签字 7. 麻醉师交代麻醉事宜，家属签字 8. 手术室护士术前访视 9. 指导保证充足的睡眠	1. 术晨 （1）测量体温、脉搏、呼吸、血压 （2）洗漱 （3）皮肤准备 （4）更换病员服，取下义齿、首饰、手表、眼镜等 （5）术前用药 （6）平车护送入手术室 2. 术中 （1）麻醉 （2）静脉输液 3. 术后进行治疗、处置 （1）静脉输液 （2）氧气吸入 （3）术区砂袋压迫 6h （4）告知 1）保持切口外敷料清洁干燥 2）听取病人主诉及疼痛的感受，及时与医生沟通，酌情给予镇痛药	1. 进行治疗、处置 2. 保持切口外敷料清洁干燥 3. 告知如何**保持大便通畅**	1. 进行治疗、处置 2. 保持切口外敷料清洁干燥 3. 告知 （1）**出院指导** （2）**办理出院流程指导**
活动体位	病区内活动	病区内活动	术后去枕平卧位 6h 后垫枕头，可以床上翻身、活动双下肢	病室内活动	病区内活动
饮食	1. 普食 2. 次日需空腹化验、检查，应于 0:00 以后禁食禁水	1. 做完各种需空腹化验、检查后可进普食 2. 术前 1 日晚 20:00 后禁食，0:00 后禁饮水	术后 6h 内禁食禁水后，可进普食	普食	普食

实 施 指 导

一、什么样的环境利于泌尿外科病人的康复？（答案略）

二、为什么要戒烟？（答案略）

三、如何正确留取精液标本？

指导病人检查前 5 日避免性交或手淫，留取当日采用手淫的方法，将精液直接采集于医生提供的清洁广口玻璃器皿内，于收集后 1 小时内送检为宜。

四、如何进行正确的深呼吸及有效咳嗽？（答案略）

五、如何保持大便通畅？（答案略）

六、出院后注意事项是什么？

1. 休息与活动

（1）回家以后要多注意休息，避免受凉、淋雨、吸烟、酗酒等。

（2）出院 1 个月内避免体力劳动。

2. 饮食指导

（1）宜进食高热量、高维生素、高蛋白及易消化食物，如瘦肉、蘑菇、木耳、鸡汤等。

（2）少食多餐，忌辛辣、刺激性食物。可以多食用蔬菜、水果、粗粮等高纤维食物。

（3）餐前饮用开水、柠檬汁等热饮，促进肠蠕动，刺激排便反射。

（4）适当口服轻泻食物如梅子汁等促进排便。

3. 用药指导　如大便干燥，可以在医生的指导下口服缓泻药物。遵医嘱口服出院带药，按照医生要求定期随诊。

4. 提高自护能力

（1）宜使用阴囊托带，以利于静脉回流。

（2）保持大便通畅，避免增加腹压。

七、如何办理出院？（答案略）

（刘　卫）

第七章

骨外科常见疾病护理健康教育路径

第一节　肱骨干骨折病人的护理健康教育路径

护理健康教育路径表

时间	住院第1日	住院第2日~手术前1日	手术当日	术后第1日~第3日	术后第4日~出院日
治疗处置检查	1. 介绍 （1）**病室环境** （2）住院须知 （3）负责医生 （4）责任护士 2. 测量 （1）体温 （2）脉搏 （3）呼吸 （4）血压 （5）体重 3. 询问病史、体格检查 4. 告知**压疮、烫伤、跌倒或坠床的相关预防措施** 5. 协助 （1）清洁皮肤 （2）更换病员服 （3）修剪、勿染指（趾）甲 （4）剃胡须 6. 指导戒烟、戒酒	1. 晨起采集血、尿、便等标本 2. 陪检员陪送做心电图、超声、患肢X线等检查 3. 检查时适当增添衣服，避免着凉 4. 指导 （1）进行手指及腕关节屈伸运动 （2）**保持患肢正确的姿势** （3）保证合理的营养 5. 告知 （1）**患肢石膏固定的相关知识** （2）如患肢肿胀疼痛加重或有异常，及时告知医护人员 6. 进行治疗、处置 （1）备血（复查血型） （2）药物过敏试验 （3）清洗消毒患肢皮肤 （4）修剪指（趾）甲 （5）剃胡须	1. 术晨 （1）测量体温、脉搏、呼吸、血压 （2）洗漱，勿化妆 （3）皮肤准备 （4）更换病员服，取下义齿、手表、首饰、眼镜等 （5）术前用药 （6）携带影像学资料 （7）平车护送入手术室 2. 术中 （1）麻醉 （2）静脉输液 （3）留置尿管	1. 进行治疗、处置 （1）静脉输液 （2）采集血标本复查等	1. 进行治疗、处置 （1）口服给药 （2）复查患肢X线等 2. 指导进行术后功能锻炼

159

续表

时间	住院第1日	住院第2日~手术前1日	手术当日	术后第1日~第3日	术后第4日~出院日
治疗处置检查	7. 进行治疗、处置 (1) 皮内注射 (2) 口服给药 (3) 静脉输液 (4) 其他 8. 配餐员协助办理餐卡、订餐	7. 医生交代手术事宜,家属签字 8. 麻醉师交代麻醉事宜,家属签字 9. 手术室护士术前访视	3. 术后 (1) 心电监测 (2) 血氧饱和度监测 (3) 氧气吸入 (4) 静脉输液 (5) 留置导尿 (6) 告知 1) 有恶心等不适时,协助病人取侧卧位,避免呕吐时发生窒息 2) 保持敷料清洁干燥 3) 保持引流管通畅,勿打折、扭曲、受压 4) 及时表达疼痛的感受,医生会酌情给予镇痛药	2. 指导 (1) 患肢保持正确姿势 (2) **术后功能锻炼目的及内容** (3) 跌倒的相关预防	3. 告知 (1) **出院指导** (2) **办理出院流程指导**
活动体位	1. 手指屈伸活动 2. 卧位时用垫枕抬高患肢高于心脏水平	1. 复位固定后,用吊带或三角巾将患肢托起 2. 卧位时用垫枕抬高患肢高于心脏水平	1. 术后去枕平卧6h,抬高患肢高于心脏水平 2. 患肢被动按摩	1. 手指屈伸及腕关节活动 2. 协助病人**离床活动**,注意预防跌倒	1. 手指屈伸及腕关节活动 2. 肘关节活动 3. 病室内活动
饮食	1. 普食 2. 次日需空腹化验、检查,应于0:00以后禁食禁水	1. 做完各种需空腹化验、检查后可进普食 2. 术前1日晚20:00后禁食,0:00后禁饮水	1. 术后禁食禁水6h 2. 麻醉清醒后进普食	普食	普食

实 施 指 导

一、什么样的环境利于骨科病人的康复?

1. 适宜的温度 一般室温保持在18~22℃,老年病人室温保持在22~24℃。

2. 适宜的湿度 病室的湿度应保持在50%~60%为宜。

3. 清新的空气 定时通风换气可以促进病室内的空气流通,保持空气的清新。一般每日1~2次,每次30分钟。同时,无烟的环境同样是保持空气清新的必备条件。为了健康,病人及家人应远离烟草。

4. 安静的环境 噪声不但使人不愉快而且对健康不利。长时间处于90dB以上的环境中,能导致耳鸣、血压升高、血管收缩、肌肉紧张,以及出现焦躁、易怒、头痛、失眠等症状。因此,保持病区安静可以使病人得到充分的休息,保持心境平和,有利于疾病的恢复。

二、如何防止压疮、烫伤、跌倒或坠床的发生?

1. 因活动不便或长期卧床不能自行翻身时,每1~2小时协助翻身、胸部叩击,同时也鼓励病人和家属积极配合,共同预防压疮的发生。

2. 对于意识障碍、高龄、幼儿、智力障碍、步态不稳、活动受限、贫血、感觉异常、听力下降者,不要使用电热毯、电炉、蜡烛、暖宝、酒精灯等电热用品;不要自行使用热水袋;远离暖瓶、沸水炉;协助病人打水、倒水。

3. 高龄、活动不便、使用镇静剂病人,在床尾挂上"预防压疮"、"小心跌倒"的标识;定时翻身,更换体位;离床活动时穿防滑鞋,避开湿滑处,地面有水渍处设立防滑标牌;卧床时加用床档;加强生活照顾,协助打饭及如厕等。

三、如何协助病人保持患肢正确的姿势?

1. 协助病人取舒适卧位,U 形石膏固定时可平卧,患侧肢体用软枕垫起,高于心脏水平。

2. 离床时用吊带或三角巾将患肢托起,以促进静脉回流,减轻肢体肿胀疼痛。

四、如何保证合理的营养?

1. 骨折后 1～2 周的病人,饮食应清淡、易消化吸收,应多食蔬菜、水果、鱼汤、蛋类、豆制品等,少吃辛辣、油腻和煎炸食物。

2. 骨折后 3～4 周,食欲和胃肠功能都有所恢复,适当补充营养,如骨头汤、鱼类、蛋类及动物肝脏等,同时也要多吃一些萝卜、西红柿、青椒等,这些食物可满足骨骼生长的需要,促进伤口愈合。

3. 骨折超过 5 周后,可以多吃一些高营养和富含钙、铁等微量元素的食物,如动物肝脏、鸡蛋、绿色蔬菜等。小麦含铁量较高,海产品、黄豆含锌量较高,可以同时配以鸡汤、鱼汤及各类骨头汤。

五、如何护理患肢石膏固定的病人?

1. 指导病人卧硬板床,抬高患肢,高于心脏水平 20cm。

2. 告知病人在石膏未干前,尽量不要移动患肢,必须移动时护士协助用手掌平托石膏体,禁用手指抓捏、压迫,防止石膏变形凹陷,形成对患肢的压迫点。可用烤灯照射或吹风机吹干,冬天用支被架支起盖被。

3. 观察石膏内切口有无出血,注意石膏表面及边缘有无血液渗出,石膏内有无腐臭味等。

4. 用手指按摩石膏边缘内皮肤,注意避免石膏边缘卡压和摩擦肢体。

5. 保持石膏及床铺整洁,勿污染石膏。搬动或更换体位时,注意平托保护石膏,防止石膏折裂。

六、为什么要进行术后功能锻炼? 术后功能锻炼应遵循的原则是什么?

功能锻炼是促进患肢功能恢复的重要保证。应遵循的原则:运动范围由小到大、次数由少到多、时间由短到长、强度由弱到强、以不疲劳为宜、循序渐进。如果没有及时遵医嘱进行患肢功能锻炼,可能会发生肌肉萎缩、关节僵硬、深静脉血栓等并发症。

七、术后如何进行功能锻炼?

1. 复位固定后尽早开始手指、腕关节运动,每日 3 组,每组 10～30 次,并进行上臂肌肉的主动舒缩运动,但禁止做上臂旋转运动。

2. 2～3 周后,开始主动的肘关节屈伸活动和肩关节的外展、内收活动,逐渐增加活动量和活动频率。肩关节运动:用健侧手托住患肢肘部,进行肩关节各个方向的活动;肘关节的被动活动:轻握患肢腕部,靠重力作用缓慢伸肘关节(以感到疼痛为度),维持 10 秒,缓慢屈伸肘关节到最大限度。每次间隔 5 秒,每组 10 次,每日 1～2 组。

3. 6～8 周后,加大活动量,并做肩关节旋转活动,以防肩关节僵硬或萎缩。

八、术后如何离床活动？

1. 手术后，由于卧床时间较长，如果离床过于迅速，会让人感到头晕、乏力，严重的时候甚至会出现大汗淋漓、虚脱并跌倒，从而带来更加严重的伤害。

2. 如果病人想要离床活动，需在协助下，先缓慢坐起，双腿下垂于床沿，一段时间后，如果没有头晕、乏力，再搀扶病人在床边站立，如此循序渐进，适应站立后再沿床边缓慢行走，以不感到疲劳为宜。

九、出院后注意事项是什么？

1. 休息与活动　指导病人出院后要多注意休息，劳逸结合，防止过度疲劳，避免受凉、淋雨、吸烟、酗酒等；参加适合自身情况的体育锻炼（如跑步、打太极拳等），增强体质；养成良好的生活习惯。

2. 饮食指导　多吃高营养和富含钙、铁等微量元素的食物，如动物肝脏、鸡蛋、绿色蔬菜。小麦含铁量较高，海产品、黄豆含锌量较高，可以同时配以鸡汤、鱼汤及各类骨头汤。

3. 用药指导　遵医嘱按时服药，注意药物的不良反应，定期随诊。

4. 提高自护能力

（1）采取正确的卧、坐、立、行和劳动姿势，以减少急、慢性损伤的发生。

（2）继续进行功能锻炼，骨折4周内，严禁做上臂旋转活动。

（3）强调门诊随诊的重要性，根据复诊情况，决定下一步治疗方案。

（4）告知病人如出现体温异常、患肢疼痛、切口周围红、肿等情况，应及时就诊，避免延误治疗。

十、如何办理出院？（答案略）

（刘　瑶）

第二节　尺桡骨干骨折病人的护理健康教育路径

护理健康教育路径表

时间	住院第1日	住院第2日～手术前1日	手术当日	术后第1日～第3日	术后第4日～出院日
治疗处置检查	1. 介绍 （1）病室环境 （2）住院须知 （3）负责医生 （4）责任护士	1. 晨起采集血、尿、便等标本 2. 陪检员陪送做心电图、超声、患肢X线等检查	1. 术晨 （1）测量体温、脉搏、呼吸、血压 （2）洗漱，勿化妆 （3）皮肤准备 （4）更换病员服，取下义齿、手表、首饰、眼镜等 （5）术前用药 （6）携带影像学资料 （7）平车护送入手术室	1. 进行治疗、处置 （1）静脉输液 （2）采集血标本复查等	1. 进行治疗、处置 （1）口服给药 （2）复查患肢X线等

时间	住院第1日	住院第2日~手术前1日	手术当日	术后第1日~第3日	术后第4日~出院日
治疗处置检查	2. 测量 （1）体温 （2）脉搏 （3）呼吸 （4）血压 （5）体重 3. 询问病史、体格检查 4. 告知压疮、烫伤、跌倒或坠床的相关预防措施 5. 协助 （1）清洁皮肤 （2）更换病员服 （3）修剪、勿染指（趾）甲 （4）剃胡须 6. 指导戒烟、戒酒 7. 进行治疗、处置 （1）皮内注射 （2）口服给药 （3）静脉输液 （4）其他 8. 配餐员协助办理餐卡、订餐	3. 检查时适当增添衣服，避免着凉 4. 指导 （1）复位固定后尽早开始**功能锻炼** （2）**保持患肢正确的姿势** 5. 告知 （1）**患肢石膏或夹板固定的相关知识** （2）如患肢肿胀疼痛加重或有异常，及时告知医护人员 6. 进行治疗、处置 （1）备血（复查血型） （2）药物过敏试验 （3）清洗消毒患肢皮肤 7. 医生交代手术事宜，家属签字 8. 麻醉师交代麻醉事宜，家属签字 9. 手术室护士术前访视	2. 术中 （1）麻醉 （2）静脉输液 （3）留置尿管 3. 术后 （1）心电监测 （2）血氧饱和度监测 （3）氧气吸入 （4）静脉输液 （5）留置导尿 （6）告知 1）有恶心等不适时，协助病人取侧卧位，避免呕吐时发生窒息 2）保持敷料清洁干燥 3）保持引流管通畅，勿打折、扭曲、受压 4）及时表达疼痛的感受，医生会酌情给予镇痛药	2. 指导 （1）患肢保持正确姿势 （2）术后功能锻炼 （3）跌倒的相关预防	2. 指导进行术后功能锻炼 3. 告知 （1）**出院指导** （2）**办理出院流程指导**
活动体位	1. 手指屈伸活动 2. 卧位时用垫枕抬高患肢高于心脏水平	1. 复位固定后，用吊带或三角巾将患肢托起 2. 卧位时用垫枕抬高患肢高于心脏水平	1. 术后去枕平卧6h，抬高患肢高于心脏水平 2. 患肢被动按摩	1. 手指屈伸活动 2. 协助病人**离床活动**	1. 手指屈伸活动 2. 病区内活动
饮食	1. 普食 2. 次日需空腹化验、检查，应于0:00以后禁食禁水	1. 做完各种需空腹化验、检查后可进普食，**保证合理的营养** 2. 术前1日晚20:00后禁食，0:00后禁饮水	1. 术后禁食禁水6h 2. 麻醉清醒后进普食	普食	普食

实 施 指 导

一、如何进行功能锻炼?

1. 复位固定后尽早开始手指伸屈和用力握拳活动,并进行上臂和前臂肌肉的主动舒缩运动,禁止做前臂旋转运动。

2. 2周后局部肿胀消退,开始肩、肘、腕关节的运动,禁止做前臂旋转活动。

3. 4周以后开始练习用手推墙和前臂旋转运动。

4. 8～10周后,拍片证实骨折已愈合,解除外固定后,进行上肢各关节全活动范围锻炼。

二、如何协助病人保持患肢正确的姿势? (答案略)

三、如何护理患肢石膏或夹板固定的病人?

1. 石膏绷带或夹板固定的松紧度应适宜,随时观察并及时予以调整,避免神经、血管受压,影响有效组织灌注。

2. 观察前臂肿胀程度及手的感觉运动功能,如果出现高张力肿胀、手指发凉、感觉异常、手指主动活动障碍、被动伸指剧痛、桡动脉搏动减弱或消失,应考虑骨筋膜室高压的存在,须立即通知医生,并为其做好相应的手术准备。

四、如何保证合理的营养? (答案略)

五、术后如何离床活动? (答案略)

六、出院后注意事项是什么?

1. 休息与活动 指导病人出院后要多注意休息,劳逸结合,防止过度疲劳,避免受凉、淋雨、吸烟、酗酒等;参加适合自身情况的体育锻炼(如跑步、打太极拳等),增强体质;养成良好的生活习惯。

2. 饮食指导 多吃高营养和富含钙、铁等微量元素的食物,如动物肝脏、鸡蛋、绿色蔬菜。小麦含铁量较高,海产品、黄豆含锌量较高,可以同时配以鸡汤、鱼汤、各类骨头汤。

3. 用药指导 遵医嘱按时服药,注意药物的不良反应,定期随诊。

4. 提高自护能力

(1)采取正确的卧、坐、立、行和劳动姿势,以减少急、慢性损伤的发生。

(2)继续进行功能锻炼。骨折4周内,严禁做前臂旋转活动。

(3)强调门诊随诊的重要性,根据复诊情况,决定下一步治疗方案。

(4)告知病人如出现体温异常、患肢疼痛、切口周围红、肿等情况,应及时就诊,避免延误治疗。

七、如何办理出院? (答案略)

(刘 瑶)

第三节 股骨颈骨折病人的护理健康教育路径

护理健康教育路径表

时间	住院第1日	住院第2日~手术前1日	手术当日	术后第1日~第3日	术后第4日~出院日
治疗处置检查	1. 介绍 (1) 病室环境 (2) 住院须知 (3) 负责医生 (4) 责任护士 2. 测量 (1) 体温 (2) 脉搏 (3) 呼吸 (4) 血压 3. 询问病史、体格检查 4. 告知压疮、烫伤、跌倒或坠床的相关预防措施 5. 协助 (1) 清洁皮肤 (2) 更换病员服 (3) 修剪、勿染指(趾)甲 (4) 剃胡须 6. 指导戒烟、戒酒 7. 进行治疗、处置 (1) 皮内注射 (2) 口服给药 (3) 静脉输液 (4) 其他 8. 配餐员协助办理餐卡、订餐	1. 晨起采集血、尿、便等标本 2. 陪检员陪送做心电图、超声、患肢X线等检查 3. 检查时适当增添衣服,避免着凉 4. 指导 (1) 行足踝屈伸运动 (2) **保持患肢正确的姿势** (3) **保证合理的营养** (4) **深呼吸、有效咳嗽的方法** (5) 练习床上大小便,采取措施**预防便秘**,不可用床上便器,避免加重骨折 5. 告知 (1) **患肢牵引的注意事项** (2) 如患肢肿胀疼痛加重或有异常,及时告知医护人员 (3) **预防压疮发生的方法** 6. 进行治疗、处置 (1) 备血(复查血型) (2) 药物过敏试验 (3) 清洗消毒患肢皮肤 (4) 修剪指(趾)甲 (5) 剃胡须 7. 医生交代手术事宜,家属签字 8. 麻醉师交代麻醉事宜,家属签字 9. 手术室护士术前访视	1. 术晨 (1) 测量体温、脉搏、呼吸、血压 (2) 洗漱、勿化妆 (3) 皮肤准备 (4) 更换病员服,取下义齿、手表、首饰、眼镜等 (5) 术前用药 (6) 携带影像学资料 (7) 平车护送入手术室 2. 术中 (1) 麻醉 (2) 静脉输液 (3) 留置尿管 3. 术后 (1) 心电监测 (2) 血氧饱和度监测 (3) 氧气吸入 (4) 静脉输液 (5) 留置导尿 (6) **患肢被动按摩** (7) 告知 1) 有恶心等不适时,协助病人取侧卧位,避免呕吐时发生窒息 2) 保持敷料清洁干燥 3) 保持引流管通畅,勿打折、扭曲、受压 4) 及时表达疼痛的感受,医生会酌情给予镇痛药	1. 进行治疗、处置 (1) 静脉输液 (2) 采集血标本复查等 2. 指导 (1) 患肢保持正确姿势 (2) **术后功能锻炼** (3) 预防下肢深静脉血栓的方法	1. 进行治疗、处置 (1) 口服给药 (2) 复查患肢X线等 2. 指导进行术后功能锻炼 3. 告知 (1) **出院指导** (2) 办理出院流程指导

续表

时间	住院第 1 日	住院第 2 日 ~ 手术前 1 日	手术当日	术后第 1 日 ~ 第 3 日	术后第 4 日 ~ 出院日
活动体位	1. 卧床休息,协助病人更换体位 2. 患肢外展中立位	1. 卧床休息,协助病人更换体位 2. 患肢外展中立位	术后去枕平卧 6h	1. 足踝屈伸活动 2. 股四头肌等长收缩 3. 患肢外展中立位	1. 足踝屈伸活动 2. 股四头肌等长收缩 3. 患肢外展中立位
饮食	1. 普食 2. 次日需空腹化验、检查,应于 0:00 以后禁食禁水	1. 做完各种需空腹化验、检查后可进普食 2. 术前 1 日晚 20:00 后禁食,0:00 后禁饮水	1. 术后禁食禁水 6h 2. 麻醉清醒后进普食	普食	普食

实 施 指 导

一、如何保持股骨颈骨折后正确的体位?

1. 卧床期间保持患肢外展中立位,即平卧时两腿分开 30°,腿间放枕头,脚尖向上或穿"丁"字鞋。

2. 翻身过程应由护士或家属协助,使患肢在上且始终保持外展中立位,可在两大腿之间放 1 个枕头以防内收。

3. 不可使患肢内收或外旋,坐起时不能交叉盘腿,避免发生骨折移位。

二、如何保证合理的营养?（答案略）

三、如何指导病人进行深呼吸和有效咳嗽?

1. 进行 5 ~ 6 次深而缓慢的呼吸,深吸气末屏气 3 ~ 5 秒,然后缩唇(吹口哨样),缓慢地经口将肺内气体呼出。

2. 再深吸一口气后屏气 3 ~ 5 秒,身体前倾,进行短促有力的咳嗽 2 ~ 3 次,咳嗽时同时收缩腹肌,也可用手按压上腹部,帮助痰液咳出。咳痰后告知病人及时漱口,去除痰液异味。

四、如何预防便秘?

1. 保证充足的饮水,每日饮水量 2000 ~ 2500ml,多吃水果、蔬菜。

2. 养成定时排便的习惯。

3. 定时以肚脐为中心,自右向左环形按摩腹部,指腹轻压肛门后端也可促进排便。

4. 以上方法均无效时,遵医嘱给予缓泻剂或灌肠。

五、如何保持有效的牵引?

1. 皮牵引时,应注意防止胶布或绷带松散、脱落。

2. 牵引时,应保持牵引锤悬空、滑车灵活;适当垫高床头、床尾或床的一侧,使牵引绳与患肢长轴平行。

3. 牵引治疗期间,必须保持正确的位置,下肢穿防旋鞋,保持 30° 外展中立位皮肤牵引,躯干伸直,骨盆放正,两者中轴应在同一直线上,牵引方向与近端肢体成直线,不能擅自改变体位。

4. 为了保证牵引的有效,不要随意增减牵引重量,也不可随意放松牵引绳,避免盖被压住牵引绳而影响牵引效果。

六、什么是压疮？如何预防？

1. 压疮是由于身体局部组织长期受压,造成局部血液循环障碍,发生皮肤的溃疡,甚至坏死。

2. 预防措施 保持床铺的平整、清洁干燥、无渣屑,受压部位垫软垫保护,结合个体情况,每1~2小时协助病人更换体位,保护受压部位,改善局部血液循环,加强营养,增强抵抗力。如局部有压红,应增加翻身频率,可使用皮肤护理产品保护。

七、如何进行患肢被动按摩？

按摩者以手掌沿小腿自下而上至大腿环形按摩并轻捏小腿和大腿肌肉,每次2分钟;双手指腹相对交替轻拍小腿和大腿肌肉,每次2分钟,每日3次。

八、如何进行正确的功能锻炼？

1. 进行患肢股四头肌等长收缩、踝关节和足趾屈伸旋转运动,每日多次,每次5~20分钟。

2. 进行股四头肌等长收缩,方法是:指导病人取平卧位,双腿自然伸直。将大腿肌肉绷紧,将手放置在大腿上,感到大腿肌肉绷紧鼓起就达到目的。绷紧肌肉5秒,再放松2秒,每日多次,以不感觉疲劳为宜。

3. 在锻炼患肢的同时,进行双上肢及健侧下肢的全范围关节活动和功能锻炼。

九、如何预防下肢深静脉血栓的形成？

对于长期卧床和制动的病人应同时指导其家属加强病人床上运动,如定时翻身、协助病人做四肢的主动或被动锻炼,避免在膝下垫硬枕、过度屈髋、用过紧的腰带和紧身衣物而影响静脉回流。必要时在医生指导下应用抗凝药物,以预防下肢深静脉血栓的形成。

十、出院后注意事项是什么？

1. 休息与活动

（1）告知病人保持心情愉快,保证充足的睡眠。

（2）继续加强功能锻炼,循序渐进,以不疲劳为宜。

（3）保持床铺平整干燥,预防压疮发生。

（4）下床活动时注意跌倒防护。

2. 饮食指导 可以多吃一些高营养和富含钙、铁等微量元素的食物,如动物肝脏、鸡蛋、绿色蔬菜等。小麦含铁量较高,海产品、黄豆含锌量较高,可以同时配以鸡汤、鱼汤及各类骨头汤。

3. 用药指导 遵医嘱应用预防血栓及消肿药物,指导病人按医生要求正确服用出院带药,定期门诊随诊。

4. 提高自护能力

（1）指导病人离床活动时应有人陪伴,并正确使用助行器或拐杖。

（2）取正确的卧、坐、立、行和劳动姿势,避免下蹲、坐矮凳、坐沙发、跪姿、盘腿、过度内收或外旋、交叉腿站立、跷二郎腿或过度弯腰拾物等动作,侧卧时应健肢在下,患肢在上,两腿间夹枕头,以减少急、慢性损伤的发生。

（3）避免在负重状态下反复做髋关节屈伸动作,或做剧烈跳跃和急停急转运动。肥胖病人应控制体重,预防骨质疏松,避免过多负重。

（4）若手术后关节持续肿胀疼痛、伤口有异常液体溢出、皮肤发红、局部皮温较高,应警惕是否为关节感染,尽快就诊。

（5）强调门诊随诊的重要性，根据复诊情况，决定下一步治疗方案。

十一、如何办理出院？（答案略）

（刘　瑶）

第四节　股骨干骨折病人的护理健康教育路径

护理健康教育路径表

时间	住院第1日	住院第2日~手术前1日	手术当日	术后第1日~第3日	术后第4日~出院日
治疗处置检查	1. 介绍 （1）病室环境 （2）住院须知 （3）负责医生 （4）责任护士 2. 测量 （1）体温 （2）脉搏 （3）呼吸 （4）血压 3. 询问病史、体格检查 4. 告知压疮、烫伤、跌倒或坠床的相关预防措施 5. 协助 （1）清洁皮肤 （2）更换病员服 （3）修剪、勿染指（趾）甲 （4）剃胡须 6. 指导戒烟、戒酒 7. 进行治疗、处置 （1）皮内注射 （2）口服给药 （3）静脉输液 （4）其他 8. 配餐员协助办理餐卡、订餐	1. 晨起采集血、尿、便等标本 2. 陪检员陪送做心电图、超声、患肢X线等检查 3. 检查时适当增添衣服，避免着凉 4. 指导 （1）**进行足趾及踝关节屈伸活动** （2）**保证合理的营养** （3）**深呼吸、有效咳嗽的方法** （4）练习床上大小便，采取措施**预防便秘** 5. 告知 （1）**患肢牵引的注意事项** （2）如患肢肿胀疼痛加重或有异常，及时告知医护人员 （3）预防压疮发生的方法 6. 进行治疗、处置 （1）备血（复查血型） （2）药物过敏试验 （3）清洗消毒患肢皮肤 （4）修剪指（趾）甲 （5）剃胡须 7. 医生交代手术事宜，家属签字 8. 麻醉师交代麻醉事宜，家属签字 9. 手术室护士术前访视	1. 术晨 （1）测量体温、脉搏、呼吸、血压 （2）洗漱、勿化妆 （3）皮肤准备 （4）更换病员服，取下义齿、手表、首饰、眼镜等 （5）术前用药 （6）携带影像学资料 （7）平车护送入手术室 2. 术中 （1）麻醉 （2）静脉输液 （3）留置尿管 3. 术后 （1）心电监测 （2）血氧饱和度监测 （3）氧气吸入 （4）静脉输液 （5）留置导尿 （6）告知 1）有恶心等不适时，协助病人取侧卧位，避免呕吐时发生窒息 2）保持敷料清洁干燥 3）保持引流管通畅，勿打折、扭曲、受压 4）及时表达疼痛的感受，医生会酌情给予镇痛药	1. 进行治疗、处置 （1）静脉输液 （2）采集血标本复查等 2. 指导 （1）患肢保持正确姿势 （2）**术后功能锻炼** （3）**预防下肢深静脉血栓的方法**	1. 进行治疗、处置 （1）口服给药 （2）复查患肢X线等 2. 指导进行术后功能锻炼 3. 告知 （1）**出院指导** （2）办理出院流程指导

续表

时间	住院第1日	住院第2日~手术前1日	手术当日	术后第1日~第3日	术后第4日~出院日
活动体位	卧床休息,协助病人定时更换体位	卧床休息,协助病人更换体位	术后去枕平卧6h	1. 卧床休息,协助病人更换体位、患肢抬高 2. 床上活动	床上活动,足踝屈伸活动、股四头肌等长收缩
饮食	1. 普食 2. 次日需空腹化验、检查,应于0:00以后禁食禁水	1. 做完各种需空腹化验、检查后可进普食(保证合理的营养) 2. 术前1日晚20:00后禁食,0:00后禁饮水	1. 术后禁食禁水6h 2. 麻醉清醒后进普食	普食	普食

实 施 指 导

一、如何进行足趾及踝关节屈伸活动?

1. 平卧,伸直下肢自然放松,然后做背伸动作,背伸时一定要达到最大限度,然后做跖屈,跖屈也要达到最大限度。

2. 如此反复进行,每日3次,背伸5秒,跖屈5秒,每次5~15分钟。

3. 用力、缓慢、全范围的屈伸踝关节。

二、如何保证合理的营养? (答案略)

三、如何指导病人进行深呼吸和有效咳嗽? (答案略)

四、如何预防便秘? (答案略)

五、如何保持有效的牵引? (答案略)

六、如何进行正确的功能锻炼?

1. **练习股四头肌的等长舒缩** 伤后1~2周,指导病人练习患肢股四头肌的等长舒缩,同时练习小腿、踝关节屈伸及足部活动,每日多次,每次5~20分钟,以促进静脉回流,减轻水肿,防止肌萎缩和关节僵硬。

2. **膝、髋关节功能锻炼** 伤后1~2周,指导病人进行膝关节伸直练习。去除牵引或外固定后遵医嘱进行膝关节的屈伸锻炼和髋关节的各种运动锻炼。活动范围由小到大,幅度和力量逐渐加大。

七、如何预防下肢深静脉血栓的形成? (答案略)

八、出院后注意事项是什么?

1. **休息与活动**

(1) 告知病人保持心情愉快,保证充足的睡眠。

(2) 继续加强功能锻炼,循序渐进,以不疲劳为宜。

(3) 保持床铺平整干燥,预防压疮发生。

(4) 下床活动时注意跌倒防护。

2. **饮食指导** 可以多吃一些高营养和富含钙、铁等微量元素的食物,如动物肝脏、鸡蛋、绿色蔬菜等。小麦含铁量较高,海产品、黄豆含锌量较高,可以同时配以鸡汤、鱼汤及各类骨头汤。

3. 用药指导　遵医嘱应用预防血栓及消肿药物,指导病人按医生要求正确服用出院带药,定期门诊随诊。

4. 提高自护能力

(1) 采取正确的卧、坐、立、行和劳动姿势,以减少急、慢性损伤的发生。

(2) 离床活动进行行走训练初期,需扶助行器或拐杖,使患肢在不负重情况下练习行走,需有人陪伴,防止摔倒;患肢逐渐持重。

(3) 强调门诊随诊的重要性,根据复诊情况,决定下一步治疗方案。

(4) 告知病人如出现体温异常、患肢疼痛、切口周围红、肿等情况,应及时就诊,避免延误治疗。

九、如何办理出院? (答案略)

（刘　瑶）

第五节　胫腓骨干骨折病人的护理健康教育路径

护理健康教育路径表

时间	住院第1日	住院第2日~手术前1日	手术当日	术后第1日~第5日	术后第6日~出院日
治疗处置检查	1. 介绍 (1) 病室环境 (2) 住院须知 (3) 负责医生 (4) 责任护士 2. 测量 (1) 体温 (2) 脉搏 (3) 血压 (4) 呼吸 3. 询问病史、体格检查 4. 告知压疮、烫伤、跌倒或坠床的相关预防措施 5. 告知病人患肢胀痛加重、有麻木不适等异常感觉的原因	1. 晨起采集血、尿、便等标本 2. 陪检员送做心电图、患肢X线等检查 3. 检查时适当增添衣服,避免着凉 4. 指导 (1) **深呼吸、有效咳嗽的方法** (2) 患肢功能锻炼的相关知识 5. 协助 (1) 修剪指(趾)甲 (2) 剃胡须	1. 术晨 (1) 测量体温、脉搏、呼吸、血压 (2) 洗漱、勿化妆 (3) 皮肤准备 (4) 更换病员服,取下义齿、手表、首饰、眼镜等 (5) 术前用药 (6) 携带影像资料 (7) 平车送病人到手术室 2. 术中 (1) 麻醉 (2) 静脉输液 (3) 留置导尿	1. 进行治疗、处置 (1) 静脉输液 (2) 口服给药 (3) 采集血标本复查 (4) 复查胫腓骨X线等 2. 指导 (1) 进行深呼吸、有效咳嗽、咳痰 (2) 进行术后功能锻炼	1. 进行治疗、处置 (1) 口服给药 (2) 皮下注射 2. 指导进行术后功能锻炼

170

续表

时间	住院第1日	住院第2日~手术前1日	手术当日	术后第1日~第5日	术后第6日~出院日
治疗处置检查	6. 协助 (1) 清洁皮肤 (2) 更换病员服 (3) 修剪、勿染指（趾）甲 (4) 剃胡须 7. 指导 (1) 戒烟、戒酒 (2) 练习床上排尿 (3) **患肢抬高制动** (4) **抬臀练习** 8. 进行治疗、处置 (1) 皮内注射 (2) 口服给药 (3) 静脉输液 (4) 其他 9. 配餐员协助办理餐卡、订餐	6. 进行治疗、处置 (1) 备血(复查血型) (2) 药物过敏试验 (3) **皮肤准备** (4) 静脉输液 (5) 口服给药 7. 医生交代手术事宜,家属签字 8. 麻醉师交代麻醉事宜,家属签字 9. 手术室护士术前访视	3. 术后 (1) 心电监测 (2) 氧气吸入 (3) 静脉输液 (4) 肌内注射 (5) 留置导尿 (6) 告知 1) 保持切口外敷料清洁干燥 2) 保持引流管通畅,勿打折、扭曲、受压 3) 如肢体有麻木不适及时告知医护人员 4) 及时表达疼痛的感受,医生会酌情给予镇痛药 (7) 指导 1) 遵医嘱进行**术后功能锻炼** 2) **并发症的观察与护理**	3. 告知 (1) 胸闷、呼吸困难、患肢肿胀疼痛加重的原因 (2) 防止发生便秘的措施 (3) 遵医嘱进行**术后功能锻炼**	3. 告知 (1) 出院指导 (2) 办理出院流程指导
活动体位	卧床休息,患肢制动抬高	卧床休息,患肢制动抬高	术后去枕平卧6h后垫枕头,可以床上翻身,患肢抬高	1. 卧床休息,患肢抬高 2. 指导病人遵医嘱使用**拐杖或助行器,离床病室内活动**	1. 卧床休息,患肢抬高 2. 遵医嘱病区内活动
饮食	1. 普食 2. 次日需空腹化验、检查,应于0:00以后禁食禁水	1. 做完各种需空腹化验、检查后可进普食 2. 术前1日晚20:00后禁食,0:00后禁饮水	1. 术后禁食禁水6h 2. 麻醉清醒后进普食	普食	普食

实　施　指　导

一、为什么会有患肢小腿胀痛加重,感觉麻木等异常的表现?

胫腓骨干骨折病人出现小腿肿胀、疼痛逐渐加重、被牵动足趾时疼痛剧烈、感觉麻木等情况,主要是术前肢体受挤压时间过长、骨折移位、术后包扎过紧等原因引起的骨筋膜室综合征,应及时通知医生。

二、为什么需要将患肢抬高制动?

1. 抬高患肢可促进血液回流,减轻水肿和疼痛,促进伤口愈合。

171

2. 如果不对患肢进行制动,而是随意活动肢体,不但会加重疼痛,还会使骨折断端刺激周围组织,引起血管神经损伤。

三、怎样做好抬臀练习?

患肢自然放置,健足踩床(一点),双肘支床(两点),利用三点的力量将整个臀部抬起,在床上活动,避免骶尾部压疮的发生。

四、如何指导病人进行深呼吸和有效咳嗽?(答案略)

五、如何进行皮肤准备? 需要怎样配合?

1. 首先用肥皂、清水为病人进行局部清洁,然后使用碘酒、酒精消毒术区;操作过程中可能会引起疼痛等不适,但为了保持术区的无菌性,避免术后感染的发生,指导病人予以配合。

2. 保护好患肢的皮肤,避免蚊虫叮咬或抓挠,以免皮肤破损感染,影响手术时间。

3. 术晨,为病人做好会阴部清洁,为术中导尿做准备。

六、术后功能锻炼的方法有哪些?

1. 股四头肌等长收缩 指导病人平卧,双腿自然伸直。将大腿肌肉绷紧,做时可将手放置在大腿上,感到大腿肌肉绷紧鼓起就达到目的。绷紧肌肉 5 秒,再放松 2 秒,每次 5~15 分钟,每日 3 次,以不感觉疲劳为宜。

2. 踝关节屈伸活动 平卧,伸直下肢自然放松,然后做背伸动作,背伸时一定要达到最大限度,然后做跖屈动作,跖屈也要达到最大限度,如此反复进行,背伸 5 秒,跖屈 5 秒,每次 5~15 分钟,每日 3 次。

3. 床上髋、膝关节屈伸活动 平卧,患肢自然平放在床面上,足跟不离床面,屈髋屈膝收缩下肢,再伸直膝关节,缓慢、匀速反复进行,逐渐增加屈髋屈膝的角度。

4. 髌骨被动活动 每日向左右两侧推动髌骨,防止髌骨与关节面粘连。

七、胫腓骨骨干骨折术后的并发症有哪些? 如何观察与护理?

1. 骨筋膜室综合征 最常发生于小腿,特别是胫骨中 1/3 段骨折。临床表现为持续性剧烈疼痛且进行性加重,被动牵拉时引起剧烈疼痛,应足够重视,并向病人及家属宣教。

2. 血管神经损伤

(1)腓总神经损伤:如出现踝关节背伸无力或小腿前外侧、足背部皮肤感觉异常等早期症状,及时通知医生。

(2)胫前、胫后动脉损伤:注意观察足背动脉、胫后动脉搏动及末梢血运情况。

3. 感染 应密切观察体温变化和局部切口情况。

八、为什么会出现胸闷、呼吸困难、患肢肿胀疼痛加重的表现?

术后长期卧床的并发症是下肢深静脉血栓,表现为下肢肿胀、疼痛,且逐渐加重。主要是由于术后活动少、血液回流不畅等原因引起。当栓子脱落会引起肺栓塞,可能出现胸闷、气短、呼吸困难等情况。因此,要指导病人加强床上活动,积极配合功能锻炼。告知病人如有以上状况,及时通知医护人员。

九、如何预防便秘?

1. 保证充足的饮水,每日饮水量 2000~2500ml,多吃水果蔬菜。没有糖尿病的病人每日早晨喝一杯蜂蜜水以促进肠蠕动。

2. 加强床上活动,遵医嘱适当离床活动。养成定时排便的习惯。

3. 定时以肚脐为中心,自右向左环形按摩腹部,指腹轻压肛门后端也可促进排便。

十、如何进行术后功能锻炼?

1. 足趾、踝关节屈伸活动,股四头肌等长收缩,髌骨被动活动及髋、膝关节屈伸等,循序渐进。

2. 在锻炼患肢的同时,指导做双上肢、健侧肢体的肌群肌力练习,防止失用性萎缩。

3. 指导病人床上活动,遵医嘱扶拐杖或助行器离床活动。

十一、如何指导病人使用拐杖?

1. 拐杖顶端与腋窝的距离约 2~3cm,手握住横杆,使手肘关节屈曲 20°～30°。身体保持直立或向前微倾,臀部不要后翘,拐杖放在足的前外侧,与健足成倒三角。持拐的力量主要是双手,而不是靠腋窝支撑,否则易造成臂丛神经麻痹。

2. 行走时身体直立,体重放于健肢,双拐与患肢同步前行,移动健肢跟进。

3. 上楼时,健先患后,即健肢先上,拐杖与患肢留在原阶;下楼时,患先健后,即患肢和拐杖先下,再走健肢。

十二、什么时间可以离床活动? 离床活动的注意事项是什么?

1. 根据骨折情况及内置物的不同,离床时间需要严格遵守医嘱,并使用拐杖或助行器辅助。

2. 一般来讲,术后 1～2 天拔除引流管后,可患肢不负重离床,4～8 周患肢部分负重,12 周后根据复查情况决定是否可以完全负重。

3. 首次离床活动,可能会出现头痛、恶心、无力等体位性低血压症状,与长期卧床有关,应站立 2 分钟,适应后再行走,行走距离逐渐增加,随着下床次数的增多,这些症状将逐渐消失。

十三、出院后注意事项是什么?

1. **休息与活动**　注意休息,遵医嘱功能锻炼,包括患肢的足趾、踝、膝关节屈伸活动及股四头肌等长收缩,循序渐进,以不疲劳为宜。术后 2 周内,以肌肉等长收缩运动为主。术后 2 周,可配合简单的器械辅助锻炼,逐渐增加运动范围和运动强度。后期,增加关节活动范围和肌力训练。

2. **饮食指导**　进食高蛋白、高纤维、富含钙及丰富维生素的食物,如全麦制品、绿叶蔬菜、牛奶、蛋类等。

3. **用药指导**　遵医嘱按时按量服用有预防血栓及消肿功效的口服药,指导病人注意观察药物的胃肠道等不良反应。

4. **提高自护能力**

(1) 保持床铺平整干燥、避免坐位时间过长、使用便器时不可硬塞硬拉、保护受压部位等,以预防压疮的发生。

(2) 离床活动时注意跌倒防护,如注意地面积水、夜间照明、穿防滑鞋等。

(3) 定期门诊随诊。若出现患肢肿胀,疼痛加重,体温升高,局部红、肿、热、痛等症状,应及时就诊。

十四、如何办理出院?（答案略）

（李　巍）

第六节　股骨头坏死病人的护理健康教育路径

护理健康教育路径表

时间	住院第 1 日	住院第 2 日~手术前 1 日	手术当日	术后第 1 日~第 5 日	术后第 6 日~出院日
治疗处置检查	1. 介绍 (1) 病室环境 (2) 住院须知 (3) 负责医生 (4) 责任护士 2. 测量 (1) 体温 (2) 脉搏 (3) 血压 (4) 呼吸 (5) 体重 3. 询问病史、体格检查，**注意其有无用药史及隐匿性感染灶** 4. 告知压疮、烫伤、跌倒或坠床的相关预防措施 5. 协助 (1) 清洁皮肤 (2) 更换病员服 (3) 修剪、勿染指（趾）甲 (4) 剃胡须 6. 指导戒烟、戒酒 7. 进行治疗、处置 (1) 皮内注射 (2) 口服给药 (3) 静脉输液 (4) 其他 8. 配餐员协助办理餐卡、订餐	1. 晨起采集血、尿、便等标本 2. 陪检员陪送做心电图、双髋 X 线、双下肢超声等检查 3. 检查时适当增添衣服，避免着凉 4. 指导 (1) **深呼吸、有效咳嗽的方法** (2) **进行床上适应性锻炼** 1) 患肢外展中立位 30°、试穿矫形鞋 2) 床上正确放置使用便器，练习床上排尿、排便 (3) **使用助行器或拐杖** (4) 患肢功能锻炼的相关知识 5. 协助 (1) 修剪指（趾）甲 (2) 剃胡须 6. 进行治疗、处置 (1) 备血(复查血型) (2) 药物过敏试验 (3) **皮肤准备** (4) 口服给药 (5) 晚灌肠 7. 医生交代手术事宜，家属签字 8. 麻醉师交代麻醉事宜，家属签字 9. 手术室护士术前访视	1. 术晨 (1) 测量体温、脉搏、呼吸、血压 (2) 洗漱、勿化妆 (3) 皮肤准备 (4) 更换病员服，取下义齿、手表、首饰、眼镜等 (5) 术前用药 (6) 携带影像资料 (7) 平车护送入手术室 2. 术中 (1) 麻醉 (2) 静脉输液 (3) 留置导尿 3. 术后 (1) 心电监测 (2) 血氧饱和度监测 (3) 氧气吸入 (4) 静脉输液 (5) 肌内注射 (6) 皮下注射 (7) 告知 1) 保持切口外敷料清洁干燥 2) 保持引流管通畅，勿打折、扭曲、受压 3) 不能随意翻身，**避免能引起人工关节脱位的体位** 4) 如肢体有麻木不适，及时告知医护人员 5) 及时表达疼痛的感受，医生会酌情给予镇痛药 (8) 指导 1) 进行**术后功能锻炼** 2) **并发症的观察与护理** 3) **预防压疮**	1. 进行治疗、处置 (1) 静脉输液 (2) 口服给药 (3) 采集血标本复查 (4) 复查髋部 X 线等 2. 指导 (1) 进行深呼吸、有效咳嗽、咳痰 (2) 进行术后功能锻炼 3. 告知 (1) **胸闷、呼吸困难、患肢肿胀疼痛加重的原因** (2) **防止发生便秘的措施**	1. 进行治疗、处置 (1) 口服给药 (2) 皮下注射等 2. 进行术后功能锻炼 3. 告知 (1) **出院指导** (2) **办理出院流程指导**

续表

时间	住院第1日	住院第2日~ 手术前1日	手术当日	术后第1日~ 第5日	术后第6日~ 出院日
活动 体位	1. 卧床休息 2. 病情允许,可病室内活动	1. 卧床休息 2. 病情允许,可病室内活动	1. 术后去枕平卧6h后垫枕头 2. 保持患肢外展中立30°位,不能随意翻身	1. 半卧位,床头逐渐抬高,屈髋<90° 2. 保持患肢外展中立位30°,如翻身,协助病人在两腿之间夹梯形垫 3. 遵医嘱使用拐杖或助行器,离床病室内活动	1. 卧位时,屈髋<90°,患肢外展中立位30° 2. 遵医嘱病区内活动
饮食	1. 普食 2. 次日需空腹化验、检查,应于0:00以后禁食禁水	1. 做完各种需空腹化验、检查后可进普食 2. 术前1日晚20:00后禁食,0:00后禁饮水	1. 术后禁食禁水6h 2. 麻醉清醒后进普食	普食	普食

实 施 指 导

一、为什么病人需要告知医护人员用药史及隐匿性感染灶?

1. 指导病人将目前正在服用的特殊药物(如阿司匹林、华法林等)告知主治医生,并遵医嘱停药,避免引起手术出血。

2. 如病人患有龋齿、中耳炎、脚癣等隐匿性疾病,应在术前及时治疗,避免引起人工关节感染。

二、如何指导病人进行深呼吸和有效咳嗽? (答案略)

三、如何进行床上适应性锻炼?

指导病人手术后必须卧床一段时间,学会在床上正确放置使用便器的方法。随意地翻身并放入便器可能会引起髋关节脱位。

1. 健侧下肢屈曲,足底踩床,患肢自然放置。

2. 利用健足与双肘的力量支撑床铺(或双手抓住牵引床的吊环),腰部用力将整个臀部抬起,忌患肢内收外旋。

3. 从健侧放入坐便器,尽量使用搪瓷便盆。

4. 避免拖、拉、拽,必要时在便盆边缘垫软布,不要长时间使用,避免引起骶尾部皮肤破损。

四、如何使用助行器?

1. **行走方法**　双手扶助行器向前推一步,同时必须保持身体挺直,将重心放在健肢上,迈出患肢入助行器中,走路的时候要保持助行器不动,再移动健肢跟进。

2. **术后离床方法**　将助行器放在健侧肢体的床旁,向床旁移动身体,将健侧腿移到床下,患肢保持外展中立位跟随移动,患腿顺势移到床下,将身体转正,扶助行器站立。

3. 首次离床活动,可能会出现头痛、恶心、无力等体位性低血压症状,与长期卧床有关,应站立 2 分钟,适应后再行走,行走距离逐渐增加。随着下床次数的增多,这些症状将逐渐消失。

五、如何正确使用拐杖?（答案略）

六、如何进行皮肤准备?需要怎样配合?（答案略）

七、股骨头坏死病人术后卧床期间应采取什么体位?

为防止术后人工髋关节脱位,术后卧床期间病人必须采取特殊体位,具体方法:保持患肢伸直平放向外展 30°,穿矫形鞋保持患肢中立位,足尖朝上,患肢不内旋、外旋。穿矫形鞋期间,注意用毛巾保护鞋边缘,即足跟、内外踝处的皮肤,防止皮肤破损。

八、术后功能锻炼的方法有哪些?

1. 术后至第 2 日,以肌肉的静力收缩和远端关节的运动为主,如足趾屈伸活动、踝泵练习、股四头肌等长收缩、臀肌收缩等,循序渐进。遵医嘱加强屈髋屈膝运动。同时,指导做双上肢、健侧肢体的肌群肌力练习,防止失用性萎缩。

（1）股四头肌等长收缩:指导病人取平卧位,双腿自然伸直。将大腿肌肉绷紧,做时可将手放置在大腿上,感到大腿肌肉绷紧鼓起就达到目的。绷紧肌肉 5 秒,再放松 2 秒。每次 5～15 分钟,每日 3 次。以不感觉疲劳为宜。

（2）踝关节屈伸活动（踝泵）:平卧,伸直下肢自然放松,然后做背伸动作,背伸时一定要达到最大限度,然后做跖屈,跖屈也要达到最大限度。如此反复进行,背伸 5 秒,跖屈 5 秒,每次 5～15 分钟,每日 3 次。

（3）床上髋、膝关节屈伸活动:平卧,患肢自然平放在床面上。足跟不离床面,屈髋屈膝收缩下肢,再伸直膝关节。缓慢、匀速反复进行,逐渐增加屈髋屈膝角度。

（4）臀肌收缩运动:平卧,伸直腿,上肢自然放置身体两侧,收缩臀部肌肉,保持 10 秒后放松。

2. 骨水泥型假体置换者,拔除引流管后,即可遵医嘱进行床旁坐、站、扶拐杖或助行器行走练习。

（1）卧位到坐位训练:双手撑起,患肢外展,屈曲健肢,利用双手和健肢支撑力将患肢移至床旁,使小腿能自然垂于床旁。移动健肢,坐于床旁（屈髋＜90°）,尽量保持患肢伸直。

（2）坐位到站位训练:患者坐在床旁（屈髋＜90°）,健肢着地,患肢在前触地。双上肢扶拐杖或助行器,利用健腿和双手支撑力挺髋站立,扶拐在床边站立约 2 分钟即可,但应防止低血压和虚脱。

（3）站位到行走训练:患肢部分负重,行走时必须有人在旁协助,避免发生意外,时间根据病人体力,一般＜15 分钟。

3. 非骨水泥型假体置换者该时期的训练遵医嘱适当延长。

九、髋关节置换术后有哪些早期并发症?如何观察与护理?

1. **深静脉血栓**　是术后常见的并发症,当术后患肢小腿肿胀、疼痛、浅静脉曲张,应警惕深静脉栓塞的可能,必要时行超声检查。发现血栓后,应立即患肢制动。倾听病人的主诉,如有胸闷、呼吸困难,或出现意识障碍,肩、胸部皮肤有出血点,应警惕肺栓塞。

2. **伤口感染**　是造成髋关节置换失败的主要原因之一。观察切口周围有无红、肿、热、痛等局部症状和功能障碍表现,如体温持续升高,患髋疼痛,尤其是被动活动髋关节时疼痛加剧,白细胞升高,血沉及C反应蛋白加快,可考虑切口感染。

3. 人工髋关节脱位　保持患肢外展中立位,两腿之间垫梯形垫,限制双下肢活动,以保持置换后的髋关节位置。做各项操作及治疗时,应将整个关节托起,不可单纯牵拉,避免患肢内收外旋。一旦出现患髋突然疼痛不能忍受,呈屈髋屈膝状,应考虑假体脱出,应先嘱病人放松,立即通知医生。

十、如何预防压疮发生?

结合个体情况,受压部位予软垫加以保护,保持床铺平整干燥。每1~2小时协助病人翻身,两腿之间可夹梯形垫向健侧翻身。如局部有压红,可用相应护理产品加以保护。注意用毛巾保护矫形鞋边缘,即足跟、内外踝处的皮肤,防止局部皮肤破损。

十一、为什么会出现胸闷、呼吸困难、患肢肿胀疼痛加重的表现?（答案略）

十二、如何预防便秘?（答案略）

十三、出院后注意事项是什么?

1. 休息与活动

(1) 指导病人继续功能锻炼,加强行走练习,循序渐进,以不疲劳为宜。

(2) 避免关节脱位　休息时注意髋关节应位于外展中立位,屈髋<90°;3个月内不盘腿、不跷二郎腿、不随意侧卧、不弯腰拾物、不坐矮凳、如厕不用蹲便等;术后2个月可过性生活,防止术侧下肢过度外展,避免受压。

(3) 指导病人坚持使用拐杖。3个月后,患肢可逐渐负重,坚持先双拐、再单拐、最后弃拐的原则。完全康复后,尽量少做有损人工关节的活动,如爬山、跳跃、快跑等。可选择散步、游泳等体育锻炼。注意跌倒或坠床预防。

2. 饮食指导　指导病人多晒太阳,进食富含钙的食物,如牛奶、豆类、虾皮等,预防骨质疏松。

3. 用药指导　指导病人遵医嘱口服出院带药,并注意药物不良反应。如阿司匹林,应在饭后服用,以减少胃肠道刺激。

4. 提高自护能力　为了病人的健康,在日常生活、工作、休息时应注意以下几点。

(1) 控制体重:避免体重增加而加重对假体的负担。

(2) 定期复查:术后6周、3个月、半年复诊,以后每年至少复诊1次。医生根据复诊情况,决定下一步治疗。按时复诊将决定患肢的功能恢复和生活质量。

(3) 预防感染:如有上呼吸道感染、尿频尿急、拔牙等容易引起关节感染的疾病或需做手术,必须告诉主治医生自己装有人工关节,遵医嘱进行抗生素治疗。

(4) 如果出现关节持续肿胀疼痛、皮肤发红、皮温较高或胸闷、下肢肿胀等症状,应及时就诊。

十四、如何办理出院?（答案略）

（李　巍）

第七节 颈椎病病人的护理健康教育路径

护理健康教育路径表

时间	住院第1日	住院第2日~手术前1日	手术当日	术后第1日~第3日	术后第4日~出院日
治疗处置检查	1. 介绍 (1) **病室环境** (2) 住院须知 (3) 负责医生 (4) 责任护士 2. 测量 (1) 体温 (2) 脉搏 (3) 呼吸 (4) 血压 (5) 体重 3. 询问病史、体格检查 4. 告知压疮、烫伤、跌倒或坠床的相关预防措施 5. 协助 (1) 清洁皮肤 (2) 更换病员服 (3) 修剪、勿染指(趾)甲 (4) 剃胡须 6. 指导戒烟戒酒 7. 配餐员协助办理餐卡、订餐	1. 晨起采集血、尿、便等标本 2. 陪检员陪送做心电图、颈部X线、CT、MRI等检查 3. 检查时适当增添衣服,避免着凉 4. 指导 (1) **深呼吸、有效咳嗽的方法** (2) 练习床上大小便 (3) 练习俯卧位或跪位 (4) 颈前路手术者在医生指导下进行**气管、食管推移练习** (5) 修剪指(趾)甲 (6) 剃胡须 5. 进行治疗、处置 (1) 备血(复查血型) (2) 药物过敏试验 (3) 其他 6. 医生交代手术事宜,家属签字 7. 麻醉师交代麻醉事宜,家属签字 8. 手术室护士术前访视	1. 术晨 (1) 测量体温、脉搏、呼吸、血压 (2) 洗漱,勿化妆 (3) 皮肤准备 (4) 更换病员服,取下义齿、手表、首饰、眼镜等 (5) 术前用药 (6) 携带影像学资料 (7) 平车护送入手术室 2. 术中 (1) 麻醉 (2) 静脉输液 (3) 留置导尿 3. 术后 (1) 心电监测 (2) 血氧饱和度监测 (3) 氧气吸入 (4) 静脉输液 (5) 留置导尿 (6) 告知 1) 有恶心等不适感觉时,协助病人取侧卧位,避免呕吐时发生窒息 2) 保持敷料清洁干燥 3) 保持引流管通畅,勿打折、扭曲、受压 4) 及时表达疼痛的感受,医生会酌情给予镇痛药	1. 进行治疗、处置 (1) 静脉输液 (2) 留置导尿 (3) 其他 2. 指导 (1) 进行深呼吸、有效咳嗽 (2) 进行**术后功能锻炼** (3) **并发症的观察与护理**	1. 进行治疗、处置 (1) 采集血标本复查 (2) 复查颈部X线等 2. 指导进行术后功能锻炼 3. 告知 (1) **出院指导** (2) **办理出院流程指导**
活动体位	病区内活动	病区内活动	1. 术后去枕平卧位 2. 协助病人轴式翻身	1. 去枕平卧位,协助病人轴式翻身 2. 经医生允许予半卧位 3. 经医生允许协助离床活动,**注意颈部制动**	可病区内活动,做好颈部制动

续表

时间	住院第1日	住院第2日~ 手术前1日	手术当日	术后第1日~ 第3日	术后第4日~ 出院日
饮食	1. 普食 2. 次日需空腹化验、检查,应于0:00以后禁食禁水	1. 做完各种需空腹化验、检查后可进普食 2. 术前1日晚餐进**半流食**,20:00后禁食,0:00后禁饮水	1. 禁食禁水 2. 术后遵医嘱进食,应少食多餐,避免进食**易产气食物**	普食(勿食过于油腻的饮食)	普食

实 施 指 导

一、什么样的环境利于骨科病人的康复?（答案略）

二、如何指导病人进行深呼吸和有效咳嗽?（答案略）

三、为何进行气管、食管推移,方法是什么?

1. 对于颈椎前路手术病人,为了适应术中反复牵拉气管、食管的操作,避免术后出现呼吸困难、咳嗽、反复吞咽困难等并发症,术前应在医生指导下进行气管、食管推移练习。

2. 方法　剪短指甲,用自己的示指、中指及无名指指腹持续将气管、食管由手术侧向非手术侧推移。开始用力尽量缓和,训练中如出现局部疼痛、恶心呕吐、头晕等不适,可休息10~15分钟再继续,直至能适应。

3. 训练时间为术前3~5日开始,开始为每次10~20分钟,每日3次;以后逐渐增至每次30~60分钟,每日4次,使气管推移超过中线。

四、什么是半流食?

食物应呈半流质状态,纤维少,营养丰富,易咀嚼、吞咽和消化。可选食物为泥、末、粥、面条、羹等。

五、哪些是易产气食物?

易产气的食物有萝卜、洋葱、生葱、生蒜、豆类及豆制品、奶及奶制品、甜食、碳酸饮料等。

六、如何进行正确的功能锻炼?

1. 术后第1日,病人可以进行四肢的主动屈伸活动,每1~2小时10次。如果四肢活动有障碍,协助病人进行肩、肘、腕、手指、髋、膝、踝和足趾的屈曲、伸展、过伸、外展、内收、内旋、外旋等关节活动,以促进血液循环,防止关节僵硬、肌肉萎缩及静脉血栓的形成。

2. 术后第2日后,可以进行下肢肌力练习,以防止肌肉萎缩,为离床活动做好准备。方法是:协助病人取平卧位,双腿自然伸直。将大腿肌肉绷紧,将手放置在大腿上,感到大腿肌肉绷紧鼓起就达到目的。绷紧肌肉5秒,再放松2秒。每日3次,每次5~15分钟,以不感觉疲劳为宜。

七、颈椎病术后的并发症有哪些? 如何观察与护理?

1. 术后出血　床头备气管切开包。密切观察病人生命体征、切口敷料及引流液。若发现病人颈部明显肿胀,并出现呼吸困难、烦躁、发绀等表现时,应及时通知并协助医生剪开缝线、清除血肿。若血肿清除后呼吸仍不改善,应协助医生实施气管切开术,并遵医嘱进行相关的治疗和处置。

2. 脑脊液漏　当引流液为黄色澄清液体,同时病人出现头痛、呕吐等症状,提示发生脑脊液漏,应立即通知医生。遵医嘱进行心电监测、静脉输液等处置。

3. 脊髓神经损伤 观察病人答话有无声音嘶哑,四肢感觉、运动情况及大小便功能等,如有异常及时通知医生。

4. 植骨块脱落、移位 颈椎活动不当时,椎体与植骨块间产生界面间的剪切力使骨块移动、脱出。应注意观察病人四肢感觉、运动情况及大小便功能等。平卧时指导病人保持颈中立位至过伸位,过伸 10° 左右,沙袋固定颈两侧;侧卧时枕与肩宽同高;在搬动或翻身时,保持病人头、颈和躯干在同一平面,维持颈部的相对稳定。指导病人防止颈椎过度屈伸,禁止旋转。

八、为什么手术后要颈部制动? 如何制动?

1. 原因 颈椎术后,如果头部活动不当,容易使病人的颈椎椎体与植骨块间产生界面间的剪切力,从而使植骨块移动、脱出,不利于疾病的恢复。

2. 颈部制动的方法

(1)平卧时,指导病人保持头颈部的自然中立位,切勿扭转、过屈或过伸,勿使颈部旋转。

(2)侧卧时,病人的枕头高度应与肩宽同高。

(3)床上翻身活动时,保持头、颈和身体在同一平面,维持颈部的相对稳定。

(4)经医生允许离床时,指导病人佩戴颈托。离床的正确方法:①协助病人佩戴好颈托;②抬高床头,先半卧位 30 秒,然后协助病人移向床的一侧;③将病人双腿放于床边,用胳膊将身体支撑起,坐到床边休息 30 秒;④病人无头晕、眼花等不适后,再在护士协助下利用腿部肌肉收缩使身体由坐位改为站立位;⑤躺下时按相反顺序进行。

九、出院后注意事项是什么?

1. 休息与活动

(1)保持心情愉快,保证充足的睡眠。

(2)指导病人继续加强功能锻炼。长期伏案工作者,宜定期远视,以缓解颈部肌肉的慢性劳损。

2. 饮食指导

(1)进食营养丰富的饮食,少吃或忌吃辛辣、刺激的食物,如辣椒、大蒜、酒类等。

(2)保证充足的饮水量,每日饮水量 2000～2500ml。

(3)进食含粗纤维丰富的蔬菜、水果等食物,以预防便秘的发生。

3. 用药指导 按医生要求正确服用出院带药,定期门诊随诊。

4. 提高自护能力 为了病人的健康,指导病人在日常生活、工作、休息时应注意以下几点。

(1)纠正不良姿势,保持颈部平直,以保护头、颈、肩部。

(2)保持良好睡眠体位,理想的睡眠体位应该是使头颈部保持自然仰伸位、胸部及腰部保持自然曲度、双髋及双膝略呈屈曲,使全身肌肉、韧带及关节获得最大限度的放松与休息。

(3)指导病人选择合适的枕头,以中间低两端高、透气性好、长度超过肩宽 10～16cm,高度以头颈部压下后一拳头高为宜。

(4)避免外伤,告知病人行走或劳动时注意避免损伤颈肩部,一旦发生损伤,尽早诊治。

十、如何办理出院? (答案略)

(张 丽 刘薇薇)

第八节 腰椎间盘突出症病人的护理健康教育路径

护理健康教育路径表

时间	住院第1日	住院第2日~手术前1日	手术当日	术后第1日~第3日	术后第4日~出院日
治疗处置检查	1. 介绍 (1) **病室环境** (2) 住院须知 (3) 负责医生 (4) 责任护士 2. 测量 (1) 体温 (2) 脉搏 (3) 呼吸 (4) 血压 (5) 体重 3. 询问病史、体格检查 4. 告知压疮、烫伤、跌倒或坠床的相关预防措施 5. 协助 (1) 清洁皮肤 (2) 更换病员服 (3) 修剪、勿染指(趾)甲 (4) 剃胡须 6. 指导戒烟戒酒 7. 配餐员协助办理餐卡、订餐	1. 晨起采集血、尿、便等标本 2. 陪检员陪送做心电图、腰部X线、CT、MRI等检查 3. 检查时适当增添衣服,避免着凉 4. 指导 (1) **深呼吸、有效咳嗽的方法** (2) 练习床上大小便 (3) 练习俯卧位或跪位 (4) 剪指(趾)甲 (5) 剃胡须 5. 进行治疗、处置 (1) 备血(复查血型) (2) 药物过敏试验 (3) 其他 6. 医生交代手术事宜,家属签字 7. 麻醉师交代麻醉事宜,家属签字 8. 手术室护士术前访视	1. 术晨 (1) 测量体温、脉搏、呼吸、血压 (2) 洗漱,勿化妆 (3) 皮肤准备 (4) 更换病员服,取下义齿、手表、首饰、眼镜等 (5) 术前用药 (6) 携带影像学资料 (7) 平车护送入手术室 2. 术中 (1) 麻醉 (2) 静脉输液 (3) 留置导尿 3. 术后 (1) 心电监测 (2) 血氧饱和度监测 (3) 氧气吸入 (4) 静脉输液 (5) 留置导尿 (6) 告知 1) 有恶心等不适时,将头偏向一侧,避免呕吐时发生窒息 2) 保持敷料清洁干燥 3) 保持引流管通畅,勿打折、扭曲、受压 4) 及时表达疼痛的感受,医生会酌情给予镇痛药	1. 进行治疗、处置 (1) 静脉输液 (2) 留置导尿 (3) 其他 2. 指导 (1) 进行深呼吸、有效咳嗽 (2) **进行术后功能锻炼** (3) **并发症的观察与护理**	1. 进行治疗、处置 (1) 采集血标本复查 (2) 复查腰部X线等 2. 指导进行术后功能锻炼 3. 告知 (1) 出院指导 (2) **办理出院流程指导**
活动体位	病区内活动	病区内活动	1. 术后去枕平卧位,6h后垫枕头 2. 协助病人轴式翻身	1. 平卧位,协助病人轴式翻身 2. 经医生允许佩戴腰围可离床活动	经医生允许佩戴腰围可病区内活动

续表

时间	住院第1日	住院第2日~ 手术前1日	手术当日	术后第1日~ 第3日	术后第4日~ 出院日
饮食	1. 普食 2. 次日需空腹化验、检查,应于0:00以后禁食禁水	1. 做完各种需空腹化验检查后可进普食 2. 术前1日晚餐进**半流食**,20:00后禁食,0:00后禁饮水	1. 术晨禁食禁水 2. 术后遵医嘱进食,应少食多餐,避免进食**易产气食物**	普食	普食

实 施 指 导

一、什么样的环境利于骨科病人的康复?（答案略）

二、如何指导病人进行深呼吸和有效咳嗽?（答案略）

三、什么是半流食?（答案略）

四、哪些是易产气食物?（答案略）

五、如何进行功能锻炼?

1. 在病人卧床期间,应行肢体的主被动屈伸,每1~2小时10次。定时活动四肢关节,以防发生关节僵硬。

2. 直腿抬高锻炼　术后第2日开始进行直腿抬高锻炼,每次抬高应超过40°,持续30秒,每日2~3次,每次15~30分钟,以能耐受为限,不疲劳为原则。逐渐增加抬腿幅度,以防神经根粘连(图7-1)。

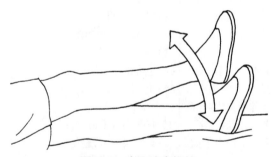

图7-1　直腿抬高锻炼

3. 腰背肌锻炼　术后第7日开始,进行腰背肌的锻炼(注:腰椎有破坏性改变、感染性疾患、内固定物植入、年老体弱及心肺功能障碍的病人不宜进行腰背肌锻炼)。一般每日3~4次,每次50组,循序渐进,逐渐增加次数。

（1）五点支撑法:先仰卧位,屈肘伸肩,然后屈膝伸髋,同时收缩腰背肌,以双脚双肘及头部为支点,使腰部离开床面(图7-2)。

（2）三点支撑法:双肘屈曲贴胸,以双脚及头部为支点,使整个身体离开床面(图7-3)。

（3）飞燕式:先俯卧位,颈部向后伸,稍用力抬起胸部离开床面,双上肢向背后伸,双膝伸直,再从床上抬起双腿,以腹部为支撑点,身体上下两头翘起。

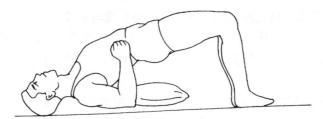

图 7-2　五点支撑法

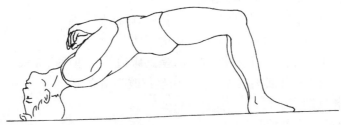

图 7-3　三点支撑法

1）上半身"飞燕式"（图 7-4）。

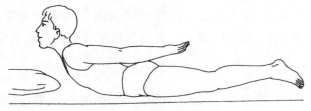

图 7-4　上半身"飞燕式"

2）下半身"飞燕式"（图 7-5）。

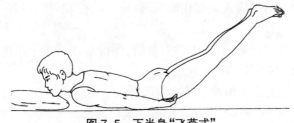

图 7-5　下半身"飞燕式"

3）"飞燕式"（图 7-6）。

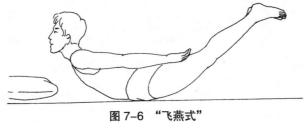

图 7-6　"飞燕式"

六、腰椎间盘突出术后的并发症有哪些？如何观察与护理？

1. 脑脊液漏 当引流液为黄色澄清液体,同时病人出现头痛、呕吐等症状,提示发生脑脊液漏,应立即通知医生。取去枕卧位,适当抬高床尾,遵医嘱进行心电监测、静脉输液等处置。

2. 神经根粘连 观察病人下肢感觉、运动情况,并将健侧和术前对比,评估术后病人疼痛情况有无缓解。指导并鼓励病人积极进行术后功能锻炼,防止神经根粘连的发生。

七、如何指导腰椎术后病人离床活动？

1. 经医生允许可以离床活动时,协助病人佩戴好腰围。

2. 抬高床头,先半卧位 30 秒,然后移向床的一侧。

3. 将双腿放于床边,胳膊将身体支撑起,坐到床边休息 30 秒,无头晕、眼花等不适后,再在护士的协助下利用腿部肌肉收缩使身体由坐位改为站立位。

4. 躺下时按相反顺序进行。

八、出院后注意事项是什么？

1. 休息与活动

(1)指导病人保持心情愉快,保证充足的睡眠。

(2)出院 3 个月内离床活动时,告知病人佩戴腰围加以保护。

(3)指导病人适当调整日常生活和工作量,避免久坐、久站及弯腰等动作。

(4)继续进行腰背肌功能锻炼,要根据自身的情况适时的增加锻炼强度,以不疲劳为原则。

2. 饮食指导

(1)进食营养丰富的饮食,少吃辛辣、刺激的食物,如辣椒、大蒜、酒类等。

(2)保证充足的饮水量, 每日饮水量 2000 ~ 2500ml。

(3)进食富含粗纤维的蔬菜、水果等食物,以预防便秘的发生。

3. 用药指导 按医生要求正确服用出院带药,定期门诊随诊。

4. 提高自护能力 指导病人采取正确的卧、坐、立、行和劳动姿势,以减少急、慢性损伤的发生。

(1)坐位时,选择高度合适、有扶手的靠背椅,保持身体与桌子距离适当,膝与髋保持同一水平,身体靠向椅背,并在腰部垫一软垫。

(2)站立时,尽量使腰部平坦伸直、收腰、提臀。

(3)行走时,抬头、挺胸、收腹,利用腹肌收缩支持腰部。

(4)仰卧时,双膝下垫一软垫。

(5)搬抬重物时,弯曲下蹲髋膝,伸直腰背,用力抬起重物后再行走。

九、如何办理出院？（答案略）

（张　丽）

第九节 胸椎管狭窄症病人的护理健康教育路径

护理健康教育路径表

时间	住院第1日	住院第2日~手术前1日	手术当日	术后第1日~第3日	术后第4日~出院日
治疗处置检查	1. 介绍 (1) **病室环境** (2) 住院须知 (3) 负责医生 (4) 责任护士 2. 测量 (1) 体温 (2) 脉搏 (3) 呼吸 (4) 血压 (5) 体重 3. 询问病史、体格检查 4. 告知压疮、烫伤、跌倒或坠床的相关预防措施 5. 协助 (1) 清洁皮肤 (2) 更换病员服 (3) 修剪、勿染指(趾)甲 (4) 剃胡须 6. 指导戒烟戒酒 7. 配餐员协助办理餐卡、订餐	1. 晨起采集血、尿、便等标本 2. 陪检员陪送做心电图、胸部X线、CT、MRI等检查 3. 检查时适当增添衣服，避免着凉 4. 指导 (1) **深呼吸、有效咳嗽的方法** (2) 练习床上大小便 (3) 练习俯卧位 (4) 剪指(趾)甲 (5) 剃胡须 5. 进行治疗、处置 (1) 备血(复查血型) (2) 药物过敏试验 (3) 其他 6. 医生交代手术事宜，家属签字 7. 麻醉师交代麻醉事宜，家属签字 8. 手术室护士术前访视	1. 术晨 (1) 测量体温、脉搏、呼吸、血压 (2) 洗漱，勿化妆 (3) 皮肤准备 (4) 更换病员服，取下义齿、手表、首饰、眼镜等 (5) 术前用药 (6) 携带影像学资料 (7) 平车护送入手术室 2. 术中 (1) 麻醉 (2) 静脉输液 (3) 留置导尿 3. 术后 (1) 心电监测 (2) 血氧饱和度监测 (3) 氧气吸入 (4) 静脉输液 (5) 留置导尿 (6) 告知 1) 有恶心等不适时，将头偏向一侧，避免呕吐时发生窒息 2) 保持敷料清洁干燥 3) 保持引流管通畅，勿打折、扭曲、受压 4) 及时表达疼痛的感受，医生会酌情给予镇痛药	1. 进行治疗、处置 (1) 静脉输液 (2) 留置导尿 (3) 其他 2. 指导 (1) 进行深呼吸、有效咳嗽、咳痰 (2) **进行术后功能锻炼** (3) **并发症的观察与护理**	1. 进行治疗、处置 (1) 采集血标本复查 (2) 复查胸部X线等 2. 指导进行术后功能锻炼 3. 告知 (1) **出院指导** (2) **办理出院流程指导**

续表

时间	住院第 1 日	住院第 2 日~ 手术前 1 日	手术当日	术后第 1 日~ 第 3 日	术后第 4 日~ 出院日
活动体位	病区内活动	病区内活动	1. 术后去枕平卧位,6h 后改为平卧位 2. 协助病人轴式翻身	1. 平卧位,协助病人轴式翻身 2. 遵医嘱佩戴支架**离床活动**	可佩戴支架病区内活动
饮食	1. 普食 2. 次日需空腹化验、检查,应于 0:00 以后禁食禁水	1. 做完各种需空腹化验检查后可进普食 2. 术前 1 日晚餐进**半流食**,20:00 后禁食,0:00 后禁饮水	1. 禁食禁水 2. 术后遵医嘱进食,应少食多餐,避免进食**易产气食物**	普食	普食

实 施 指 导

一、什么样的环境利于骨科病人的康复?（答案略）

二、如何指导病人进行深呼吸和有效咳嗽?（答案略）

三、什么是半流食?（答案略）

四、哪些是易产气食物?（答案略）

五、如何进行功能锻炼?

1. 卧床期间,指导病人行肢体的主、被动屈伸,每 1~2 小时 10 次。定时活动四肢关节,以防发生关节僵硬。如果四肢活动有障碍,协助病人进行肩、肘、腕、手指、髋、膝、踝和足趾的屈曲、伸展、过伸、外展、内收、内旋、外旋等关节活动,以促进血液循环,防止关节僵硬、肌肉萎缩及静脉血栓的形成。

2. 直腿抬高锻炼　术后第 2 日开始进行直腿抬高锻炼,每次抬高应超过 40°,持续 30 秒,每日 2~3 次,每次 15~30 分钟,以能耐受为限,以不疲劳为原则。逐渐增加抬腿幅度,以防神经根粘连（图 7-1）。

3. 根据病人的具体情况,指导病人进行四肢功能训练。能活动的肢体均要求做主动运动,以增强肢体肌肉力量。如果肢体活动障碍,协助病人做好各关节的被动活动和肌肉按摩,以防肌肉萎缩和关节僵硬,锻炼应循序渐进,避免操之过急,要量力而行,以不疲劳为宜。

六、胸椎管狭窄术后并发症有哪些? 如何观察与护理?

1. 脑脊液漏　当引流液为黄色澄清液体,同时病人出现头痛、呕吐等症状,提示发生脑脊液漏,应立即通知医生。取去枕卧位,适当抬高床尾,遵医嘱进行心电监测、静脉输液等处置。

2. 神经根粘连　观察病人下肢感觉、运动情况,并与健侧和术前对比,评估术后病人疼痛情况有无缓解。指导并鼓励病人积极进行术后功能锻炼,防止神经根粘连的发生。

七、如何指导胸椎术后病人离床活动?

1. 经医生允许可以离床活动时,由护士协助佩戴好支架。

2. 抬高床头,先半卧位 30 秒,然后移向床的一侧。

3. 将双腿放于床边,胳膊将身体支撑起,坐到床边休息 30 秒。无头晕、眼花等不适后,再在护士的协助下利用腿部肌肉收缩使身体由坐位改为站立位。

4. 躺下时按相反顺序进行。

八、出院后注意事项是什么?

1. 休息与活动

(1)指导病人保持心情愉快,保证充足的睡眠。

(2)出院 3 个月内离床活动时,告知病人佩戴支架保护。

(3)告知病人适当调整日常生活和工作量,避免久坐、久站及弯腰等动作。

(4)指导病人继续进行功能锻炼,要根据自身的情况适时的增加锻炼强度,以不疲劳为原则。

2. 饮食指导

(1)指导病人进食营养丰富的饮食,少吃辛辣、刺激的食物,如辣椒、大蒜、酒类等。

(2)保证充足的饮水量,每日饮水量 2000～2500ml。

(3)进食含粗纤维丰富的蔬菜、水果等食物,以预防便秘的发生。

3. 用药指导　按医生要求正确服用出院带药,定期门诊随诊。

4. 提高自护能力　指导病人应采取正确的卧、坐、立、行和劳动姿势,以减少急、慢性损伤的发生。

(1)坐位时,选择高度合适、有扶手的靠背椅,保持身体与桌子距离适当,膝与髋保持同一水平,身体靠向椅背,并在腰部垫一软垫。

(2)站立时,尽量使腰部平坦伸直、收腰、提臀。

(3)行走时,抬头、挺胸、收腹,利用腹肌收缩支持腰部。

(4)仰卧时,双膝下垫一软垫。

(5)搬抬重物时,弯曲下蹲髋膝,伸直腰背,用力抬起重物后再行走。

九、如何办理出院?（答案略）

(张　丽)

187

第十节　髋关节骨关节炎（髋关节发育不良）病人的护理健康教育路径

护理健康教育路径表

时间	住院第1日	住院第2日~手术前1日	手术当日	术后第1日~第5日	术后第6日~出院日
治疗处置检查	1. 介绍 (1) 病室环境 (2) 住院须知 (3) 负责医生 (4) 责任护士 2. 测量 (1) 体温 (2) 脉搏 (3) 血压 (4) 呼吸 (5) 体重 3. 询问病史、体格检查，**注意其有无用药史及隐匿性感染灶** 4. 告知压疮、烫伤、跌倒或坠床的相关预防措施 5. 协助 (1) 清洁皮肤 (2) 更换病员服 (3) 修剪、勿染指（趾）甲 (4) 剃胡须 6. 指导戒烟、戒酒	1. 晨起采集血、尿、便等标本 2. 陪检员陪送做心电图、双髋X线、双下肢超声等检查 3. 检查时适当增添衣服，避免着凉 4. 指导 (1) **深呼吸、有效咳嗽的方法** (2) **进行床上适应性锻炼** 1) 患肢外展中立位30°，试穿矫形鞋 2) 床上正确放置使用便器，练习床上排尿、排便 (3) **使用助行器或拐杖** (4) 患肢功能锻炼的相关知识 5. 协助 (1) 修剪指（趾）甲 (2) 剃胡须 6. 进行治疗、处置 (1) 备血（复查血型） (2) 药物过敏试验 (3) **皮肤准备** (4) 口服给药 (5) 术前晚灌肠 7. 医生交代手术事宜，家属签字	1. 术晨 (1) 测量体温、脉搏、呼吸、血压 (2) 洗漱、勿化妆 (3) 皮肤准备 (4) 更换病员服，取下义齿、手表、首饰、眼镜等 (5) 术前用药 (6) 携带影像资料 (7) 平车护送入手术室 2. 术中 (1) 麻醉 (2) 静脉输液 (3) 留置导尿	1. 进行治疗、处置 (1) 静脉输液 (2) 口服给药 (3) 采集血标本复查 (4) 复查髋部X线等 2. 指导 (1) 进行深呼吸、有效咳嗽 (2) 进行术后功能锻炼	1. 进行治疗处置 (1) 口服给药 (2) 皮下注射等 2. 指导进行术后功能锻炼

时间	住院第1日	住院第2日~ 手术前1日	手术当日	术后第1日~ 第5日	术后第6日~ 出院日
治疗处置检查	7. 进行治疗、处置 （1）皮内注射 （2）口服给药 （3）静脉输液 （4）其他 8. 配餐员协助办理餐卡、订餐	8. 麻醉师交代麻醉事宜,家属签字 9. 手术室护士术前访视	3. 术后 （1）心电监测 （2）血氧饱和度监测 （3）氧气吸入 （4）静脉输液 （5）肌内注射 （6）皮下注射 （7）告知 1）**并发症的观察与护理** 2）**预防压疮** 3）保持切口外敷料清洁干燥 4）保持引流管通畅,勿打折、扭曲、受压 5）不能随意翻身,**避免能引起人工关节脱位的体位** 6）如肢体有麻木不适,及时告知医护人员 7）及时表达疼痛的感受,医生会酌情给予镇痛药 （8）指导**进行术后功能锻炼**	3. 告知 （1）**胸闷、呼吸困难、患肢肿胀疼痛加重的原因** （2）**防止发生便秘的措施**	3. 告知 （1）出院指导 （2）办理出院流程指导
活动体位	1. 卧床休息 2. 病情允许,可病室内活动	1. 卧床休息 2. 病情允许,可病室内活动	1. 术后去枕平卧6h后垫枕头 2. 保持患肢外展中立30°位,不能随意翻身	1. 半卧位,床头逐渐摇高,屈髋＜90° 2. 保持患肢外展中立位30°,如翻身,协助病人在两腿之间夹梯形垫 3. 遵医嘱使用拐杖或助行器,离床病室内活动	1. 卧位时,屈髋＜90°,患肢外展中立位30° 2. 遵医嘱病区内活动
饮食	1. 普食 2. 次日需空腹化验、检查,应于0:00以后禁食禁水	1. 做完各种需空腹化验检查后可进普食 2. 术前1日晚20:00后禁食,0:00后禁饮水	1. 术后禁食禁水6h 2. 麻醉清醒后进普食	普食	普食

实 施 指 导

一、为什么病人需要告知医护人员用药史及隐匿性感染灶？（答案略）

二、如何指导病人进行深呼吸和有效咳嗽？（答案略）

三、如何进行床上适应性锻炼？（答案略）

四、如何使用助行器？（答案略）

五、如何使用拐杖？（答案略）

六、如何进行皮肤准备？需要怎样配合？（答案略）

七、髋关节置换术后有哪些早期并发症？如何观察与护理？

1. 深静脉血栓 是术后常见的并发症。当术后患肢小腿肿胀、疼痛、浅静脉曲张,应警惕深静脉栓塞的可能,必要时行超声检查。发现血栓后,应立即患肢制动。倾听病人的主诉,如有胸闷、呼吸困难或出现意识障碍、肩、胸部皮肤有出血点,应警惕肺栓塞。

2. 伤口感染 是造成髋关节置换失败的主要原因之一。观察切口周围有无红、肿、热、痛等局部症状和功能障碍表现,如体温持续升高,患髋疼痛,尤其是被动活动髋关节时疼痛加剧、白细胞升高、血沉及 C 反应蛋白加快,应考虑切口感染。

3. 人工髋关节脱位 应及早向病人宣教预防髋关节脱位的重要性,使之从思想上提高认识并告知具体注意事项,保持患肢外展中立位 30°,足穿矫形鞋。屈髋 < 90°,患肢不能内收和内、外旋。做各项操作及治疗时,应将整个关节托起,不可单纯牵拉,避免患肢内收外旋。一旦出现患髋突然疼痛不能忍受,呈屈髋屈膝状,应考虑假体脱出,应先嘱病人放松,立即通知医生。

八、如何预防压疮的发生？（答案略）

九、髋关节骨关节炎（髋关节发育不良）**病人术后卧床期间应采取什么体位？**

手术后,置换的人工髋关节尚未稳定,体位不正确或肢体活动不当可造成假体脱位。因此,卧床期间,病人应该保持的正确体位是:患肢外展 30°,中立位（足趾垂直于床面）,足穿矫形鞋。如若翻身,必须在两腿之间夹梯形垫,协助病人翻身。

十、术后功能锻炼的方法有哪些？

1. 术后当日～第 2 日,以肌肉的静力收缩和远端关节的运动为主,如足趾屈伸活动、踝泵练习、股四头肌等长收缩、臀肌收缩等,循序渐进。遵医嘱加强屈髋屈膝运动。同时,指导做双上肢、健侧肢体的肌群肌力练习,防止失用性萎缩。

(1) 股四头肌等长收缩:指导病人取平卧位,双腿自然伸直。将大腿肌肉绷紧,做时将手放置在大腿上,感到大腿肌肉绷紧鼓起就达到目的。绷紧肌肉 5 秒,再放松 2 秒。每次 5～15 分钟,每日 3 次,以不感觉疲劳为宜。

(2) 踝关节屈伸活动(踝泵):平卧,伸直下肢自然放松,然后做背伸动作,背伸时一定要达到最大限度,然后做跖屈,跖屈也要达到最大限度。如此反复进行,背伸 5 秒,跖屈 5 秒,每次 5～15 分钟,每日 3 次。

(3) 床上髋、膝关节屈伸活动:平卧,患肢自然平放在床面上。足跟不离床面,屈髋屈膝收缩下肢,再伸直膝关节。缓慢、匀速反复进行,逐渐增加屈髋屈膝角度。

(4) 臀肌收缩运动:平卧,伸直腿,上肢自然放置身体两侧,收缩臀部肌肉,保持 10 秒,放松。

2. 骨水泥型假体置换者,拔除引流管后,即可遵医嘱进行床旁坐、站、扶拐杖或助行器行走练习。

(1) 卧位到坐位训练:双手撑起,患肢外展,屈曲健肢,利用双手和健肢支撑力将患肢移至床旁,使小腿能自然垂于床旁。移动健肢,坐于床旁(屈髋<90°),尽量保持患肢伸直。

(2) 坐位到站位训练:患者坐在床旁(屈髋<90°),健肢着地,患肢在前触地。双上肢扶拐杖或助行器,利用健腿和双手支撑力挺髋站立,扶拐在床边站立约2分钟即可,但应防止低血压和虚脱。

(3) 站位到行走训练:患肢部分负重,行走时必须有人在旁协助,避免发生意外,时间根据病人体力,一般<15分钟。

3. 非骨水泥型假体置换者该时期的训练遵医嘱适当延长。

十一、为什么会出现胸闷、呼吸困难、患肢肿胀疼痛加重的表现?（答案略）

十二、如何预防便秘?（答案略）

十三、出院后注意事项是什么?

1. 休息与活动

(1) 指导病人继续功能锻炼,加强行走练习,循序渐进,以不疲劳为宜。

(2) 避免关节脱位。休息时注意髋关节应位于外展中立位,屈髋<90°。3个月内不盘腿、不翘二郎腿、不随意侧卧、不可弯腰拾物、不坐矮凳、如厕不用蹲便等。术后2个月可过性生活,防止术侧下肢过度外展,避免受压。

(3) 指导病人坚持使用拐杖。3个月后,患肢可逐渐负重,坚持先双拐、再单拐、最后弃拐的原则。完全康复后,尽量少做有损人工关节的活动,如爬山、跳跃、快跑等。可选择散步、游泳等体育锻炼。注意预防跌倒或坠床。

2. 饮食指导　多进食富含钙的食物,如牛奶、豆类、虾皮等,预防骨质疏松。

3. 用药指导　遵医嘱口服出院带药,注意药物不良反应。如阿司匹林,应在饭后服用,以减少对胃肠道刺激。

4. 提高自护能力　为了健康,病人在日常生活、工作、休息时应注意以下几点。

(1) 控制体重:避免体重增加而加重对假体的负担。

(2) 定期复查:术后6周、3个月、半年复诊,以后每年至少复诊1次。医生根据复诊情况,决定下一步治疗。按时复诊将决定患肢的功能恢复和生活质量。

(3) 预防感染:如有上呼吸道感染、尿频尿急、拔牙等容易引起关节感染的疾病或需做手术,必须在医院就诊时告诉主治医生,自己装有人工关节,遵医嘱进行抗生素治疗。

(4) 如果出现关节持续肿胀疼痛、皮肤发红、皮温较高或胸闷、下肢肿胀等症状,应及时就诊。

十四、如何办理出院?（答案略）

（李　巍）

第十一节　重度膝关节骨关节炎病人的护理健康教育路径

护理健康教育路径表

时间	住院第1日	住院第2日~手术前1日	手术当日	术后第1日~第5日	术后第6日~出院日
治疗处置检查	1. 介绍 （1）病室环境 （2）住院须知 （3）负责医生 （4）责任护士 2. 测量 （1）体温 （2）脉搏 （3）血压 （4）呼吸 （5）体重 3. 询问病史、体格检查，**注意其有无用药史及隐匿性感染灶** 4. 告知压疮、烫伤、跌倒或坠床的相关预防措施 5. 协助 （1）清洁皮肤 （2）更换病员服 （3）修剪、勿染指（趾）甲 （4）剃胡须 6. 指导戒烟戒酒 7. 进行治疗、处置 （1）皮内注射 （2）口服给药 （3）静脉输液 （4）其他 8. 配餐员协助办理餐卡、订餐	1. 晨起采集血、尿、便等标本 2. 陪检员陪送做心电图、双膝X线、双下肢超声等检查 3. 检查时适当增添衣服，避免着凉 4. 指导 （1）**深呼吸、有效咳嗽的方法** （2）练习床上排尿 （3）**使用助行器或拐杖** （4）患肢功能锻炼的相关知识 5. 协助 （1）修剪指（趾）甲，染指甲者需清洗 （2）剃胡须 6. 进行治疗、处置 （1）备血（复查血型） （2）药物过敏试验 （3）**皮肤准备** （4）口服给药 （5）术前晚灌肠 7. 医生交代手术事宜，家属签字 8. 麻醉师交代麻醉事宜，家属签字 9. 手术室护士术前访视	1. 术晨协助 （1）测量体温、脉搏、呼吸、血压 （2）洗漱、勿化妆 （3）皮肤准备 （4）更换病员服，取下义齿、手表、首饰、眼镜等 （5）术前用药 （6）携带影像资料 （7）平车送病人到手术室 2. 术中进行治疗、处置 （1）麻醉 （2）静脉输液 （3）留置导尿 3. 术后进行治疗、处置 （1）心电监测 （2）氧气吸入 （3）静脉输液 （4）肌内注射 （5）留置导尿 （6）告知 1）**并发症的观察与护理** 2）保持切口外敷料清洁 3）保持引流管通畅，勿打折、扭曲、受压 4）如肢体有麻木不适，及时告知医护人员 5）使用弹力绷带或气压治疗仪，以促进病人下肢静脉回流 （7）指导**进行术后功能锻炼**	1. 进行治疗、处置 （1）静脉输液 （2）口服给药 （3）采集血标本复查 （4）复查膝关节X线等 2. 指导 （1）进行深呼吸、有效咳嗽、咳痰 （2）进行术后功能锻炼 （3）**CPM装置辅助功能锻炼** 3. 告知 （1）**胸闷、呼吸困难、患肢肿胀疼痛加重的原因** （2）**防止发生便秘的措施**	1. 进行治疗、处置 （1）口服给药 （2）皮下注射 2. 指导进行术后功能锻炼 3. 告知 （1）**出院指导** （2）**办理出院流程指导**

续表

时间	住院第 1 日	住院第 2 日~ 手术前 1 日	手术当日	术后第 1 日~ 第 5 日	术后第 6 日~ 出院日
活动体位	1. 卧床休息 2. 病情允许,可病室内活动	1. 卧床休息 2. 病情允许,可病室内活动	1. 术后去枕平卧 6h 后垫枕头 2. 床上活动,患肢伸直抬高 30°	1. 患肢伸直抬高 30° 2. 遵医嘱使用拐杖或助行器,离床病室内活动	病区内活动
饮食	1. 普食 2. 次日需空腹化验、检查,应 0:00 以后禁食禁水	1. 做完各种需空腹化验检查后可进食普食 2. 术前 1 日晚 20:00 后禁食,0:00 后禁饮水	1. 术后禁食禁水 6h 2. 麻醉清醒后进普食	普食	普食

实 施 指 导

一、为什么病人需要告知医护人员用药史及隐匿性感染灶？（答案略）

二、如何指导病人进行深呼吸和有效咳嗽？（答案略）

三、如何使用助行器？（答案略）

四、如何使用拐杖？（答案略）

五、如何进行皮肤准备？病人需要怎样配合？（答案略）

六、膝关节置换术后主要有哪些早期并发症？如何观察与护理？

1. 深静脉血栓　深静脉血栓是术后最常见的并发症。当术后患肢小腿肿胀、疼痛、浅静脉曲张,应警惕深静脉栓塞的可能,必要时行超声检查。发现血栓后,应立即患肢制动。如病人出现胸闷、呼吸困难、意识障碍、肩、胸部皮肤有出血点,应警惕肺栓塞。

2. 局部感染　观察切口有无红、肿、热、痛等局部症状和功能障碍表现,如术后持续高热、关节肿胀疼痛加剧,应考虑切口感染,予涂片检查及培养,使用敏感抗生素或手术治疗。

七、术后功能锻炼的方法有哪些？

1. 术后第 1 日　病人疼痛较重,主要进行足趾屈伸、踝关节伸屈(踝泵)以及股四头肌等长收缩运动。每日 3 次,每次 10~20 分钟,循序渐近,以不疲劳或患肢微痛为宜。

(1) 股四头肌等长收缩:病人取平卧位,双腿自然伸直。将大腿肌肉绷紧,做时可将手放置在大腿上,感到大腿肌肉绷紧鼓起就达到目的。绷紧肌肉 5 秒,再放松 2 秒。每次 5~15 分钟,每日 3 次。以不感觉疲劳为宜。

(2) 踝关节屈伸活动(踝泵):平卧,伸直下肢自然放松,然后做背伸动作,背伸时一定要达到最大限度,然后做跖屈,跖屈也要达到最大限度。如此反复进行,背伸 5 秒,跖屈 5 秒,每次 5~15 分钟,每日 3 次。

(3) 膝关节被动屈伸:①医护人员用一手托住膝下,一手托住足跟,帮病人屈伸膝关节。②使用下肢持续被动运动(Continuous Passive Motion,CPM)装置,辅助被动屈伸。

（4）膝关节主动屈伸：仰卧位,尽力屈曲患肢膝关节,然后缓慢伸直;坐位,膝关节下垫一枕头,使膝关节屈曲,然后主动伸直。缓慢、匀速反复进行,逐渐增加屈膝角度。

（5）直腿抬高：仰卧位,下肢伸直抬高,要求足跟离床20cm,开始时在空中停顿5秒,以后停顿时间逐步增加。此运动应以主动为主,被动为辅,以病人不感疲劳为宜。

（6）膝关节伸直练习：患肢伸直放在床上,用软垫置于足跟处,双手放在膝盖上方,轻轻下压,使腿尽量伸直。

2. 术后第2~5日 拔管后,疼痛明显减轻。主要进行以下运动:①膝关节主、被动屈伸练习。②直腿抬高练习。③膝关节伸直练习。膝关节置换术后伸直比屈曲更为重要,尤其是术前伴有屈曲挛缩畸形的病人。每次要维持5分钟左右,至病人不能耐受疼痛为止。

3. 使用CPM装置辅助功能锻炼 CPM装置可促进手术部位血液和关节滑液的循环,利于关节内血肿和肿胀消退、切口愈合。更重要的是术后可消除关节粘连,改善关节活动范围。开始伸屈范围在0°~30°,以后每日增加10°,每日3次,每次45分钟。CPM机训练强度和频率可逐渐增加,以迅速恢复关节功能。每次功能锻炼结束后,可在膝关节周围进行冰敷,减轻局部的疼痛与不适。

4. 遵医嘱扶助行器或拐杖离床锻炼,在医生指导下部分负重 离床前,反复指导病人及家属关于助行器、拐杖的使用方法及注意事项。行走时必须有护士或家属保护,避免发生意外,时间根据病人体力而定,一般<15分钟。

八、为什么要使用下肢持续被动运动（CPM）装置?

1. 目的是使关节产生连续活动,被动的膝关节屈伸,可减少主动活动时肌肉收缩对手术部位不良的影响,也可以防止关节内外的粘连,促进切口愈合。

2. 根据病人患肢的长度调整CPM,将患肢置CPM上,大腿、小腿、足跟贴在器械上成有效状态。逐渐增加活动次数和角度、范围。

九、为什么会发生胸闷、呼吸困难、患肢肿胀疼痛加重的表现? （答案略）

十、如何预防便秘? （答案略）

十一、出院后注意事项是什么?

1. **休息与活动**

（1）出院后病人将有半年或更长的康复锻炼过程。可以继续加强股四头肌肌力练习,同时也要加强膝关节活动度锻炼,如下蹲、踏车等。避免剧烈运动,行走时不可急停或骤然旋转。

（2）坚持使用拐杖3个月后,患肢可逐渐负重,坚持先双拐、再单拐、最后弃拐的原则。建议终生使用手杖以分担身体的重量,保证安全。完全康复后,尽量少做有损人工关节的活动,如爬山、跳跃、快跑等。可选择散步、游泳等体育锻炼。注意预防跌倒或坠床。

2. **饮食指导** 指导病人多晒太阳,进食富含钙的食物,如牛奶、豆类、虾皮等,预防骨质疏松。

3. **用药指导** 指导病人遵医嘱口服出院带药,并注意药物不良反应。如阿司匹林,应在饭后服用,以减少对胃肠道的刺激。

4. **提高自护能力**

（1）控制体重:避免体重增加而加重对假体的负担。

（2）定期复查:告知病人于术后6周、3个月、半年复诊,以后每年至少复诊1次。医生根据复诊情况,决定下一步治疗。按时复诊将决定患肢的功能恢复和生活质量。

（3）预防感染:如有上呼吸道感染、尿频尿急等容易引起关节感染的疾病,需应用抗生素的,必须到医院就诊。如做手术(即使是拔牙),应告诉主治医生,自己装有人工关节。

（4）如果出现关节持续肿胀疼痛、皮肤发红、皮温较高或胸闷、下肢肿胀等症状,应及时就诊。

十二、如何办理出院?（答案略）

（李　巍）